身体と心の不調がなくなる かんたん漢方

監修 佐藤 弘

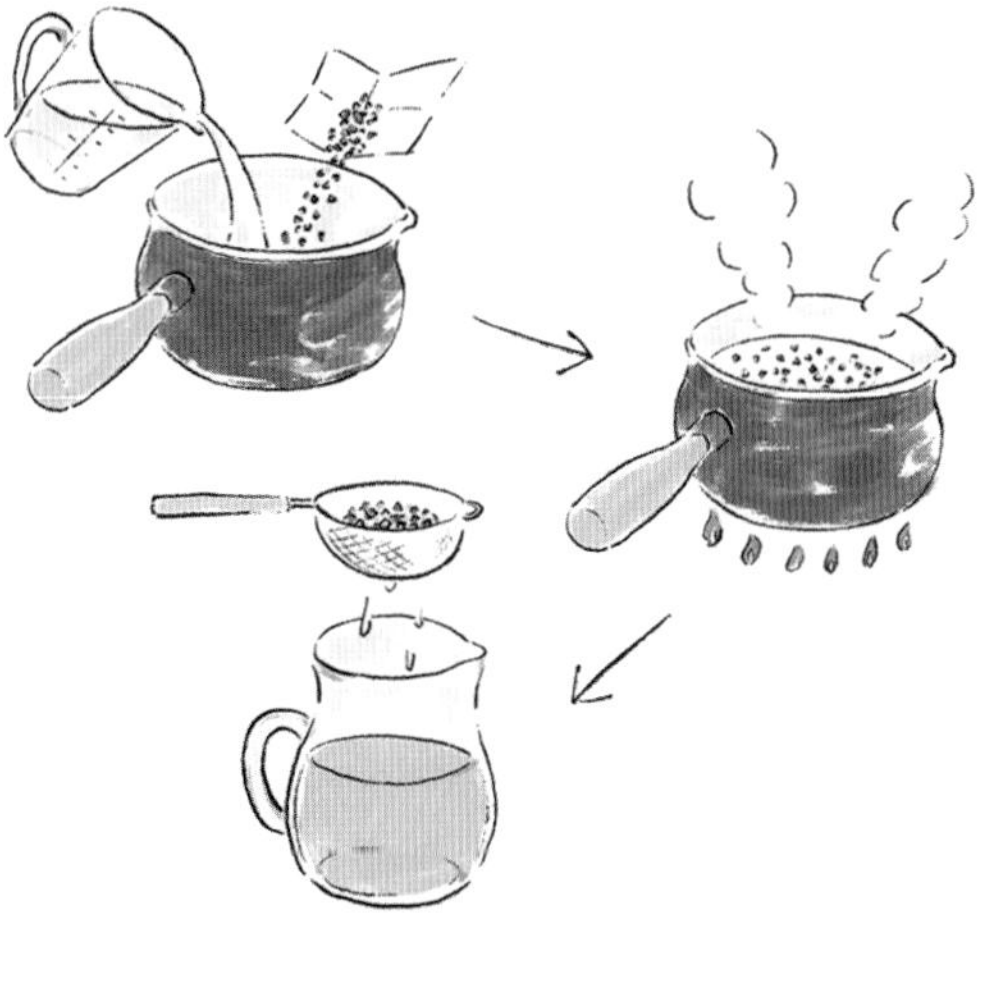

成美堂出版

はじめに

この本を手にした方の中には、体調不良を感じ医療機関を受診しても診断がつかない、あるいは治療を受けても改善しないという方も多いのではないでしょうか。ですがこの本を読めば、近代医学では診断されないあるいは治療法がない症状でも、漢方医学の立場から見ると症状が理解ができ、しかも治療法・対処法があることがわかると思います。

漢方医学は、少なくとも２０００年ほど前までに、かなりの発展をとげていました。そのため近代医学のように検査所見で異常を見つけ病気の診断を行うのではなく、自覚症状および医師の五感に基づいた診察所見を中心に組み立てられています。つまり、近代医学ができるだけ客観的に診断をつけ治療を行うことを目指すのに対し、漢方医学は、主観を重視する医学であるといえるでしょう。

各人が感じる症状は主観的なものです。しかし、主観的だからと軽視できるものではありません。むしろ、それまでの生活習慣や心のもち方から生じた、体の中で起こっている変化の警告サインでもあるといえます。検査で異常がないから大丈夫であるとはいえないのです。

本書では、漢方医学の基本的な考え方、種々の症状を漢方医学ではどうとらえているか。そしてそれらの症状に対して用いられる代表的な漢方薬を紹介しています。また、漢方薬以外に自分でできることとして、ツボを用いた対処法や、食事を見直す際に参考になる情報も合わせてあげています。

漢方薬を使用するときは、漢方医学に詳しい医師の診察を受けるあるいは薬剤師に相談することが望ましいですが、そのような環境にない方は、とりあえず市販品を服用してみるのもよいでしょう。ただし、稀ではありますが、漢方薬によっては副作用が出る可能性がありますので、注意が必要です。

体が発するサインを早期に察知し、本書を参考に体調を管理され、より健康的な生活が送れるようになることを願っています。

佐藤 弘

漢方ってどんなもの？

「漢方＝漢方薬」ではありません！

漢方は薬だけでなく、食事や運動、日常生活での工夫などを通した健康法全体を指す言葉です。体のバランスを整えて不調を改善する漢方の手法は、普段の生活の中で実践できることが多く、セルフケアにも向いています。

漢方

ライフスタイル全般を通して不調を予防・改善する手法

食事

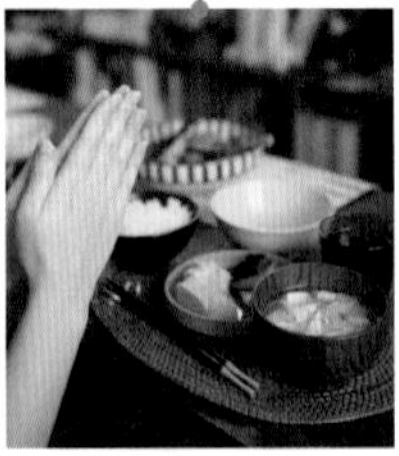

冷えが原因なら体を温めるものを食べるなど、食材のもつ効能を利用して、日々の食事で不調を予防・改善します。

日常生活

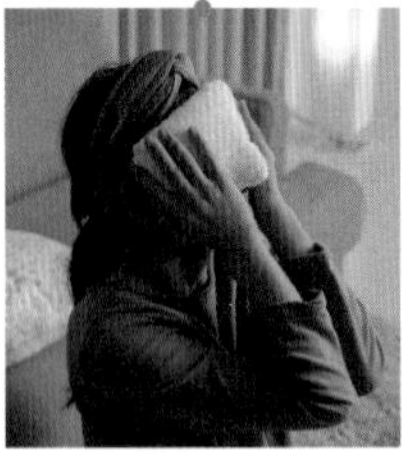

乾燥が気になるときには保湿をしたり、気持ちが不安定なときにはよい香りをかいだり、生活の中でできるセルフケアです。

運動

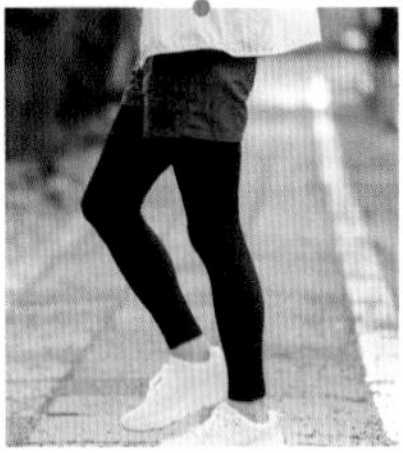

心身を健やかにするには体を動かすことも大切。症状や体質に応じて向いている運動方法を取り入れます。

漢方薬

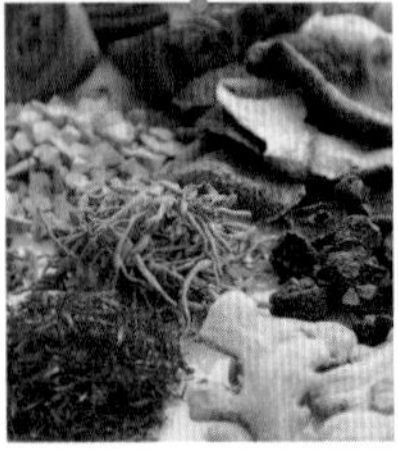

天然由来の生薬を組み合わせてつくられた薬。効能もさまざまです。

ツボ押し・鍼灸

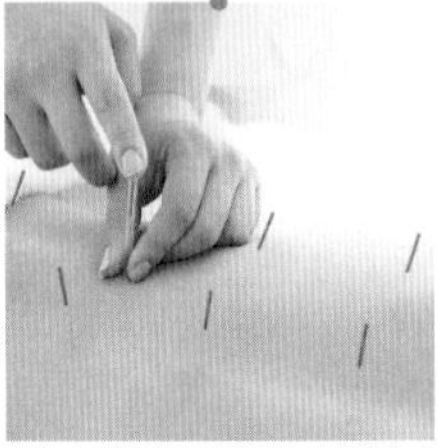

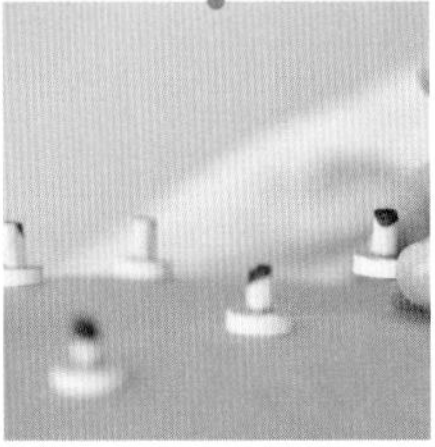

ツボを刺激して臓器のはたらきを活性化します。不調だけでなく、体質そのものを改善するのにも役立ちます。

漢方の特徴

原因がはっきりしない不調にもアプローチできる

漢方は、検査では異常がないのに自覚症状がある、というケースにぴったり。病気の部分を治療する西洋医学とは違い、病名がつかない不調にもアプローチできます。

個々の体質や症状に合わせたケアをする

「体が冷える」という自覚症状が同じでも、冷えに至るメカニズムや原因は人によって違います。漢方では、ひとりひとりの体質に合ったケアを行うことを大切にします。

不調そのものだけでなく根本原因を取り除く

病気にかかっている部分を治療する西洋医学とは違い、東洋医学では全身を整えて不調の改善を目指します。根本から対処するため、不調の繰り返しを防ぐことにつながります。

生活全般を通して不調を予防・改善する

薬だけに頼らず、生活スタイルの工夫で体調を整えていくのが漢方です。漢方の考え方を身につければ、普段の生活の中でどんなことに気をつければよいかがわかります。

心と体全体のバランスを重視する

漢方では、不調が起こるのは心身のバランスが乱れているからと考えます。心の不調と体の不調は密接な関係があり、心と体の両方を健やかに保つことを大切にしています。

漢方でセルフケアを始めましょう!

Contents

気・血・水タイプ別解説

Part3 症状別 漢方で治すセルフケア

全身の不調

上半身の不調

Contents

美容の悩み

その他の不調

おすすめ漢方食材大図鑑

Contents

- 漢方の効果には個人差があります。本書で紹介している内容は、すべての人に効果があることを保障するものではありません。
- 症状の改善が見られないときや、悪化したときは、すぐに医師に相談してください。
- 病気の治療中の方、薬を服用している方、持病がある方、妊娠中・授乳中の方は、事前に医師に相談してください。

Part 1

漢方の基本のキ

漢方のセルフケア方法を
取り入れる上で
知っておきたい気・血・水や
五臓六腑のはたらき、
食材の性質など
基本知識を解説します。

漢方で未病を治す

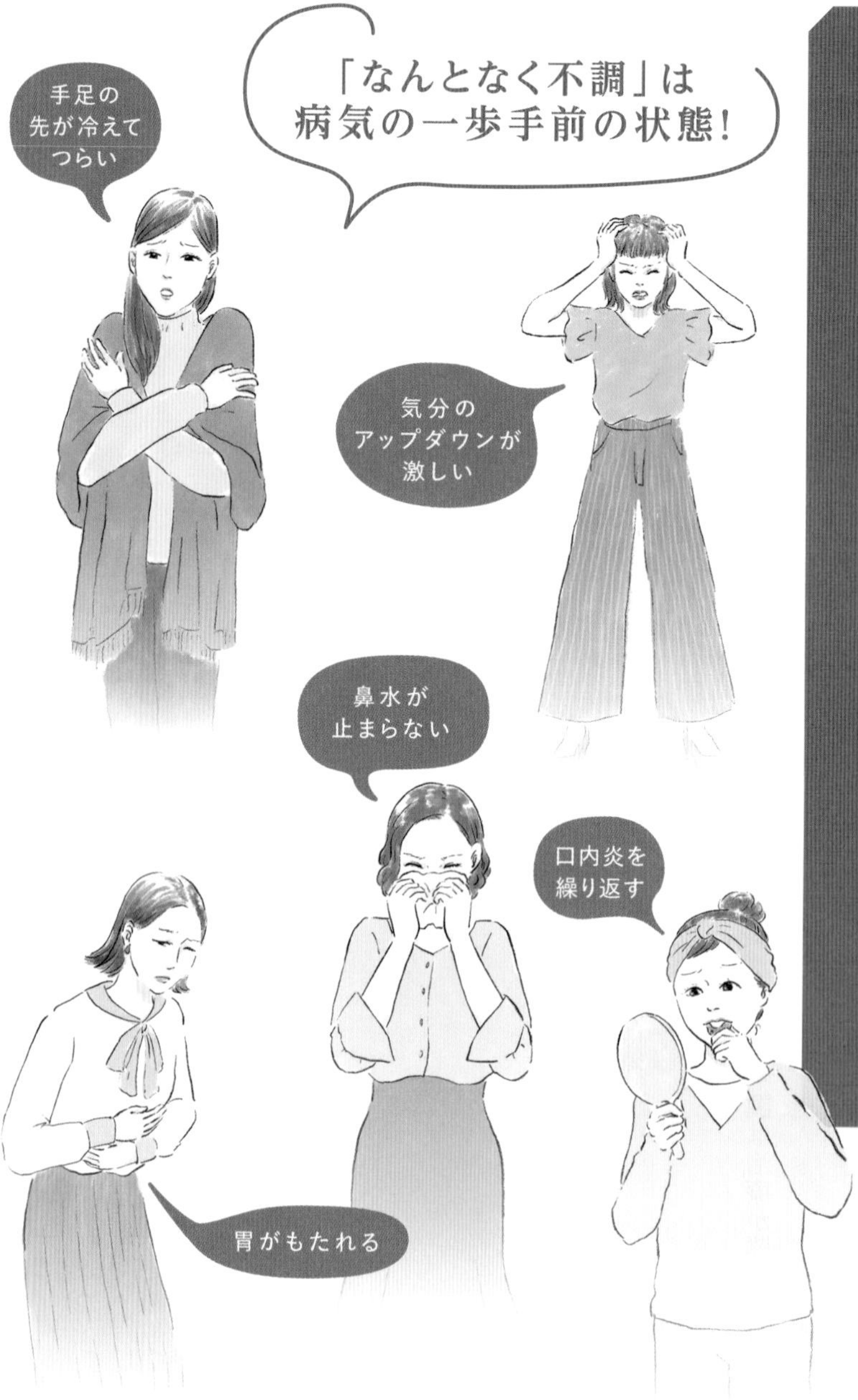

「なんとなく不調」は
病気の一歩手前の状態！
手足の先が冷えてつらい
気分のアップダウンが激しい
鼻水が止まらない
口内炎を繰り返す
胃がもたれる

我慢できないほどではないけれど、調子が悪い。そんな「なんとなく不調」を抱えていませんか？　不調は体が発するSOS。そのまま放置すると大きな病気につながることも……。漢方で改善していきましょう。

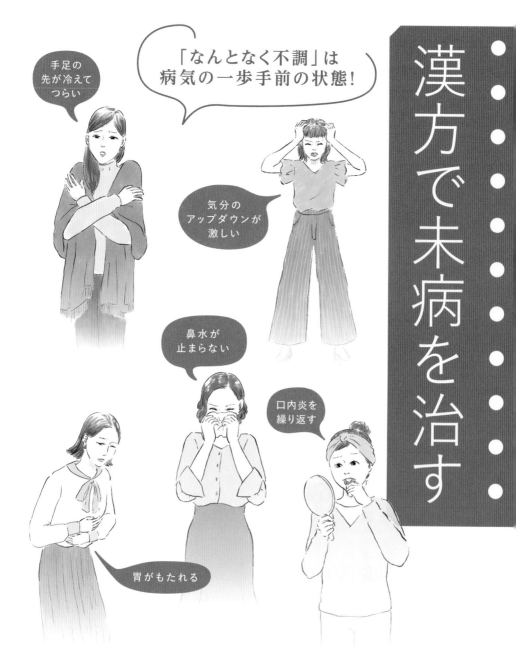

未病の改善は漢方の得意分野

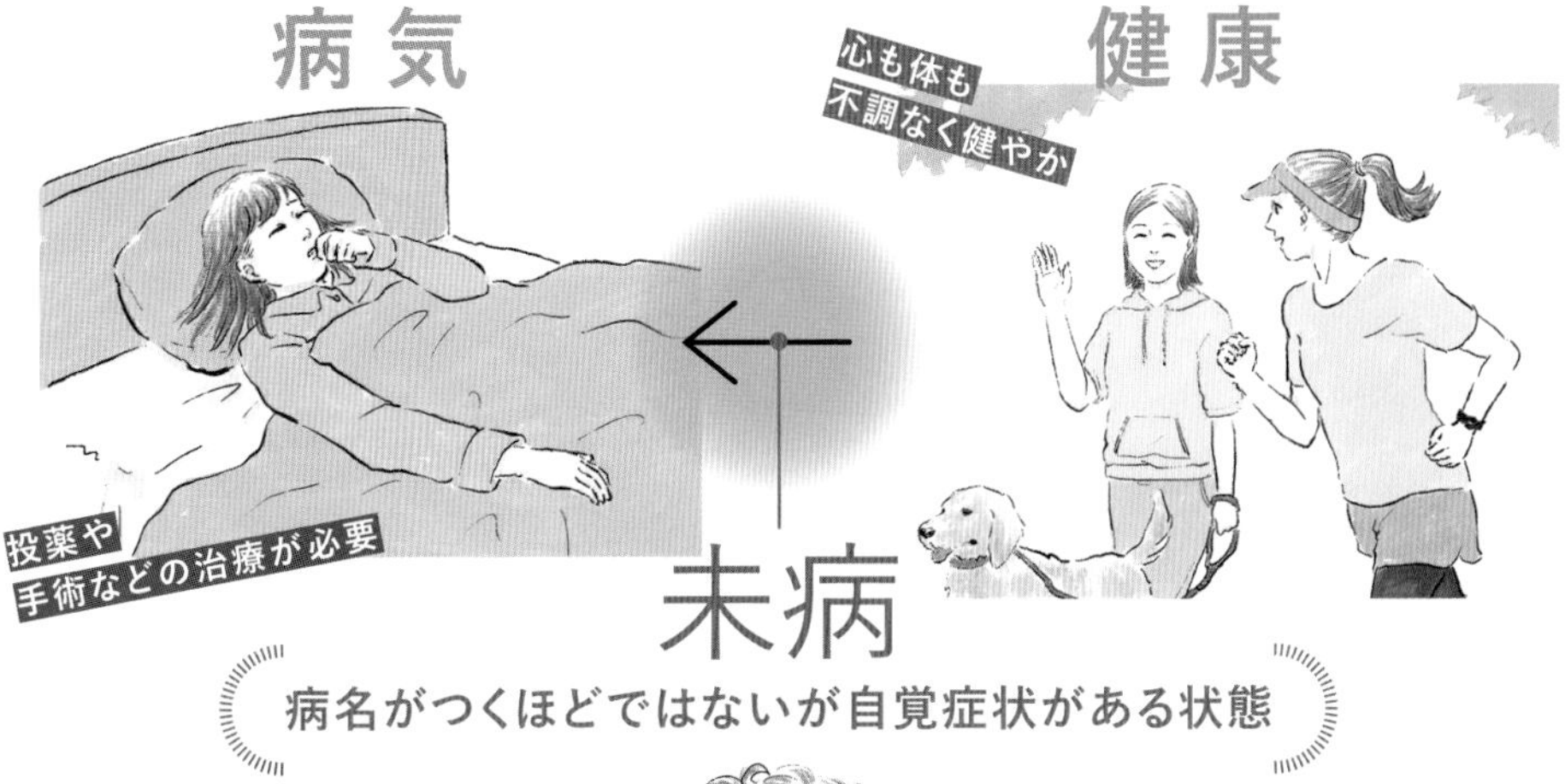
病気
投薬や
手術などの治療が必要
健康
心も体も
不調なく健やか
未病
病名がつくほどではないが自覚症状がある状態

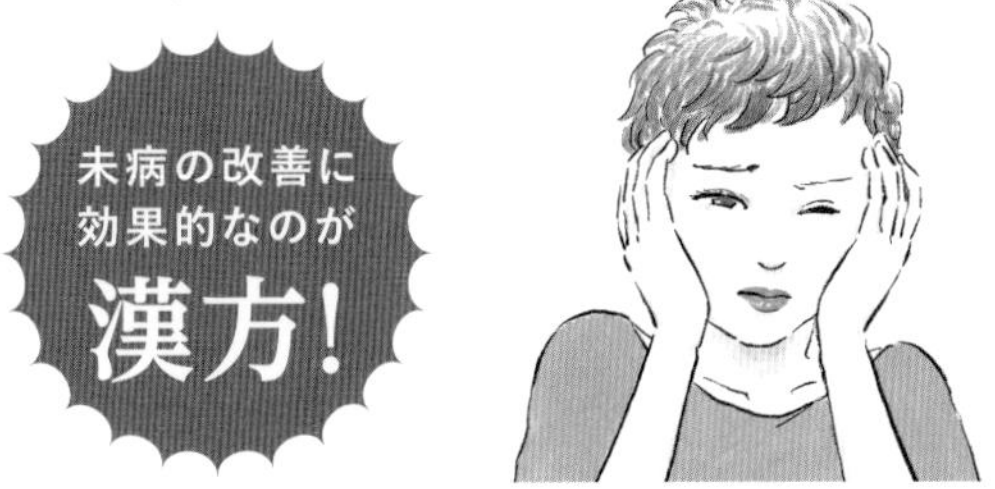
未病の改善に
効果的なのが
漢方!

病気の前段階のうちにケアすることが大切。未病の改善、病気の予防は、体のバランスを整えて不調が出にくい状態をつくる漢方の得意分野です。

西洋医学とは異なるアプローチで未病を治す

手足が冷える、ぐっすりと眠れない、肩こりがひどいなど、健康診断の数値には異常がないのに何らかの自覚症状がある状態を「未病」といいます。健康から病気に向かう途上の段階で、未病のうちに不調を治すことが、大きな病気の予防につながるとされています。この未病のような漠然とした不調の改善に向いているのが、漢方です。

西洋医学は検査などで病気の原因となる異常を見つけ、そこを重点的に治療します。そのため、数値には異常が出ない原因不明の不調は治療が難しいのが弱点です。

一方、漢方をはじめとする東洋医学では、心身全体にアプローチして調子を整えることを目指します。西洋医学の治療と並行して取り入れることも可能です。

不調が起こる原因

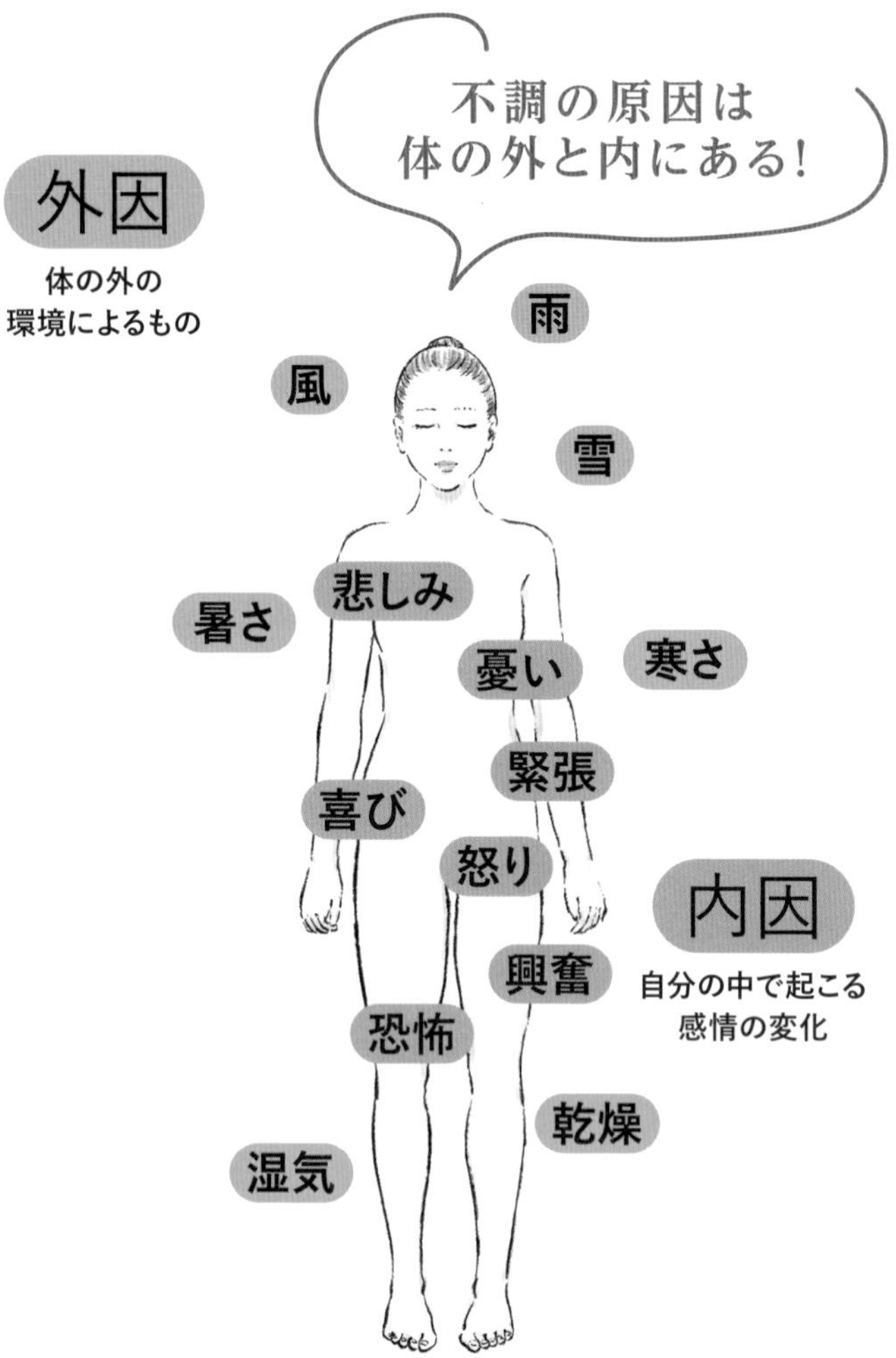

MEMO

外と内に分類できない不内外因

外因・内因に当てはまらない原因は「不内外因《ふないがいいん》」といいます。暴飲暴食や偏食などの不規則な食事、運動不足などが当てはまります。

- 油っこいものや甘いものの食べすぎ
- 過労による体力の消耗
- 冷たいものの食べすぎ・飲みすぎなど

邪気の種類

外因

風邪《ふうじゃ》
風のように突然出現して体に入り、くしゃみ、せきなどを引き起こします。症状や患部が変化するのが特徴。

湿邪《しつじゃ》
気・血・水を停滞させる湿気。だるさや痛みが長引きがち。梅雨や秋の長雨の頃によく見られます。

寒邪《かんじゃ》
全身に冷えをもたらします。気・血を停滞させ、胃に入れば嘔吐、脾に入れば下痢などが起こります。

燥邪《そうじゃ》
体の水分を奪う乾燥。肌や粘膜、呼吸器系を司る肺が影響を受けやすく、せきの症状が出ます。

暑邪《しょじゃ》
高い気温による熱。上半身に症状が出やすく、発汗で水が不足し、気も漏れて力が入らなくなります。

火邪《かじゃ》
火が燃えるような急な発熱をもたらします。水が不足し、筋肉や組織が傷ついて出血することもあります。

内因

喜《き》
喜びは度がすぎると心に影響し、気持ちが不安定になったり不眠になったりします。

悲《ひ》・憂《ゆう》
悲観的な感情は気を消耗します。ため息が多くなったり、胸がつかえたりします。

怒《ど》
激しい怒りは血を貯蓄する肝を傷つけます。血の不足を招き、怒りっぽさが増大します。

恐《きょう》・驚《きょう》
恐怖や驚きは、気の乱れを招き、感情を不安定にします。記憶力が低下することも。

思《し》
考えすぎは、気の流れが滞らせます。消化吸収を担う脾が弱り、食欲不振や胃もたれにつながります。

病気の原因となる邪気に負けると不調が出る

さまざまな不調の原因を漢方では「邪《じゃ》気《き》」と言います。そして私たちは、邪気に囲まれて生活しているのです。十分な体力、抵抗力があるときは、それらに負けずに健康を保てますが、心身のバランスが崩れていると、邪気に負けてしまいます。

邪気には外因、内因、そして不内外因の3つがあります。外因は体の外からくるもので、暑さや寒さなどの気候が主です。内因は自分の中で起こるもので、精神状態の変化が該当します。不内外因は、外因と内因に当てはまらないもの全般を指し、生活習慣やケガなどを含みます。

不調を改善したり予防したりするには、気・血・水や五臓六腑（18ページ）のバランスを整えることが重要です。

漢方を生活に取り入れる

自分でできる養生で心と体を整えよう

気になる症状を解消するために、毎日の生活に漢方を取り入れましょう。

漢方の世界では、日々の食事や生活習慣などのライフスタイル全般に気を配って不調を改善することを「養生《ようじょう》」といいます。

取り入れやすい基本の養生は、食養生、日常生活での養生、漢方薬、ツボ押しの4つ。食養生は、食べ物がもつパワーで体のバランスを整える養生法です。日常生活の養生は、効果的な運動や睡眠、リラックス法などを含みます。漢方薬は病院で処方してもらうことができます。まずは市販されているものを試してみるのもいいでしょう。気の流れを整えるツボ押しは、いつでもどこででもできる簡単セルフケアです。

養生のゴールは、完璧な体を手に入れることではありません。不快な不調を減らして、毎日気持ちよくすごせるようにすることです。

MEMO

中医学と漢方

中医学	古代中国発祥の伝統医療。 5 ～ 6世紀頃日本に伝わった
漢　方	中国から伝わった中医学をもとに 日本で独自に発展した

漢方は、中国の伝統医療を日本で独自に発展させたもの。日本の環境や日本人の体質に合った養生法が確立されています。

生活の中でできる漢方セルフケア

1 食養生

食べ物の力で体のバランスを整える

症状や体質に
合ったものを食べよう！

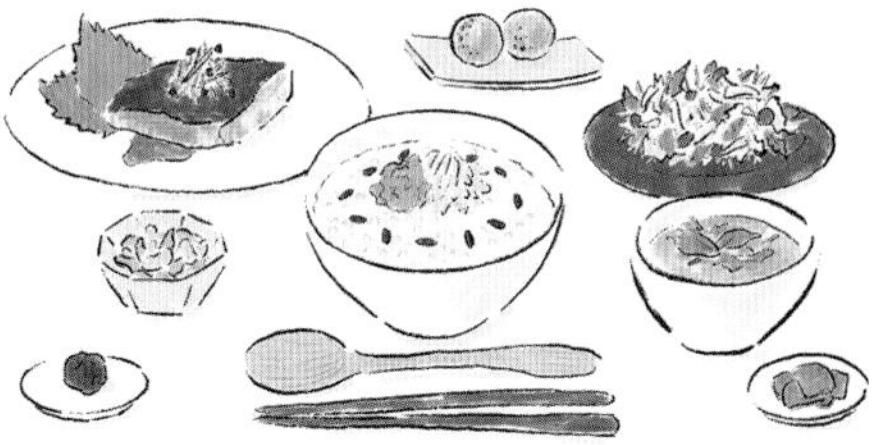

冷えているなら体を温める食材、むくんでいるなら水分の排出を促す食材と、食べるもので体をケアします。

2 日常生活での養生

運動やちょっとした工夫で不調を軽減

生活習慣で
不調を予防

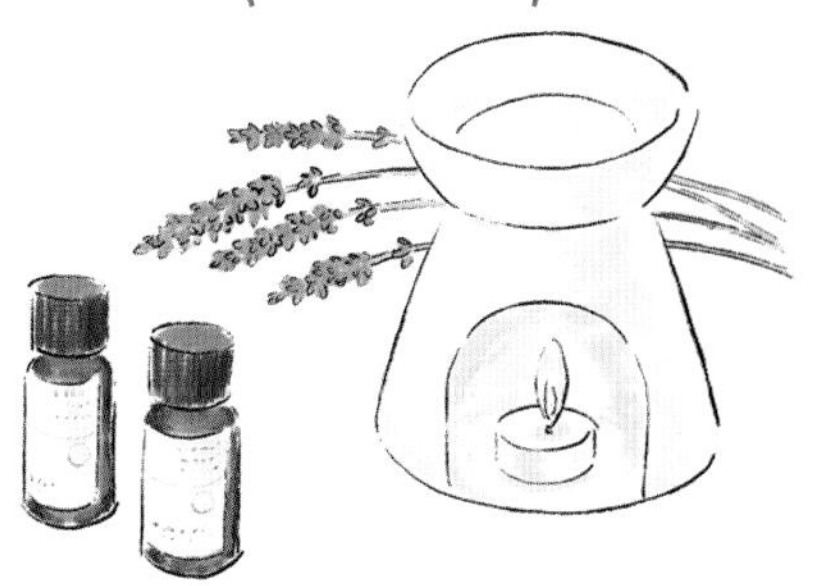

軽いストレッチをしたり、アロマの香りをかいだり、日々の生活の中で気軽に実践できる養生です。

3 漢方薬

生薬の力で不快な症状を緩和

医師や薬剤師に
相談してみよう

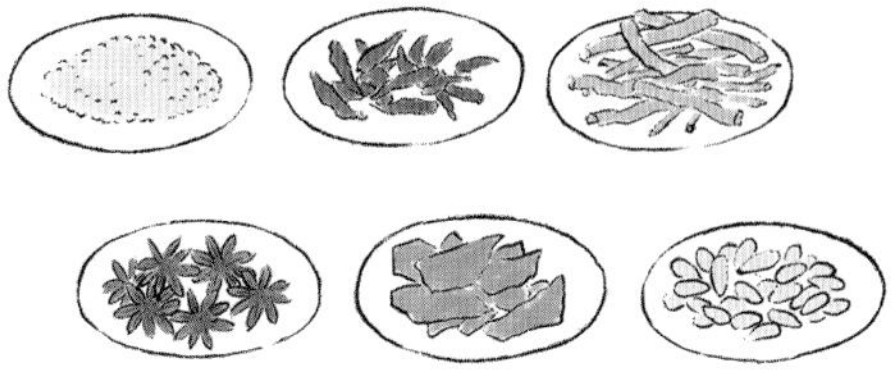

さまざまな効能をもつ生薬を組み合わせてつくられる漢方薬。個々の不調や体質に合わせて選びます。

4 ツボ押し

押すだけで気の流れが整う

即効性のある
ツボもある！

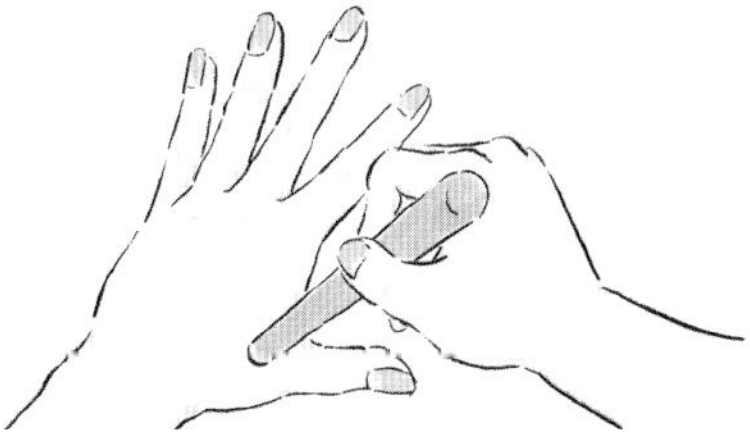

ツボ(経穴) を押して刺激すると、臓器が活性化したり気の流れがよくなったりして不調改善につながります。

気・血・水と五臓六腑

気・血・水の関係

気・血・水は
体を支える柱のような存在。
互いに協力し合って
はたらいています。

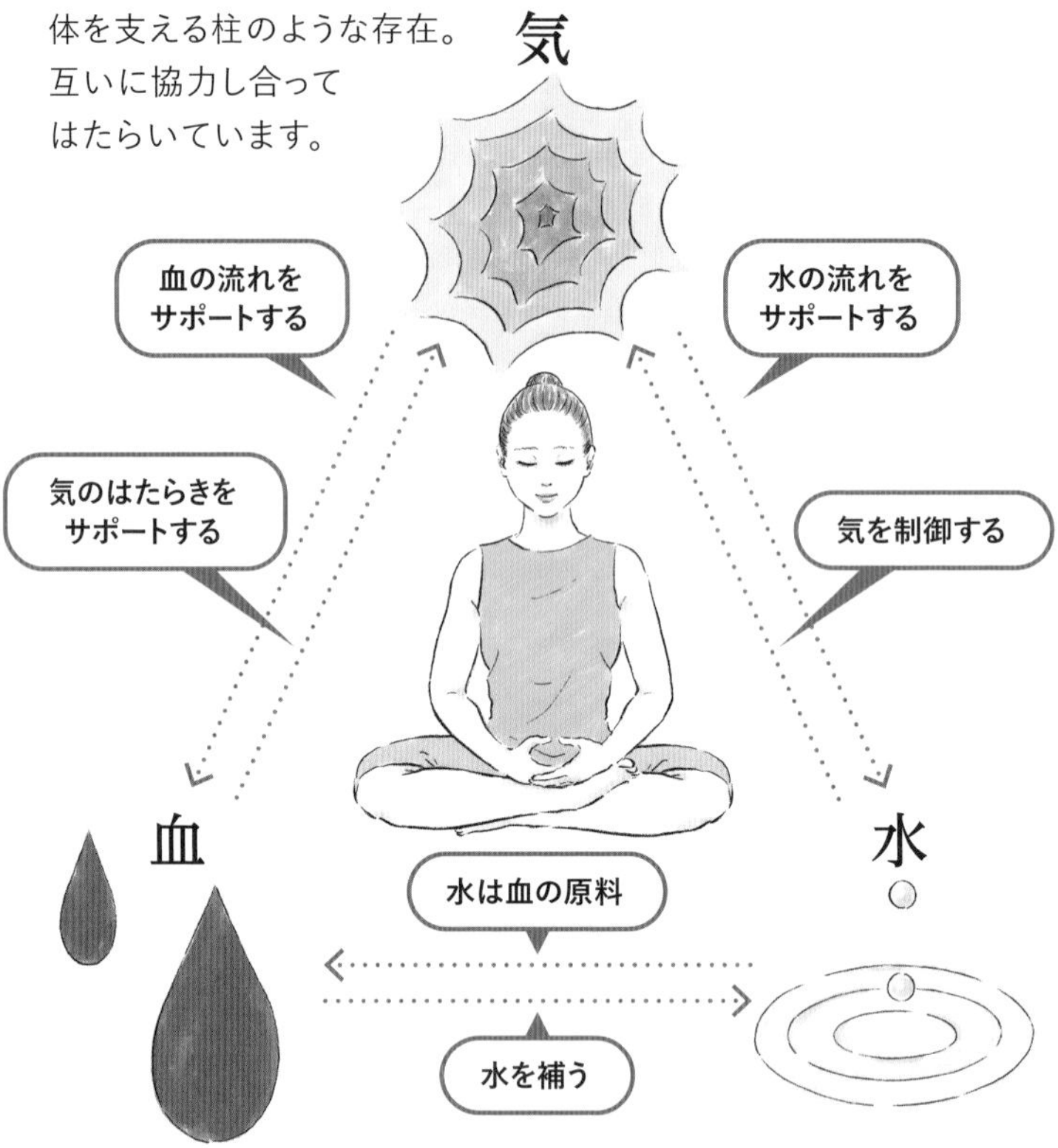

体を構成する基本要素と臓器

漢方で不調を改善するときにまず知っておきたいのが、体を構成する「気《き》・血《けつ》・水《すい》」と「五臓六腑」です。

気・血・水は人の体のもっとも基本的な要素です。気は生命活動の要となるエネルギー、血は全身に栄養を運ぶ赤い体液、水は血以外の水分のことを指します。お互いに関わり合いながらはたらいており、バランスが崩れると体の調子が悪くなります。気・血・水の3つすべてが過不足なく満たされ、かつ循環しているのが健康な状態です。

五臓の関係

五臓は互いにはたらきを
促進したり抑制したりしながら、
バランスを保っています。

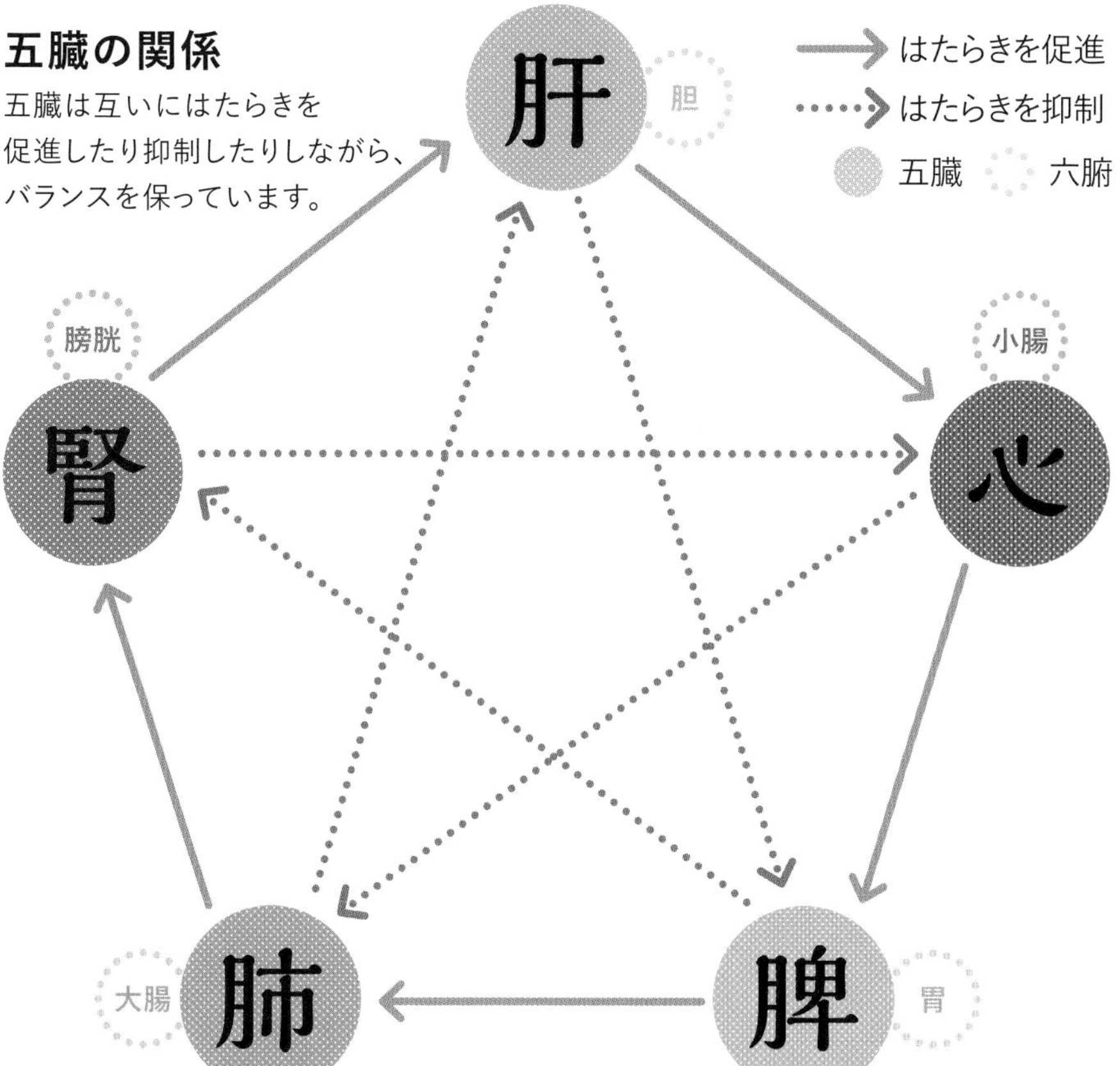

※六腑のうち三焦は、五臓とは対応しません。

五臓六腑は、東洋医学での体の機能の分類です。五臓は気や血、栄養素を貯蔵する器官で、肝・心・脾・肺・腎の5つからなります。六腑は食べ物の通路となる部位で、胆・胃・小腸・大腸・膀胱・三焦《さんしょう》の6つからなります。西洋医学の臓器の名称とは異なり、肝＝肝臓、心＝心臓と臓器のみを指すわけではありません。生理的な機能を含めた、もう少し幅広い概念です。

五臓は、肝と胆、心と小腸、というように腑とペアになってはたらきます。そのため、どちらかの調子が悪くなると、もう一方にも影響が出ます。

また、五臓はそれぞれ相互に関係し合っていて、はたらきを促進する組み合わせと、抑制する組み合わせがあります。五臓六腑のどこかがダメージを受けると、全体のバランスが崩れて不調につながるのです。

気・血・水の性質とはたらき

「気・血・水」は多すぎても少なすぎてもいけません。過不足なくバランスが整うことで体調が安定します。それぞれのはたらきや、乱れることで起こる不調を知ると、自分の体の体調管理がしやすくなるでしょう。

気《き》

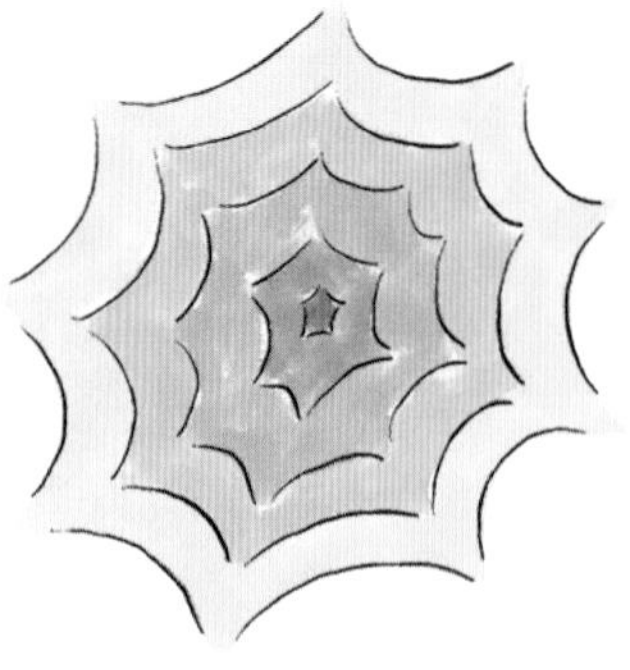

生命活動を支えるエネルギー

体の中を絶えず流れ、生命活動を維持するエネルギー。体を病気から守ったり、器官や組織を正常にはたらかせるなど、体の活動を支える役割があります。

はたらき

- 内臓をはたらかせる
- 血と水をつくり、全身を巡らせる
- 体を温めて体温を保つ
- バリアをはたらかせて病気を防ぐ
- 排泄を促す

気の乱れによる不調

【気虚】…気の不足
疲れ、食欲不振、息切れ、冷え、顔が青白くなる　など

【気滞】…気の停滞
憂うつ、イライラ、のどの詰まり、おなかの張り、せき、ゲップ　など

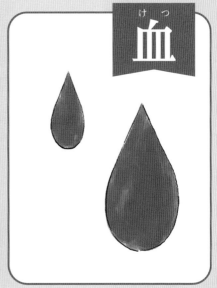

水《すい》

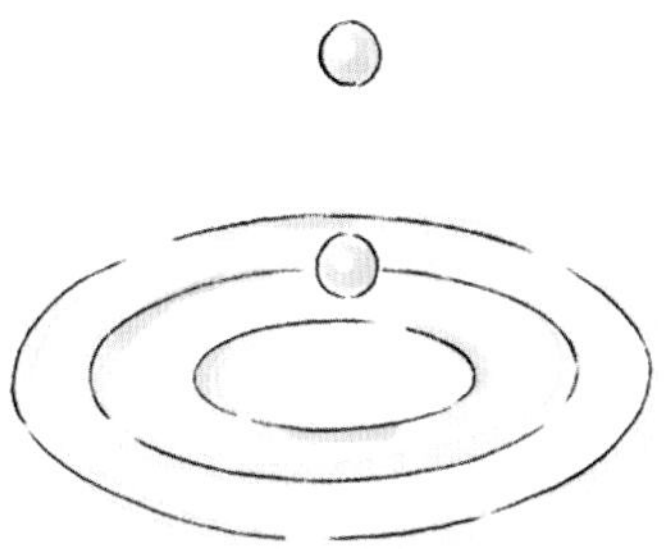

体内を循環し 全身を潤す

体をすみずみまで潤します。涙や鼻水、尿、骨髄液、細胞間液などのはたらきは水によるもの。関節をなめらかに動かすことにも影響しています。

はたらき

- 体全体に水分をあたえて潤す
- 体内の水分バランスを調整する
- 血の原料となる
- 体内の老廃物の排出を促す

水の乱れによる不調

【津液】…水の不足
のぼせ、肌や髪の乾燥、ほてり、口の乾き、便秘　など

【水滞】…水の停滞
痰、むくみ、めまい、食欲不振、おなかの張り、下痢　など

血《けつ》

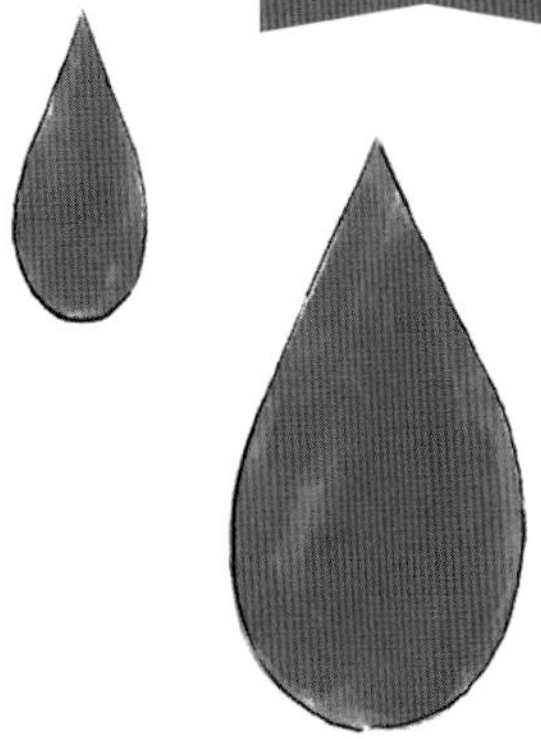

全身の組織に 栄養を運び届ける

血液よりも幅広い作用をもつ液体のことを指し、体の各器官や組織に栄養分を送って潤したり、気とともに精神を安定させて意識をはっきりさせます。

はたらき

- 全身を巡って内臓に酸素や栄養を届ける
- 内臓のはたらきをよくする
- 精神を安定させる

血の乱れによる不調

【血虚】…血の不足
めまい、動悸、目の疲れ、ドライアイ、肌のくすみ、顔色が悪くなる　など

【瘀血】…血の停滞
頭痛、のぼせ、肩こり、腰痛、月経痛、月経不順、肌荒れ　など

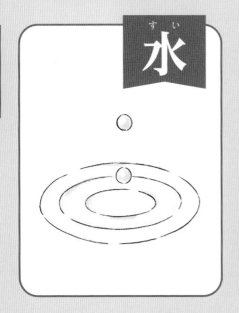

五臓六腑の性質とはたらき

漢方では内臓のことを臓腑といい、5つの臓と6つの腑にわけられます。西洋医学の臓器と似ていますが、東洋医学の臓腑は、五臓六腑のはたらきとそれによって起こる現象なども含みます。

五臓　体に必要なものを生成し貯める器官

臓は、肝、心、脾、肺、腎の5つ。気や血、栄養素をつくり出して貯蔵する器官。中身の詰まった袋のような形をしています。

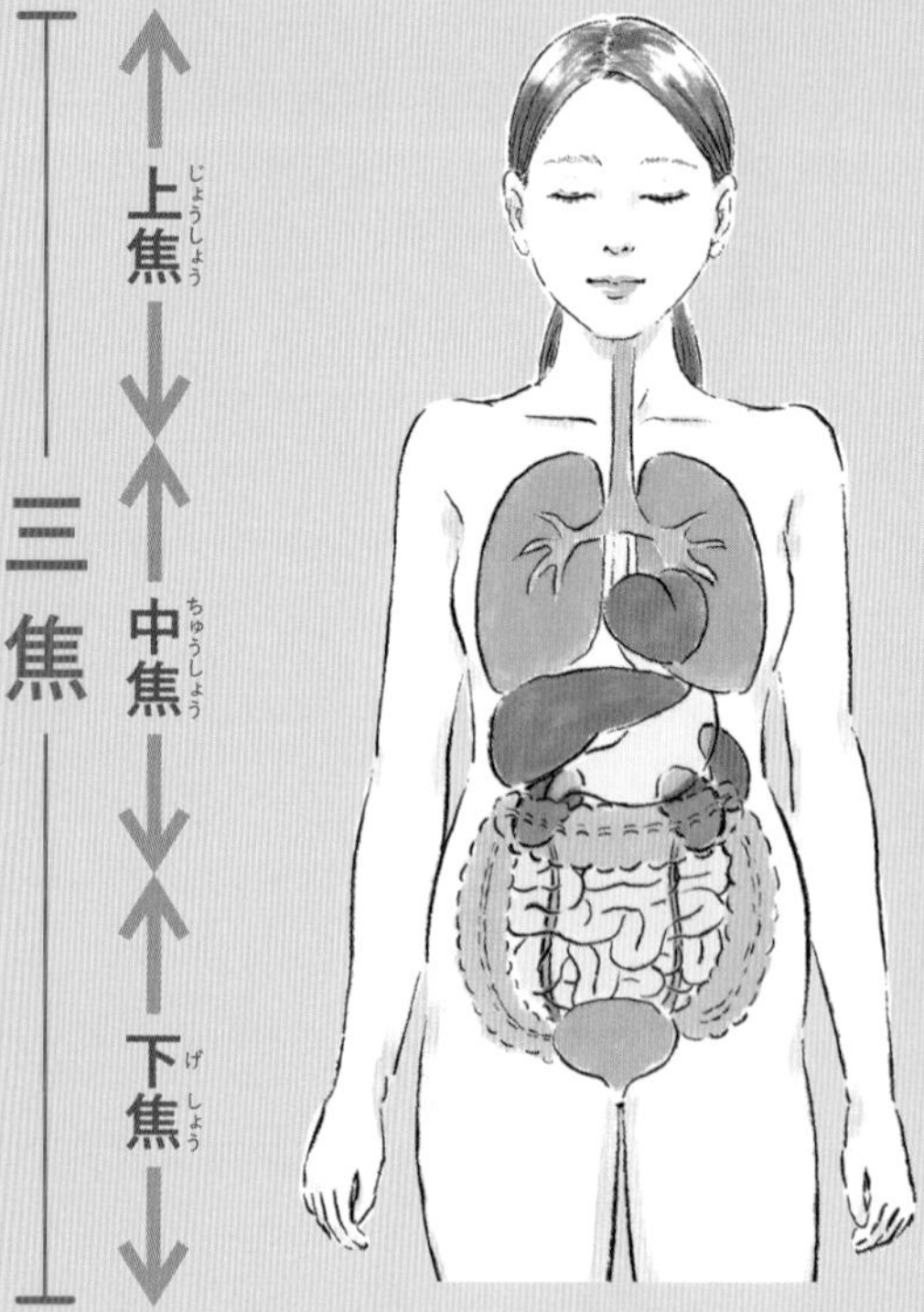

六腑　消化・吸収、排出を担う食べ物の通り道

胆、胃、小腸、大腸、膀胱、三焦の6つ。食べ物を下へと移動させながら栄養素を吸収し、排泄までを行う器官。三焦は上焦・中焦・下焦にわかれます。

五臓

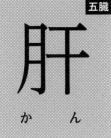

肝《かん》

気の流れをコントロールし血を蓄える

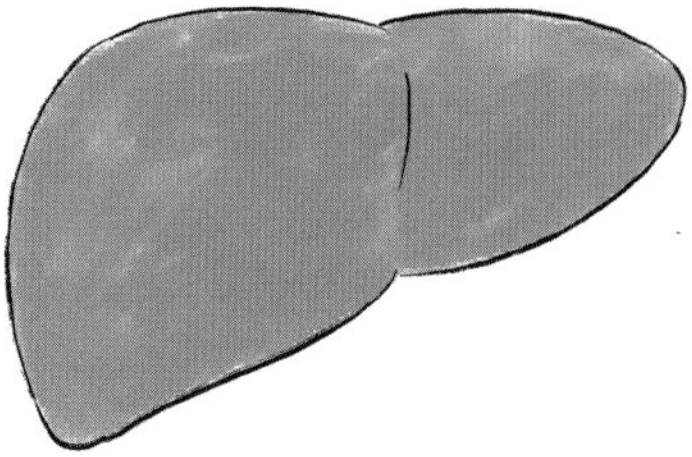

肝の役割

- 血を貯蔵する
- 必要な量の血を心に送る
- 気を巡らせて、精神を安定させる

気を体中に行きわたらせ、血の量を調整する

気と血に大きく関わっています。気を体中に行きわたらせ、全身の調子をよくしてくれます。気がスムーズになることで気分が落ち着きます。また、血を貯蔵し、体が必要とする最適な血の量を心へ送るはたらきも担います。

肝が弱ると……

- イライラして怒りっぽくなる
- 手足がしびれる
- 髪のツヤがなくなる
- 頭痛やめまいが起こる
- 月経が不順になる

ストレスで感情的になる

強いストレスを受けて肝が弱ると気の流れが悪くなり、感情が不安定になります。怒りっぽくなったり、のぼせやめまいが起こることも。疲れを感じたり、爪がもろくなることもあります。

五臓

心《しん》

血を全身に送り出し
精神を安定させる

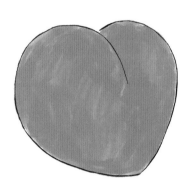

心の役割

- 血を体中に巡らせる
- 感情をコントロールする
- 五臓を統括する

血を送るポンプ機能と意識・思考を司る

心には主に2つのはたらきがあります。ひとつは全身に血を巡らせること。もうひとつは、物事を考えたり判断する思考を司ることです。心がよく機能すると、意識が明確になります。

心が弱ると……

- 顔色が悪くなる
- 息切れや動悸がする
- のぼせたりほてったりする
- 手足の末端が冷える

メンタル面にも影響が出る

脈を一定のリズムで打てなくなり、動悸や不整脈などの症状が見られるようになります。また、不安を感じやすくなったり、眠りが浅くなったりと、精神面にも影響が及びます。

五臓

脾《ひ》

消化・吸収を行い
血をコントロールする

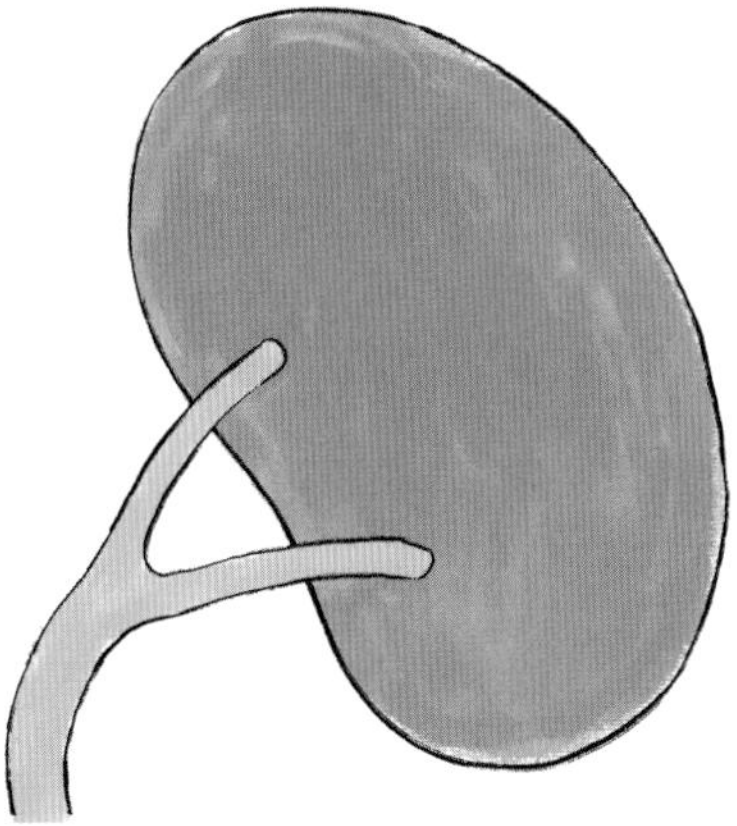

脾の役割

- 消化・吸収全般に関わる
- 血が漏れ出ないようにする
- 水分や栄養を体の上部に運ぶ

口からとった飲食物から栄養を取り出す

消化や吸収に関わる臓器です。胃や小腸を動かして受け取った栄養や水分を肺や心へ送る機能があります。また、血を脈管におさめて体の中を循環させる、とても重要なはたらきも担っています。

脾が弱ると……

- おなかがしくしく痛む
- 手足がむくむ
- 消化不良や下痢になる
- 鼻血が出たり皮下出血が起きやすい
- げっそりとやせる

胃腸の調子が乱れる

脾がうまくはたらかないと、消化・吸収がうまくいかず、食欲が落ちたり、吐き気や下痢など消化器官のトラブルが顕著に。血が脈管から漏れることで鼻血が出たりすることも。

五臓

肺

はい

気や水を全身に運び呼吸を担う

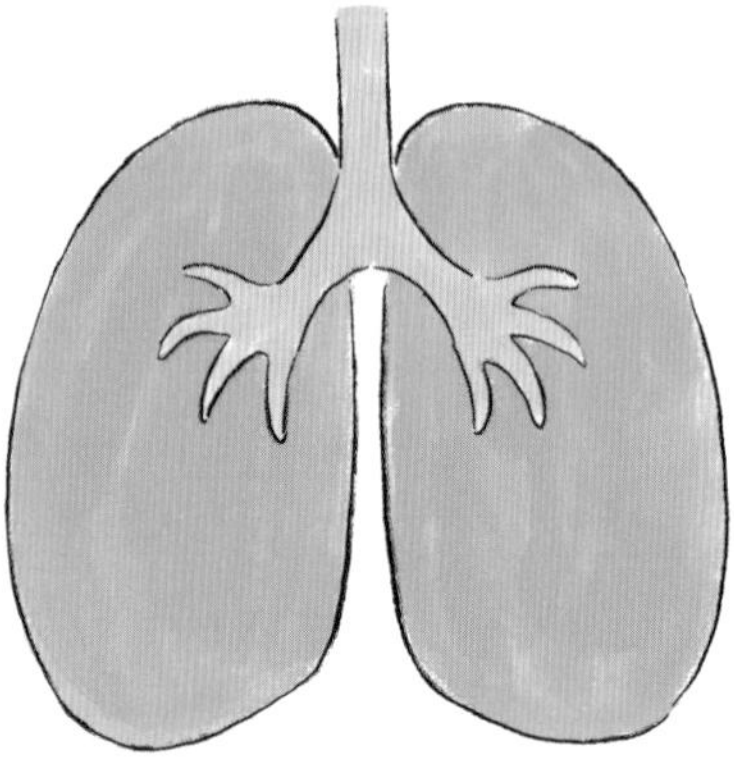

肺の役割

- 呼吸から気をつくる
- 気と水を体中に巡らせる
- 水分代謝をコントロールする

きれいな空気を取り込んで汚れた空気を吐きだす

肺には呼吸のほかに、気や水を全身に巡らせたり、体の外方向や上部に押し広げる宣散《せんさん》という機能や、気や水を下におろす粛降《しゅくこう》という機能があります。余分な水を尿として排泄するのもこのはたらきです。

肺が弱ると……

かぜを引きやすくなる

ぜんそくが悪化する

肌がカサカサ乾燥する

鼻詰まり、くしゃみが多くなる

空せきが出たり痰がからむ

呼吸器系の不調が起こる

息を深く吸い込むことができなくなって息切れやせきが起こったり、水が停滞してむくんだり、のどが乾き声が枯れたりします。また、体のバリア機能が弱り、かぜを引きやすくなります。

五臓

腎《じん》

「精《せい》」を貯蔵し 水分をコントロールする

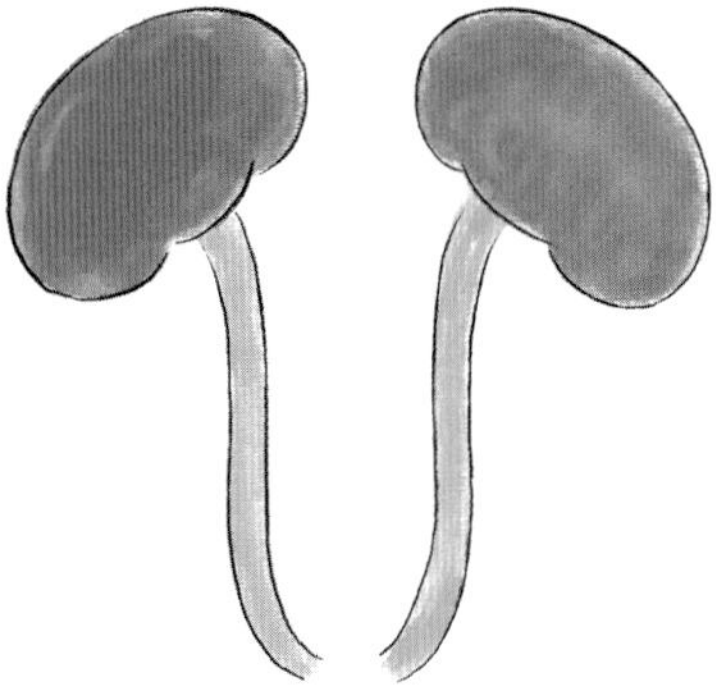

腎の役割

- 先天の精を蓄える
- 後天の精をつくる
- 水の代謝を制御する

発育や生殖機能など生命活動の維持に関わる

腎は精（成長、発育、生殖などの生命活動を維持するエネルギー）を貯蔵します。体には親から受け継いだ先天の精がありますが、徐々に減るため後天の精を補充するはたらきも。また、水の代謝をコントロールし不要な水を体外に排出します。

腎が弱ると……

- 物忘れが増える
- 耳が聞こえにくくなる
- トイレの回数が増える
- 全身がだるく力が出ない
- ひざや腰の調子が悪くなる

肉体が衰えていく

精が不足すると全身が弱り、腰やひざがだるくなります。物忘れが増えたり、耳が聞こえなくなるなど老化現象につながることも。水の代謝が悪くなると、むくみや頻尿を招きます。

六腑

大腸《だいちょう》

最後の水分吸収をしてカスを排出

食べ物から栄養と水分を吸収して、残りの不要物を便として肛門から排出します。五臓の肺とともに、水分代謝にも関わりのある器官です。

大腸が弱ると……

腹痛　便秘　下痢　吐き気　など

六腑

胆《たん》

胆汁を分泌し消化を助ける

胆汁を貯蔵します。肝のコントロールにしたがって胆汁を分泌し、食べ物の消化・吸収のはたらきを助ける役割を担います。

胆が弱ると……

消化・吸収不良　吐き気　黄疸　など

六腑

膀胱《ぼうこう》

不要な水分を尿として排出

水分を貯蔵して尿を排泄する器官。腎と強い結びつきがあり、腎が分別して不要になった水分をためています。腎の機能が低下すると、影響を受け尿トラブルにつながります。

膀胱が弱ると……

頻尿　残尿感　排尿痛　など

六腑

胃《い》

食べ物を消化し栄養を吸収する

口から入った食べ物を受け入れて、消化の初期段階を担います。栄養分を吸収し、残りを小腸へと運びます。脾との結びつきが強く、吸収した栄養分は脾を通して全身に送られます。

胃が弱ると……

胃痛　吐き気　のどの渇き　便秘　など

六腑

三焦《さんしょう》

五臓六腑を包む水分の通り道

皮膚と臓腑の間にあり、組織や器官のすきまに入り込んでいると考えられている水分の通路のことです。上焦、中焦、下焦の3つにわかれ、気と水をコントロールします。

三焦が弱ると……

むくみ　など

六腑

小腸《しょうちょう》

水分を吸収し三焦へ送る

胃から送られてきたものから、まだ残っている水分を吸収し、三焦へ送ります。栄養も吸収し、残りは大腸へ。心と強いつながりがあり、心に熱がこもると排尿痛が起こることも。

小腸が弱ると……

腹痛　下痢　など

あらゆるものを5つにわける

五行説

内臓の機能を5つにわける五臓の考え方の背景には、世界のあらゆるものは木・火・土・金・水の5つからできているという五行説があります。東洋医学の世界では五行説をベースに、体の機能や不調、対応を考えます。下記の表は、五行と対応する臓腑、変調の原因、変調の出現の仕方などをまとめた五行色体《しきたい》表を抜粋したものです。

五行色体表

	五行	木	火	土	金	水
体	**五臓** 五行に対応する臓器	肝	心	脾	肺	腎
	五腑 五臓に対応する腑	胆	小腸	胃	大腸	膀胱
季節・気候	**五季** 五臓が属する季節	春	夏	長夏	秋	冬
	気悪 変調を招く外気	風	熱	湿	燥	寒
変調したときの症状	**五色** 変調したときの皮膚の色	青	赤	黄	白	黒
	五志 変調の原因となる、または変調したときの感情	怒	喜	思	悲・憂	恐・驚
	五味 変調したときに好む味	酸	苦	甘	辛	鹹
五臓を補う食材	**五畜** 五臓を補う食材	鶏	羊	牛	馬	豚
	五菜 五臓を補う野菜	韮 (にら)	薤 (らっきょう)	葵 (ふゆあおい)	葱 (ねぎ)	藿 (大豆の葉)
	五果 五臓を補う果物	李 (すもも)	杏 (あんず)	棗 (なつめ)	桃	栗
	五穀 五臓を補う穀物	麦	黍 (きび)	粟 (あわ)	稲	豆

食養生で体を整える

食べ物がもつパワーで不調にアプローチ

東洋医学では、栄養素やエネルギー量などを重視する現代の栄養学とは異なり、それぞれの体質や症状に合わせ、健康になる食事を考えます。食べたものが体をつくり、気・血・水を生み出すので、食事による養生はとても大切です。

食養生は、「五性《ごせい》」、「五味《ごみ》」などの食材の性質をもとに考えます。五性は体を温めたり冷やしたりする食べ物かどうか。五味は甘い、辛いなど味による分類です。食材のもつ性質と、その人の体質やそのときの症状を考慮して食べ物を選びます。

この考え方を利用して、不調を招く食べ物を避けるようにしましょう。体が冷えやすいなら、冷やす性質のある食材を控えたり、加熱して食べるようにすれば不調を予防できます。153ページからの食材図鑑を参考に、自分に合った健康的な食習慣を目指していきましょう。

MEMO

気をつけたい食べ物

体質や体調に合った食べ物を選ぶと同時に、体のバランスを乱す食べ物、食べ方を避けることも大切です。糖分や油分、冷たいもの、刺激物のとりすぎは控えましょう。

とりすぎNGな食べ物

- 甘いもの
- 油っこいもの
- 冷たいもの
- 香辛料
- アルコール
- カフェイン飲料

食養生のポイント

1 食事を楽しむ

食養生で一番大切なことは、食事を楽しむこと。栄養バランスが整っていても喜びのない食事は、ストレスになります。旬の食材やその土地でしか味わえない食材を取り入れることで、心が豊かになり、食養生の効果を底上げしてくれます。

難しく考えすぎず
おいしいと
感じることが大切

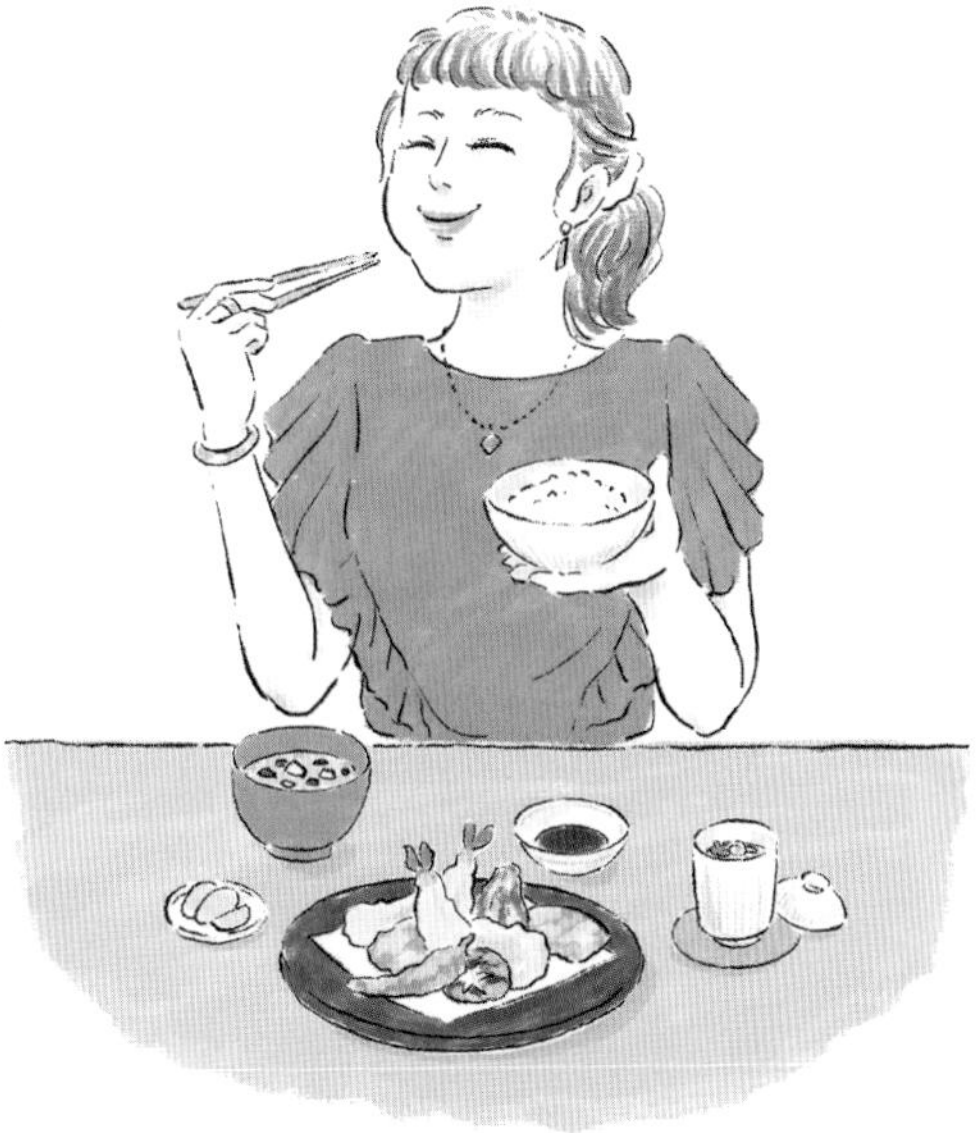

2 何を食べるか

食材のもつ性質を知って、
体質や症状に合うものを選ぶ

温める食材
or
冷やす食材

潤す食材
or
水分排出を促す食材

肝によい食材
or
肺によい食材

体を温めたり、冷やしたり、胃腸のはたらきを促したりなど、食材のもつ性質を知り、改善したい体質に合わせて選びましょう。

3 どう食べるか

生のまま

薬味をプラス

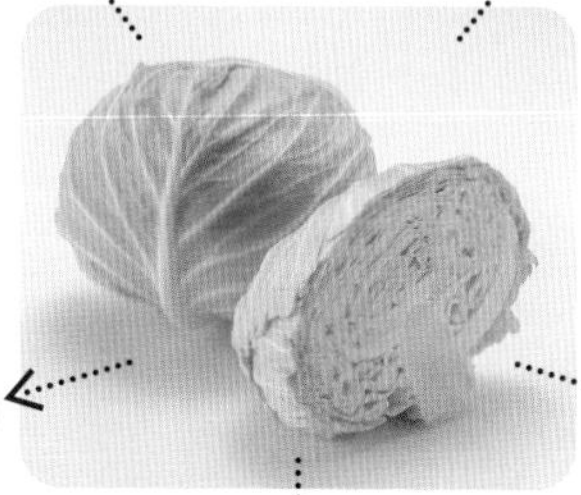

蒸す

焼く

ほかの食材と一緒に

同じ食材でも、調理で加熱したり、調味料やほかの食材を組み合わせて食べるのとでは、体へのアプローチが変わってきます。

体を温める食材・冷やす食材

温めたり冷やしたりする性質でわけるのが「五性」

「五性」とは、食材のもつ性質で、体を温めるものか、冷やすものかを決めるものです。温める作用のある食材は、冷えや貧血などの症状に悩んでいる人に向いています。反対に、冷やす作用のある食材は、のぼせや高血圧などの症状がみられる人に最適です。

五性は、「熱《ねつ》」「温《おん》」「平《へい》」「涼《りょう》」「寒《かん》」にわけられます。平は、温めることも冷ますこともないので、どちらにも偏らず体調を正常に保ちます。この五性を意識して体調に合わせて食材をとれば、自分の不調を改善に導くことができます。

一見、見わけ方が難しいと感じるかもしれませんが、例えば暑い地域でとれるトロピカルフルーツは体を冷やす性質のもの、寒い時期に出回るものは体を温める性質のものと、産地や旬を目安にすると、だいたいの性質がわかるでしょう。

MEMO

食材の性質は調理方法でも変わる

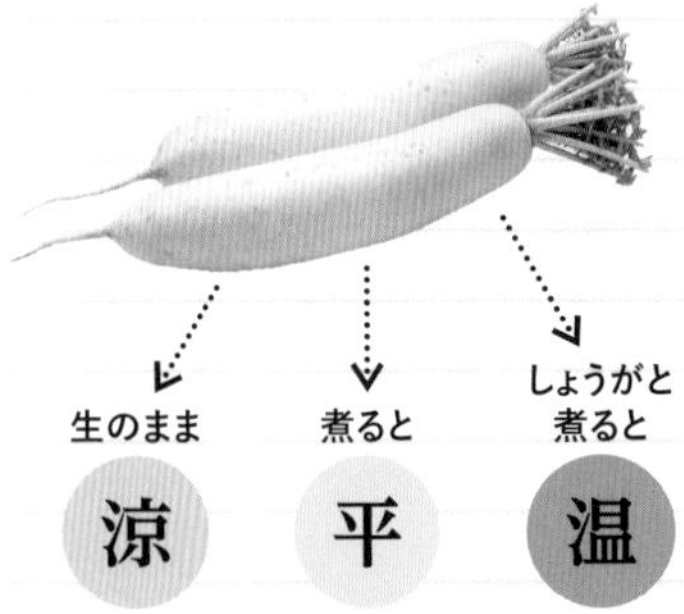

体を冷やす性質のある食材でも、加熱調理をしたり、ほかの食材と組み合わせたりすることで、体を温める料理になります。調理法や組み合わせも意識するとよいでしょう。

五性の特徴と代表的な食材

体を温める

熱《ねつ》

体を温める作用が もっとも強い

体を温め、興奮を促す作用があります。冷えや寒さを取り除き、血液の巡りをよくしてくれます。ほかに、シナモンや花椒なども熱の食材です。

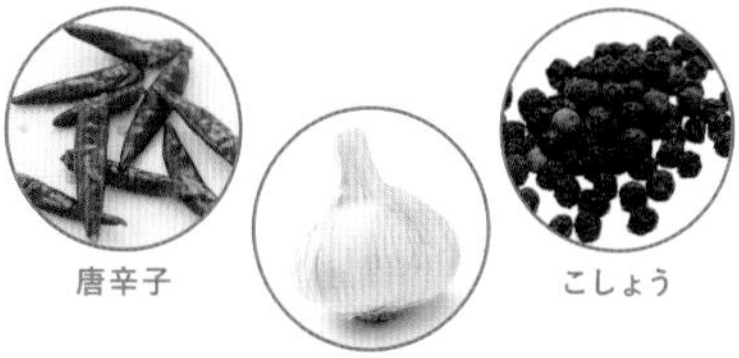
唐辛子
にんにく
こしょう

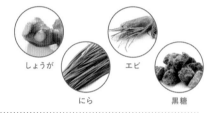

温《おん》

穏やかな温め作用で 体を活性化する

熱よりも作用は穏やかですが、体を温める効果があります。疲れを癒したり、冷えからくる食欲不振の改善などに役立ちます。しょうがは蒸して乾燥させると熱になります。

しょうが
にら
エビ
黒糖

平《へい》

温めたり冷やしたりせず どんな体質にも向く

体を温めも冷やしもせず、体に偏った影響をあたえにくい食材。熱や寒の性質を緩和する効果もあるので、食材を組み合わせるときに役立ちます。

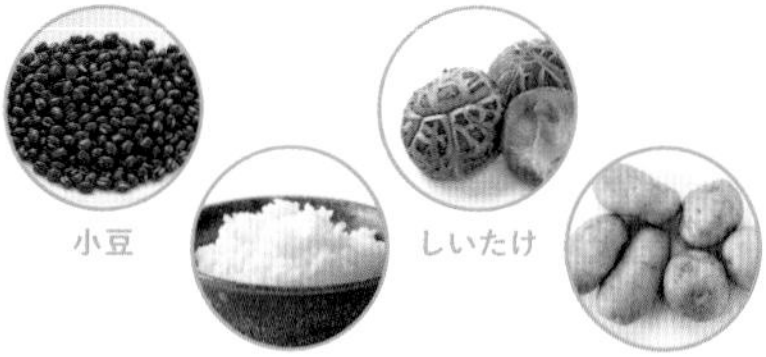
小豆
白米
しいたけ
じゃがいも

涼《りょう》

冷やす性質があり 体の活性化を抑える

体を冷やす性質があります。寒よりも穏やかに作用します。のぼせやほてりの改善のほか、暑い季節の熱中症予防に取り入れても役立ちます。

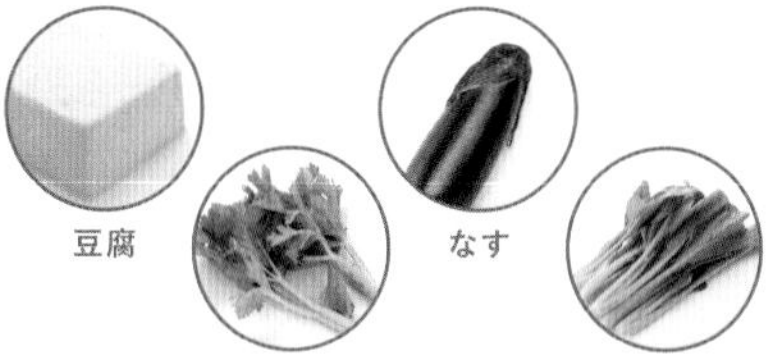

寒《かん》

体を冷やす作用が もっとも強い

体を冷やす性質が強く、発熱やのどの渇きなどの改善に効果的。ゴーヤやトマトなどの夏野菜や、南国でとれるフルーツは寒のものが多いです。

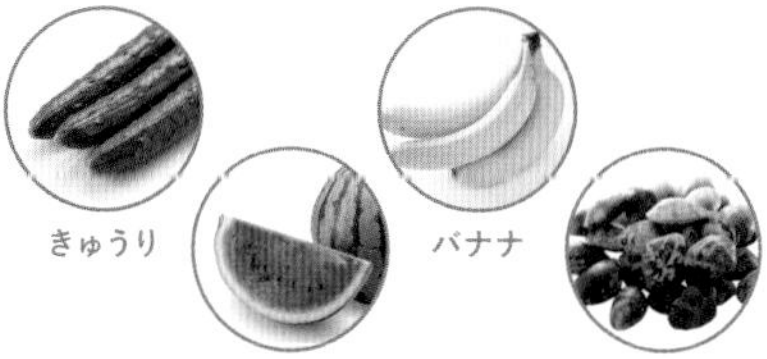

体を冷やす

食材の味による分類

味の種類によって5つに分類するのが「五味」

食養生において、五味も大切な考え方です。食べ物の味を「酸（すっぱい）」「苦（にがい）」「甘（あまい）」「辛（からい）」「鹹（しおからい）」の五つにわけています。

この5つは、それぞれ体の五臓と関わりがあり、うまく食べることで機能を高め、摂取しすぎると害になると考えられています。五性と合わせて考えることで、症状の改善を目指します。

味といっても、単純な食材の味を指しているわけではありません。五味はそれぞれの効能をあらわしており、例えば、辛は体の熱を下げる、甘は血を補うなど、作用によって分類されています。また、「甘くて酸っぱい」など、ひとつの食材が複数の味をもつこともあります。体が弱っているときに特定の食べ物が食べたくなるのは、体が必要なものを要求しているのです。

MEMO

五臓と五味の関係

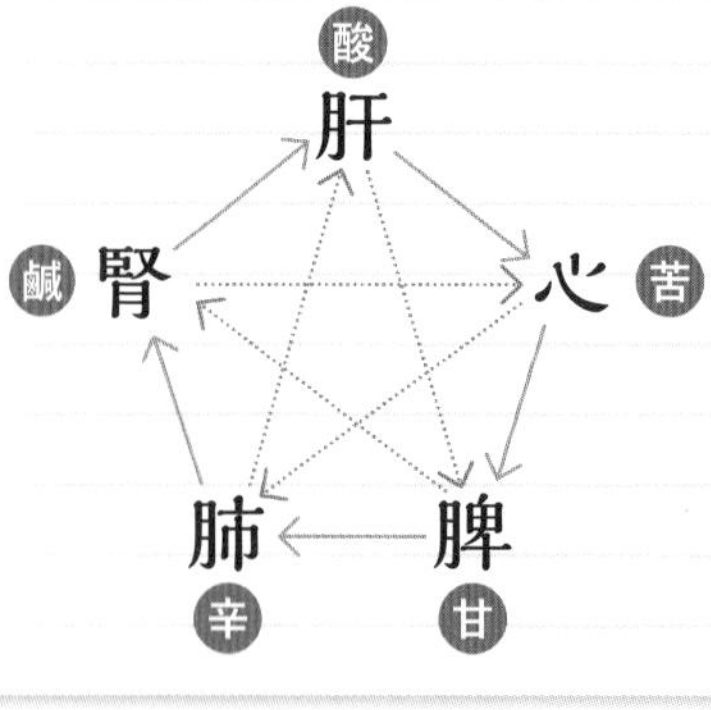

五臓と五味は密接な関係にあり、臓が弱ると対応する味のものを欲するようになります。弱っている臓腑に合った食材をとったり、合わない食材を避けるなどして体を整えます。

五味のはたらきと代表的な食材

酸《さん》

すっぱい

筋肉や内臓を引き締める

肝のはたらきを調整し、筋肉や内臓を引き締める作用があります。汗、鼻水、出血、下痢など、体から出るものを抑えようとします。

- いちご
- ヨーグルト
- トマト
- りんご
- アボカド
- グレープフルーツ

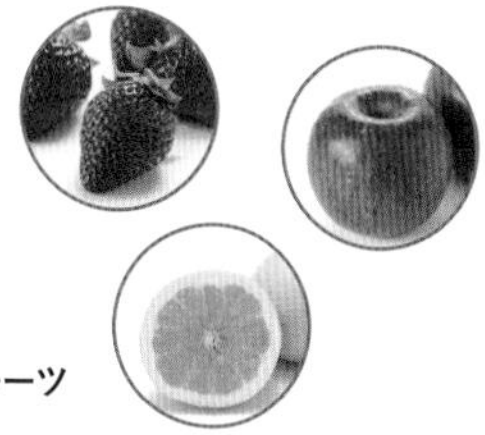

苦《く》

にがい

体内の余分な熱や水分を排出

熱を冷まして水分を出すなど、体から余分ものを除去する作用があります。脳や精神にもはたらきかけます。関連の深い五臓は心です。

- ゴーヤ
- 緑茶
- 紅茶
- コーヒー

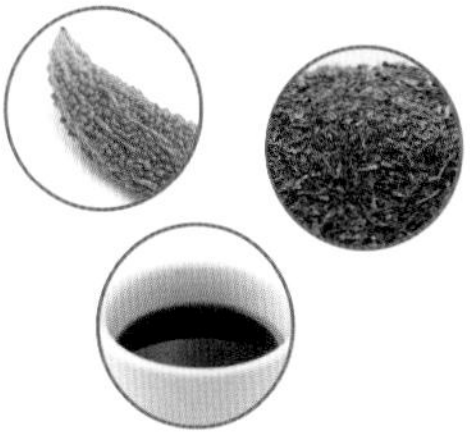

甘《かん》

あまい

筋肉の緊張をほぐし痛みをやわらげる

血を補って体を滋養する作用があり、筋肉の緊張をゆるめて痛みをとる効果も。消化を担う脾のはたらきを調整するので、腹痛などにも有効です。

- バター
- 砂糖
- マグロ
- 大豆
- サケ
- レバー

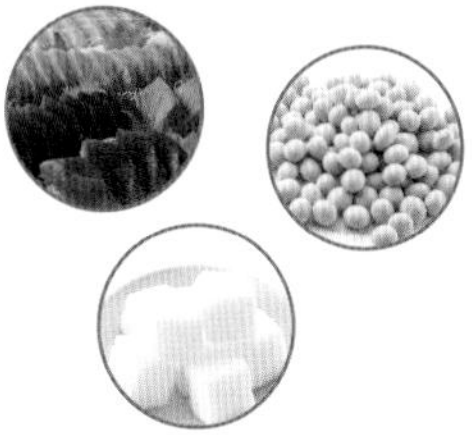

辛《しん》

からい

体を温めて発汗を促す

気と血が停滞していた場合に、流れをよくする作用や発汗作用があります。五臓の肺と関連があり、かぜの初期症状をとるのに効果的です。

- しょうが
- にんにく
- たまねぎ
- 大根
- しそ
- 香菜

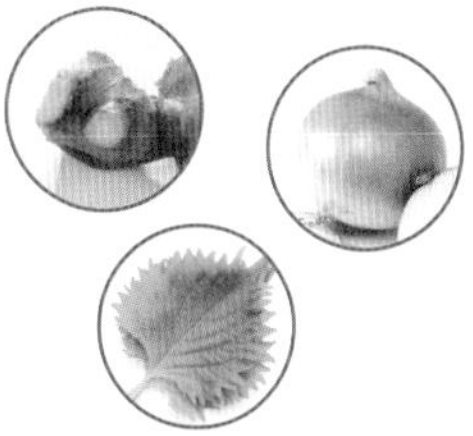

鹹《かん》

しおからい

かたまっているものをやわらかくする

しこりなど、かたいものをやわらかくする作用があります。肩こりや頑固な便秘などにはうってつけ。腎のはたらきを調整します。

- 塩
- イカ
- アサリ
- 昆布
- エビ

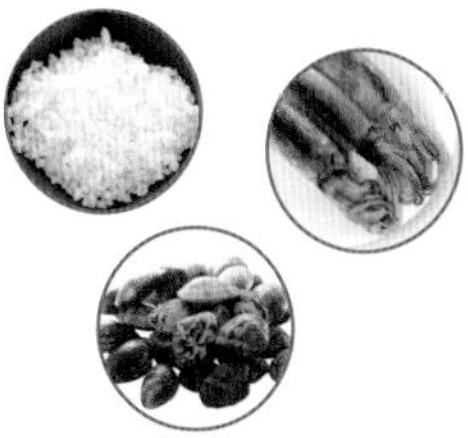

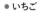

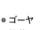

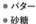

季節に合った食材

旬の食材を食べよう!

季節の移り変わりにともなって気温や湿度が変化すると、私たちの体も変化します。不調が出やすい場所が変わっていくので、それに合わせた対策が必要です。旬の食材には、体の変化をサポートする力があるので、積極的に食べましょう。

春

肝の調子を整え体を活性化

春は環境の変化によるストレスが多く、肝に負担をかけやすい季節です。気の流れをスムーズにするものを積極的に食べて、体を活性化させましょう。香りのある食材が最適です。

起こりやすい不調

かぜ、鼻詰まり、
のどの痛み、せき、頭痛、
めまい、不眠　など

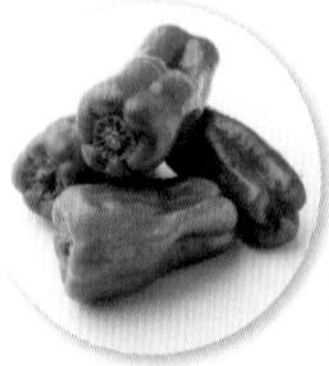

ピーマン

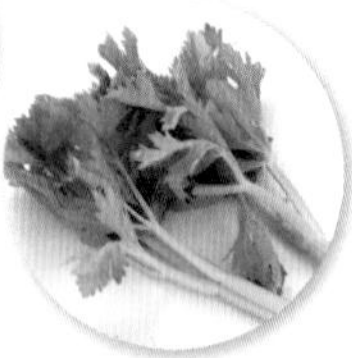

セロリ

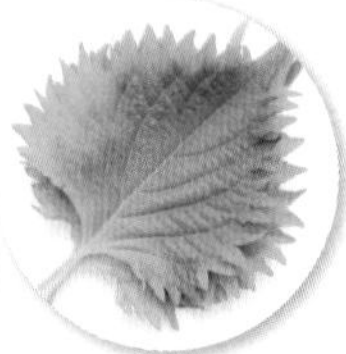

しそ

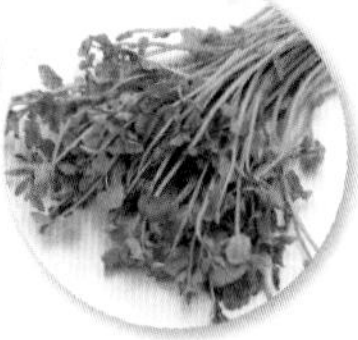

セリ

冬

冷えを防いで腎の調子を整える

気温が下がる冬は、体が冷えやすくなります。とくに腎が影響を受けやすく、尿トラブルや老化につながります。しょうがやねぎなど体を温める食材、エビなどの腎を養う食材をとるようにしてください。

起こりやすい不調

冷え、かぜ、腹痛、下痢、
頻尿、頭痛、腰痛、関節痛　など

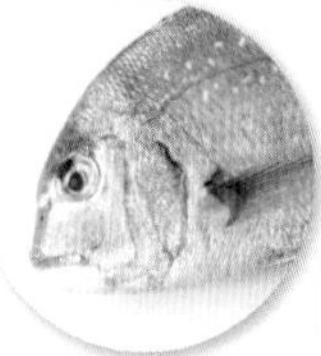

タイ

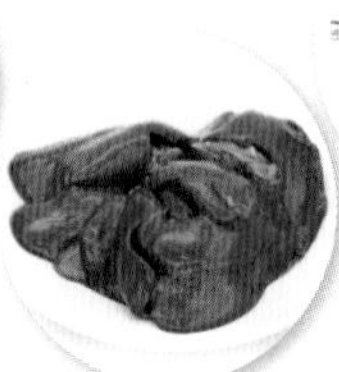

レバー

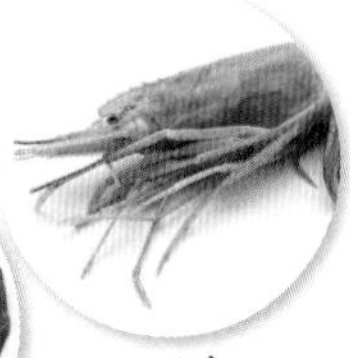

エビ

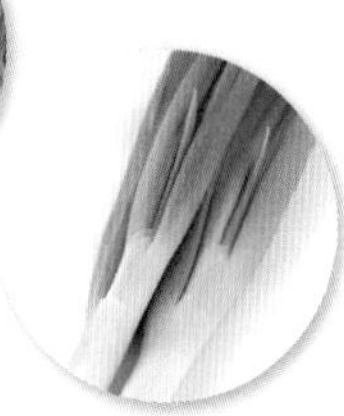

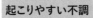

長ねぎ

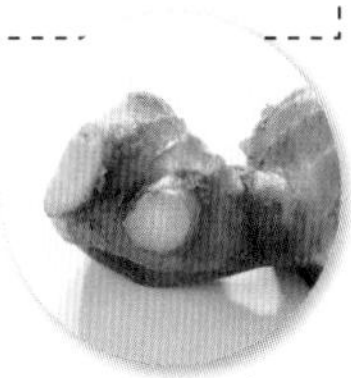

しょうが

夏

体の熱をとり
心の調子を整える

夏は暑さで熱がこもって心が弱るほか、湿度が多く水が乱れやすい季節です。すいかやきゅうりなど、体の熱をとり水の代謝をよくする食材がおすすめです。

起こりやすい不調

むくみ、冷え、不眠、動悸、下痢、頭痛、めまい、イライラ　など

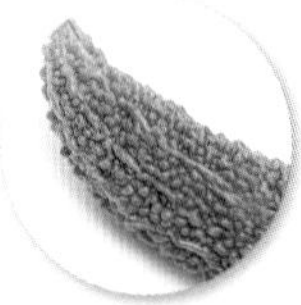

ゴーヤ

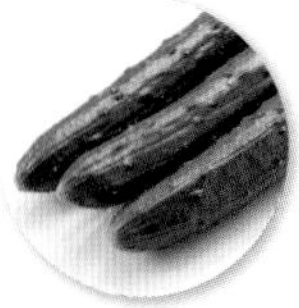

きゅうり

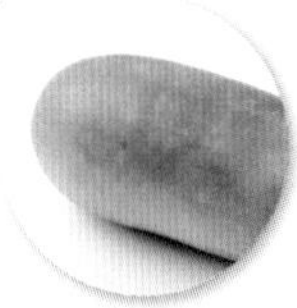

冬瓜

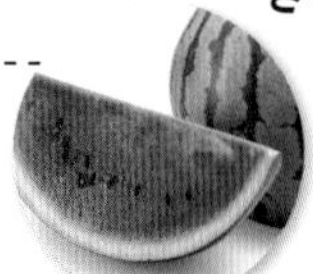

すいか

長夏

脾を整えて
夏バテを防ぐ

長夏とは夏の終わりあたりの時期。暑さが続いて夏バテしやすい季節です。脾と胃を強くする食材、豆やいもなど消化によい食材がおすすめです。

起こりやすい不調

夏バテ、疲労・倦怠感、胃痛・胃もたれ、腹痛、食欲不振　など

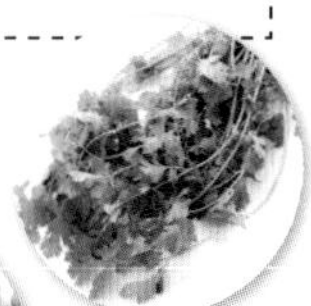

香菜

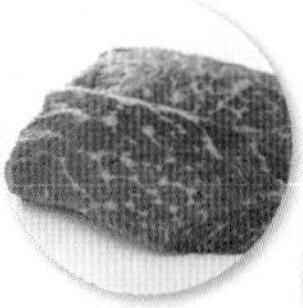

牛肉

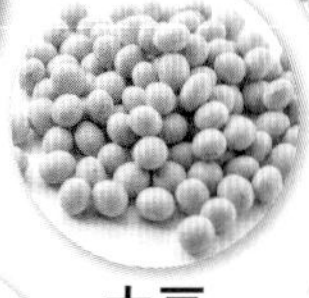

大豆

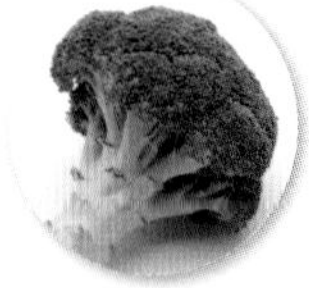

ブロッコリー

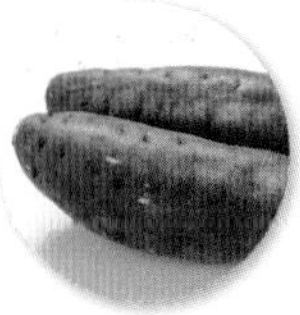

さつまいも

秋

水を補って
肺を乾燥から守る

空気が乾燥する秋は、せきやのどの痛みなど呼吸器系の症状が出やすい季節です。かぶや梨など体を潤す食材をとって水を補い、呼吸器系を司る肺の乾燥を防ぎましょう。

起こりやすい不調

せき、のどの痛み、ぜんそく、肌や髪の乾燥　など

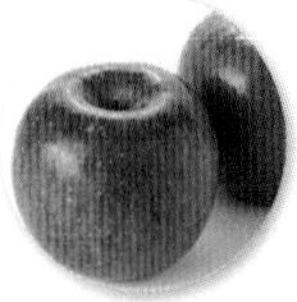

りんご

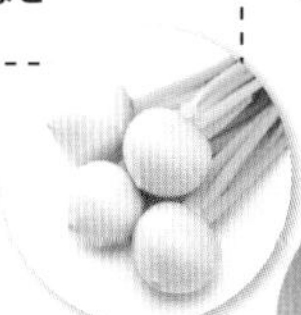

かぶ

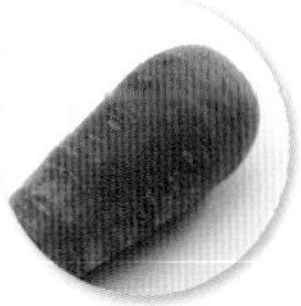

にんじん

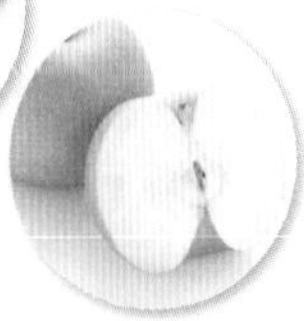

梨

漢方薬を飲んでみよう

体質や症状に応じた漢方薬を選ぶ

漢方薬は体質や症状に合わせて処方されます。同じ症状でも、どのようなタイプかによって最適な漢方薬は変わります。例えば、かぜの漢方薬といえば「葛根湯《かっこんとう》」が有名ですが、葛根湯が向いているのは発熱などの症状があり、体力がある人です。虚弱体質の人や、胃腸の症状がある人には別の漢方薬が適しています。

どのタイプにどの漢方薬がよいかは、長い歴史の中で試行錯誤されてきました。市販のものもありますが、自分で判断できないときは医師や薬剤師に処方してもらいましょう。

また、漢方薬にはさまざまなタイプがあります。生薬を煮出して飲むのが伝統的なスタイルですが、錠剤タイプや粉薬タイプもあります。いずれも、温かい湯と一緒に服用すると、吸収がよくなり効果が高まります。吐き気があるときは、温めずに常温で飲むとよいでしょう。

MEMO

漢方薬の原料は生薬

漢方薬は、複数の生薬を組み合わせてつくられています。生薬とは、植物や動物など自然界に存在するもののうち、薬効があるもののことです(詳しくは78ページ参照)。

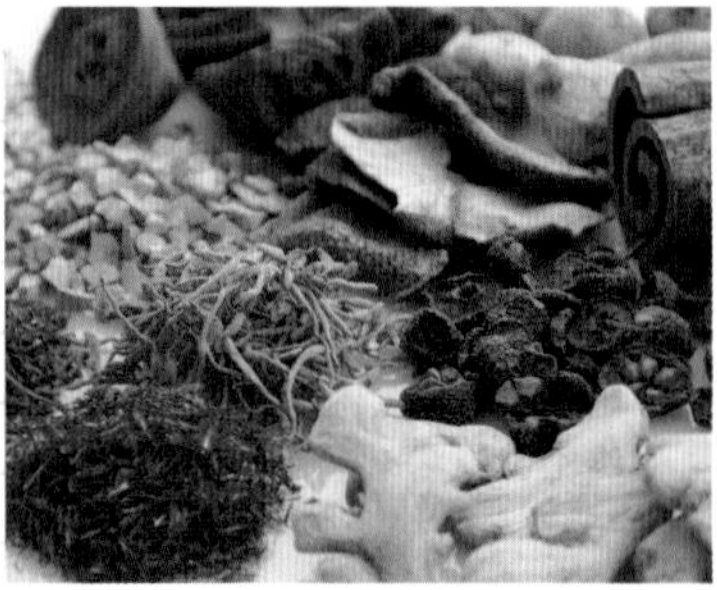

漢方薬の基礎知識

1 いろいろな種類がある

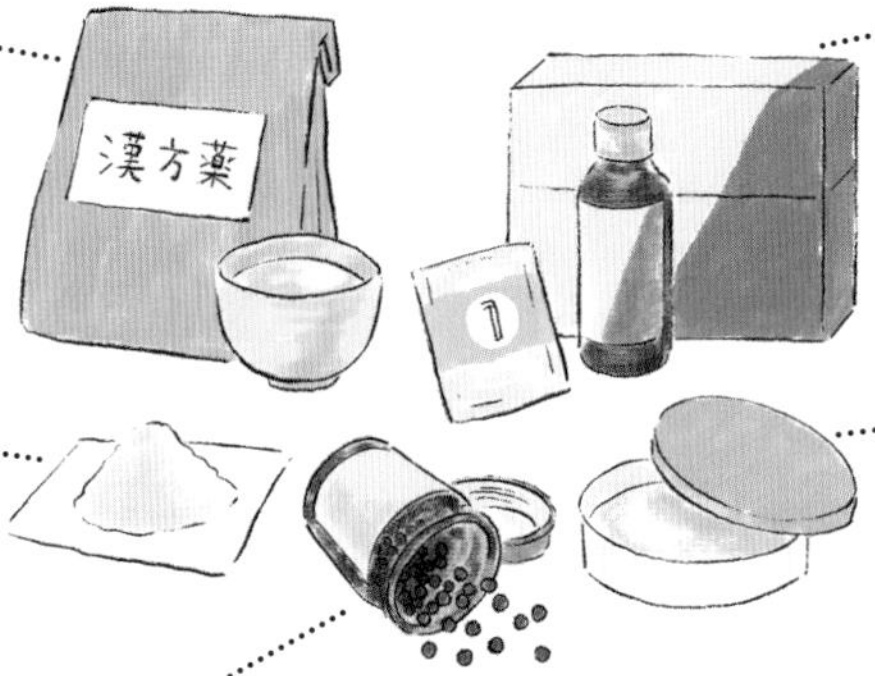

湯剤《とうざい》
煎じ薬ともいいます。生薬を水で煮出し、その抽出液を飲む伝統的なスタイルです。

エキス製剤
生薬を煎じた薬液から成分を抽出し、顆粒やカプセルに加工したもの。

散剤《さんざい》
生薬を細かく挽いて粉状にしたもの。溶けやすいので即効性があります。

軟膏
生薬の粉末を練り込んでクリーム状にしたもの。皮膚に塗って使います。

丸剤 散剤をはちみつなどで固めて錠剤にしたもの。

2 湯剤は煎じて飲む

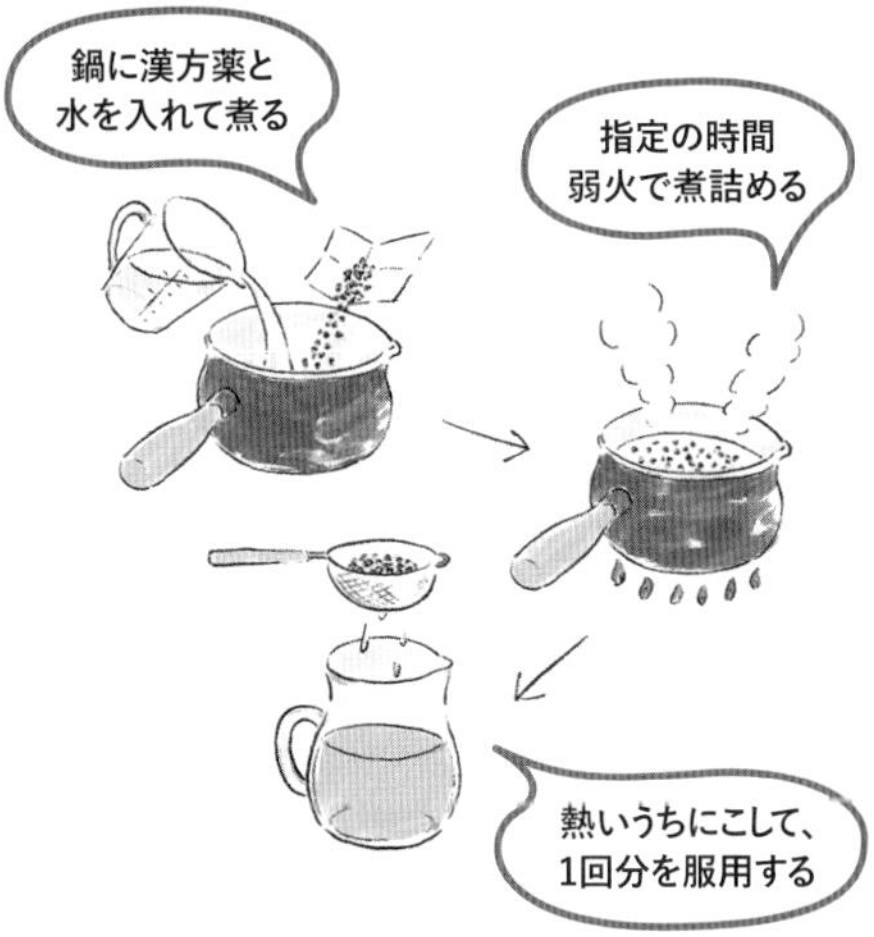
鍋に漢方薬と
水を入れて煮る
指定の時間
弱火で煮詰める
熱いうちにこして、
1回分を服用する

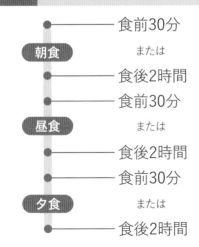

湯剤は、漢方薬をほうろうやガラスのポットなど、金属製以外の鍋で煮出して飲みます。煮出し方は処方時の説明に従いましょう。

3 空腹時に飲む

- 朝食
  - 食前30分
  - または
  - 食後2時間
- 昼食
  - 食前30分
  - または
  - 食後2時間
- 夕食
  - 食前30分
  - または
  - 食後2時間

漢方薬は空腹時に飲むのが基本。食前30分前、または食後2時間経ってからが目安です。食後に飲む場合は、次の食事の30分以上に前になるように計算しましょう。

ツボ押しで不調を改善

ツボを刺激すると気や血の流れが改善する

東洋医学の概念のひとつに、「経絡《けいらく》とツボ」があります。経絡とは気が流れる通路のことで、五臓六腑や筋肉や皮膚など、体の組織をつなげる役割があります。

体が健康であれば、気や血がスムーズに経絡を流れて臓腑に送られますが、バランスが乱れて気や血の流れが停滞すると、臓腑にうまく送られず不調が起こります。

経路上に点在するツボ（経穴）には「有害なもの（邪気）を抜き取り、通じさせる穴」という意味があります。ツボを刺激したり温めるなどの治療をすることで停滞した流れにはたらき、臓腑にあらわれる症状を改善することができるのです。

ツボの刺激には、鍼や灸が用いられますが、セルフケアには自分で押すツボ押しが最適です。よく起こる症状に効果的なツボを知っておくと役立つでしょう。

MEMO

鍼灸ってどんなもの？

鍼は、直径0.1～0.2mmほどの針を皮膚に刺してツボへ刺激をあたえます。灸はもぐさを皮膚の上で燃やすことでツボにアプローチします。

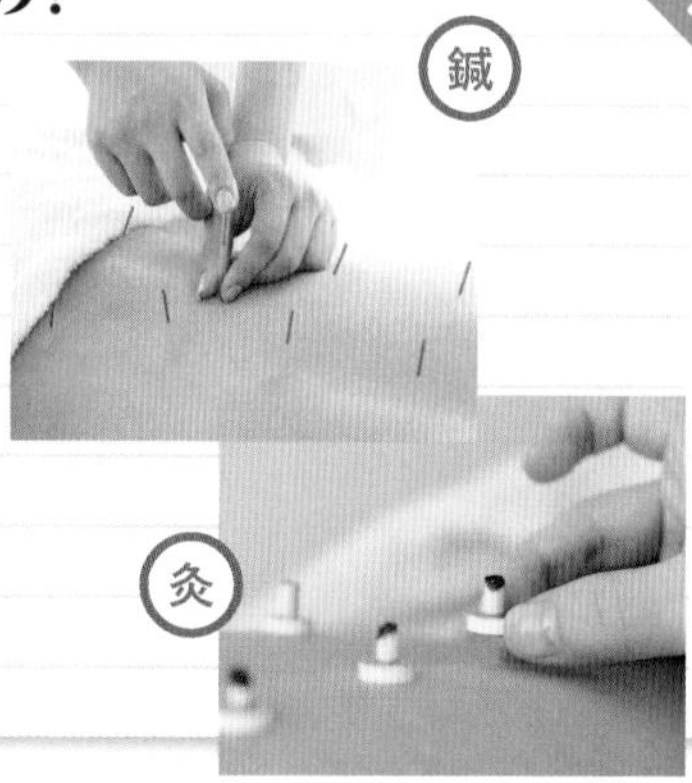

ツボ押しのポイント

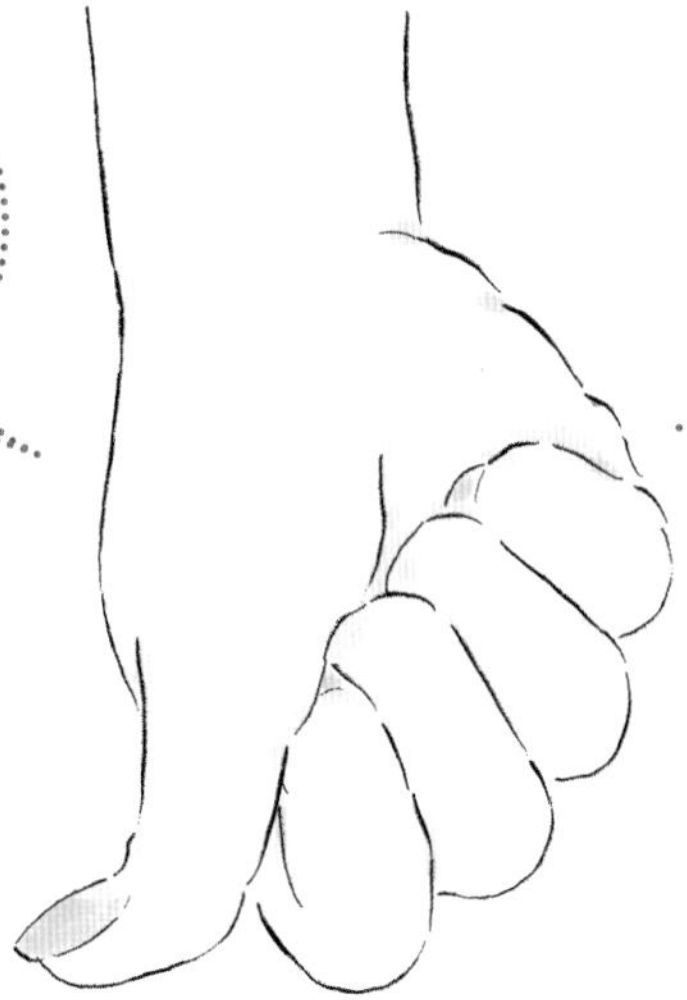

Point 1
親指で押す
親指の腹をツボに当てて、ゆっくり押します。爪を立てないように注意。

Point 2
気持ちいいが強さの目安
自分が気持ちいいと感じるくらいの圧で押します。痛みが強いときは、押さずに指でなでるだけでも。

Point 3
時間は1 ～ 2分
1押し10秒程度で、何度か繰り返します。合計1 ～ 2分程度が目安です。

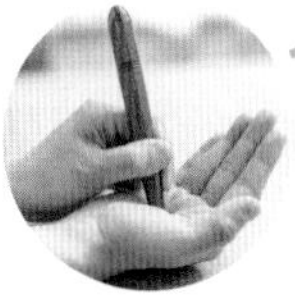

グッズを使ってもOK

指で押さずに、市販のツボ押しグッズを使っても構いません。ボールペンのおしりなど、身近なもので代用してもOKです。

ツボの位置の目安

ツボを探すときは、指の幅を目安にします。

指幅4本分
↳ **3寸**

人差し指、中指、薬指、小指を4本並べたときの、人差し指の第2関節より少し下のライン上の幅が、3寸の目安です。

指幅3本分
↳ **2寸**

人差し指、中指、薬指を3本並べたときの、人差し指の第1関節のライン上の幅が、2寸の目安です。

指幅2本分
↳ **1寸5分**

人差し指と中指を2本並べたときの、人差し指の第1関節のライン上の幅が、1寸5分の目安です。

指幅1本分
↳ **1寸**

親指の第1関節の幅が、1寸の目安です。

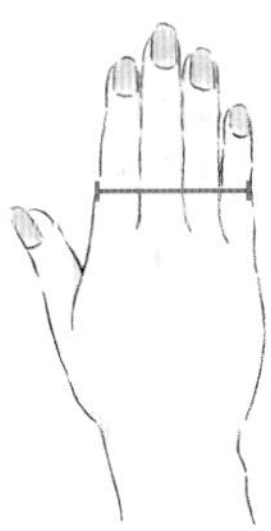

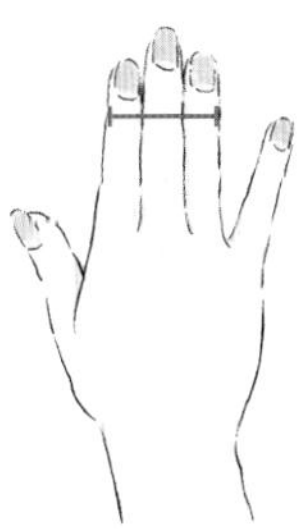

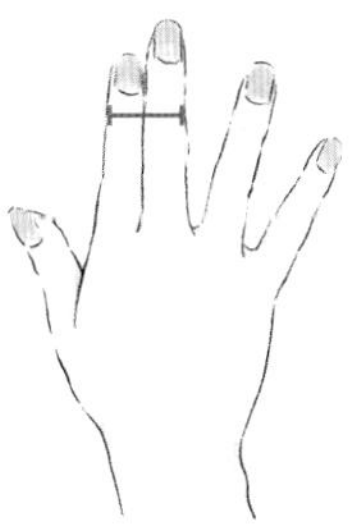

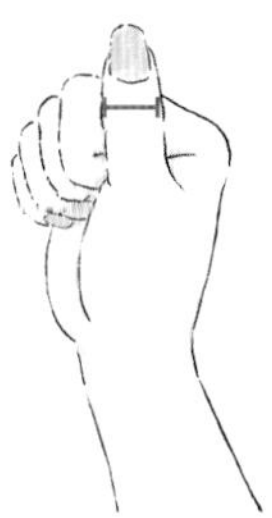

Column

ツボ押し・鍼灸Q&A

ツボ押しや鍼灸を始めてみようと思った初心者さんによくある疑問を集めました。
行うときの注意点などチェックしておきたい項目です。

Q 鍼灸はどこで受けられる?

A 有資格者がいる鍼灸院などです

セルフケア用の商品も市販されていますが、専門家に治療してもらうなら有資格者のいる鍼灸院へ。日本で鍼灸治療ができるのは、国家資格であるはり師・きゅう師免許をもつ鍼灸師、もしくは医師のみです。

Q 鍼は痛くない?

A 通常痛みはありません

通常はほぼ痛みを感じません。日本ではより痛みのない「管鍼法《しんかんほう》」(管の中に鍼を入れて打つ方法)が一般的です。痛みが残ったり腫れたりする場合は、体質に合っていない可能性があるので鍼灸師に相談を。

Q 鍼灸は保険適用される?

A 適用される場合もあります

保険適用されるのは、神経痛、リウマチ、腰痛症、五十肩、頸肩腕《けいけんわん》症候群(首から肩や腕にかけてのしびれや痛み)、頸椎捻挫後遺症(首のむちうち症など)の6疾患のみです。医師の同意書が必要です。

Q ツボは強く押したほうがいい?

A ほどよい強さで押しましょう

何も感じないほど弱い力では効果が得られませんが、強ければ強いほどよいというものでもありません。心地いいと感じる強さで押すのが適切です。また、あまり長時間押し続けると筋肉を傷めるので注意しましょう。

Q ツボ押しや鍼灸はいつやってもいい?

A 控えたほうがいいときもあります

食後すぐや空腹時、飲酒後、発熱があるとき、妊娠中は控えたほうがよいでしょう。また、鍼灸の施術後は30分以上経ってから入浴しましょう。激しい運動もNGです。

Q ツボ押しとマッサージは違う?

A ツボは位置が決まっています

経絡上にある特定の場所を押して不調をやわらげるのがツボ押しです。ツボのうち361種はWHO(世界保健機関)に認められています。一方、マッサージは体をもみほぐして血液やリンパの流れをよくする手法です。

Part 2

体質を知って養生する

自分に合った養生を取り入れるためにまずは体質をチェック。チェック方法と体質別の特徴、養生法を紹介します。

自分の体質を知ろう

体質はひとつではなく、複数の要素から判断する

寒くなるとかぜを引きやすい人もいれば、平気な人もいます。このような違いは、人それぞれ異なる体質をもっていることで起こります。

東洋医学では、症状そのものだけをみて治療を決めるのではなく、ひとりひとりがもつ体質に着目して、治療方針を決めていきます。体質によって、かぜの引きやすさや病気の治りやすさ、寒がりか暑がりか、胃腸の強さなどの傾向がわかるのです。

体質というと、生まれもったもので一生変わらないという印象をもつかもしれませんが、そうではありません。食事や生活習慣などで変わることもあります。

体質を知る方法もひとつではなく、気・血・水のバランス、五臓のバランスなどをもとにして総合的に判断します。また、体の抵抗力が低下した「虚証《きょしょう》」か、体力や抵抗力はあるが余分なものをためやすい「実証《じっしょう》」かもポイントです。爪が割れる、目が充血するなど、体に起こる変化が判断のヒントになります。本書ではこれらのセルフチェック方法を紹介しているので、自分の体質を知る手がかりにしてください。不調を感じたらそのときどきの自分の体質を調べて、それに合わせた方法で改善していくことが大切です。

自分の体質を知れば、弱い部分やどんな時期にどんな不調が起きるかなどを把握することができるので、今後の体調管理に役立てることができるでしょう。

体質を決める3要素

虚証と実証
（50ページへ）

体質を二分する指標で 虚証は不足、実証は過剰を表す

虚と実は病気の状態を表す概念で、患者の状態を判断するための重要な手がかりです。虚証は、症状が一見軽くても治りにくく、実証は症状が重くても治りやすいのが特徴です。

虚証

気・血・水などが不足している状態。その結果、臓腑の機能が落ちて病気への抵抗力が弱くなります。

どちらにも偏っていない場合には
中間証《ちゅうかんしょう》

実証

気・血・水などが過剰な状態。抵抗力がありますが、体に悪いものがたまりやすい状態でもあります。

気・血・水のバランス
（18ページへ）

3つが不足しても 滞ってもいけない

体を構成する基本要素、気・血・水のバランスがとれているかどうかです。ひとつでも不足していたり滞っていたりすると不調が起きます。

不足
気虚　血虚　津液不足

滞り
気滞　瘀血　水滞

五臓のバランス
（18ページへ）

五臓すべてが元気に はたらく必要がある

五臓のどの部分が弱っているかによって、起こりやすい症状が変わります。互いに関連し合っているので、すべてを元気に保つことが重要です。

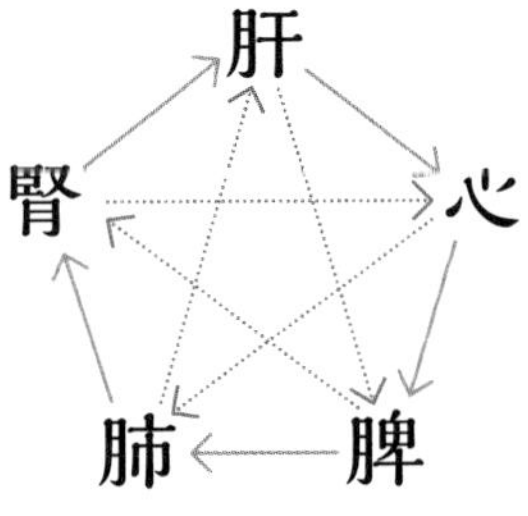

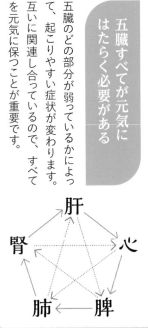

不調のサインが現れるポイント

今の自分がどんな体質か、どの臓器が弱っているか、もっとも簡単に知る手段が体の観察です。

不調のサインは、体のあちこちに現れます。

東洋医学の病院やクリニックでは、医師がこれらを観察して読み解きます。

ここでは、自分でチェックしやすい爪、顔(目と顔色)、舌について解説します。

爪

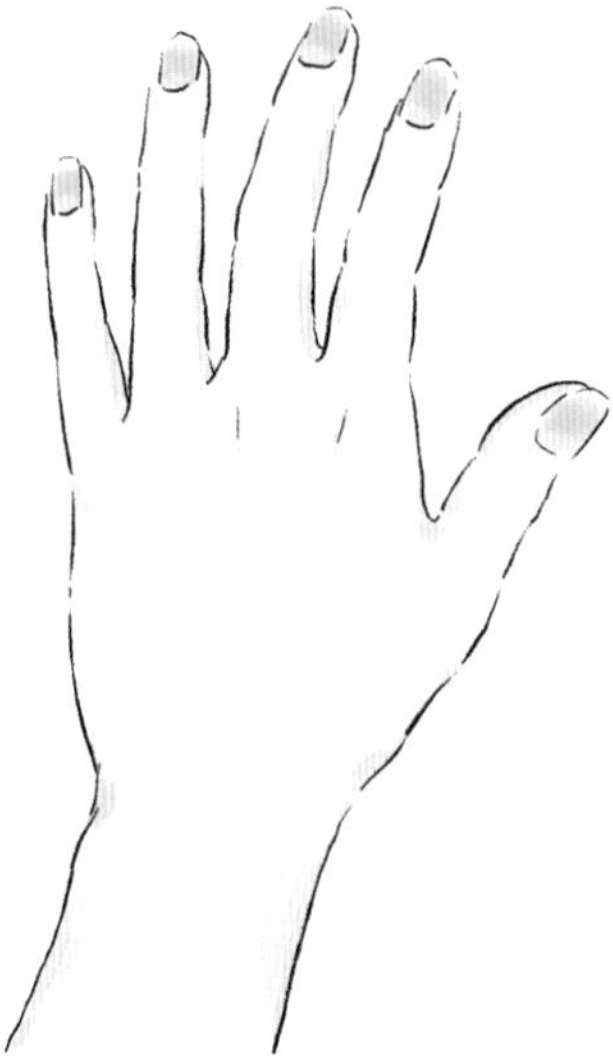

割れやすい

原因は乾燥だけでなく、血の不足。睡眠不足や目の酷使は血をためてきれいにする肝を弱らせるので、生活の改善を。

二枚爪になる

割れやすいときと同様、血が不足しているサインです。緑黄色野菜や魚など、血を補う食材を積極的にとりましょう。

縦線が入る

基本は老化ですが、水が不足しているサインでもあります。食生活、疲れによる影響もあるので体をいたわって。

横線が入る

横線は栄養不足が原因。栄養と潤いを運ぶ血が不足しているサインなので、青魚など血を補う食材をとりましょう。

色が白っぽい

全身に血が足りていないサイン。栄養不足、ストレスが主な原因。血を補う食材をとり、ストレス解消を。

色が紫っぽい

紫っぽくなるのは、いわゆるドロドロの血が指先まで届いているサイン。乱れた食生活や睡眠不足などを改善しましょう。

顔

目

目は生命力が宿る場所。臓腑の状態を反映するので、症状の深刻さや経過を見ることができます。目の落ちくぼみやクマ、瞳の輝きなどをチェックします。

目に力がない

瞳に輝きがないのは、心身が疲れているサインです。温かいものを食べて体をいたわり、しっかり休息をとりましょう。

充血している

目の使いすぎやストレスに加えて、エネルギッシュすぎて熱がこもり、血がのぼった状態。リラックスを心がけましょう。

涙が出る

涙が不必要に出るようになったら、目だけでなく体内も乾燥している可能性があります。潤いを補給する食べ物などで改善を。

目やにが出る

目やにが多いのは、体内に不要物がたまっているサイン。脂っこいものや味の濃いものを避けたり適度な運動をしましょう。

ドライアイ

目は肝と強いつながりがあり、ドライアイも肝の不調が原因。睡眠不足は肝も目も痛めつけるので、生活習慣を改善しましょう。

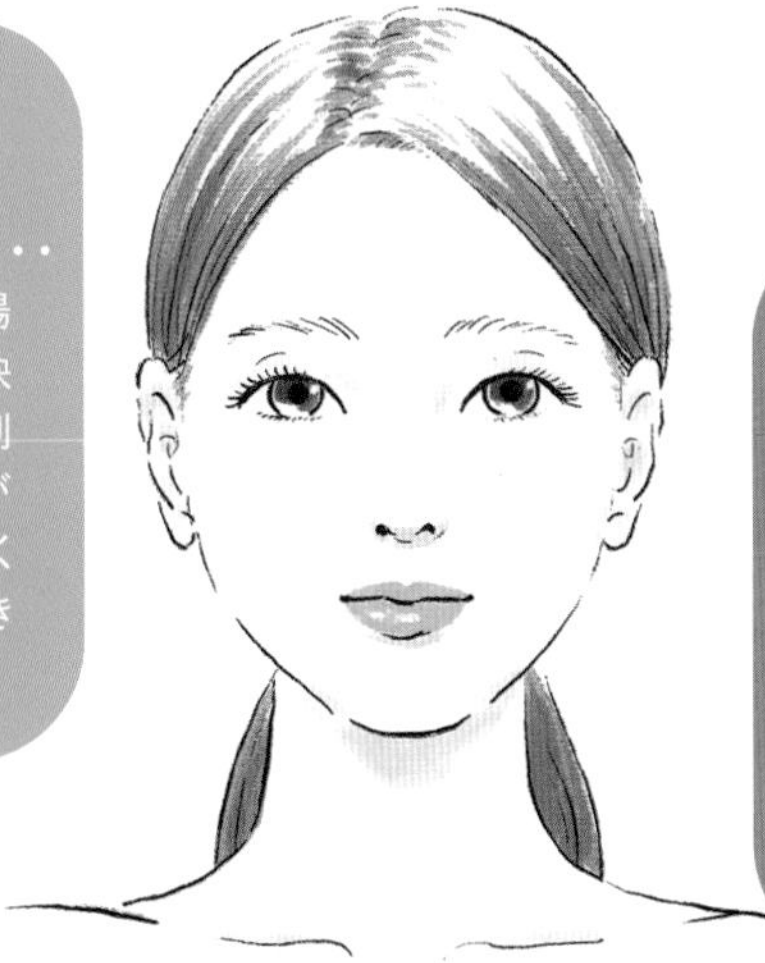

顔色

顔色は体の状態や臓腑の変調で変化します。健康な顔色は常色、病気のときは病色といい、色によってどの臓器が弱っているかがわかります。

赤い

体内に熱がこもって、血が上昇している状態です。顔全体が赤いときは高熱などのかぜ症状や便秘がちの人が多いようです。

黄色い

脾のはたらきが悪くなり、水の代謝が悪くなるのが原因です。同じ黄色でも鮮明な黄色は、お酒を多量に飲む人に多いです。

白い

肺のはたらきが悪く、気と血が不足、あるいは停滞している状態。また、青白い顔色はかぜの初期症状でよく見られます。

黒い

腎のはたらきが悪く、水がたまった状態です。腎が冷えて血液循環が悪くなり、気と血が停滞しているのが原因です。

青い

寒邪によって気や血の流れが滞っている状態です。肝が弱り、血液循環が悪くなっているときに起こります。

舌を観察すれば臓腑や気・血・水の状態がわかる

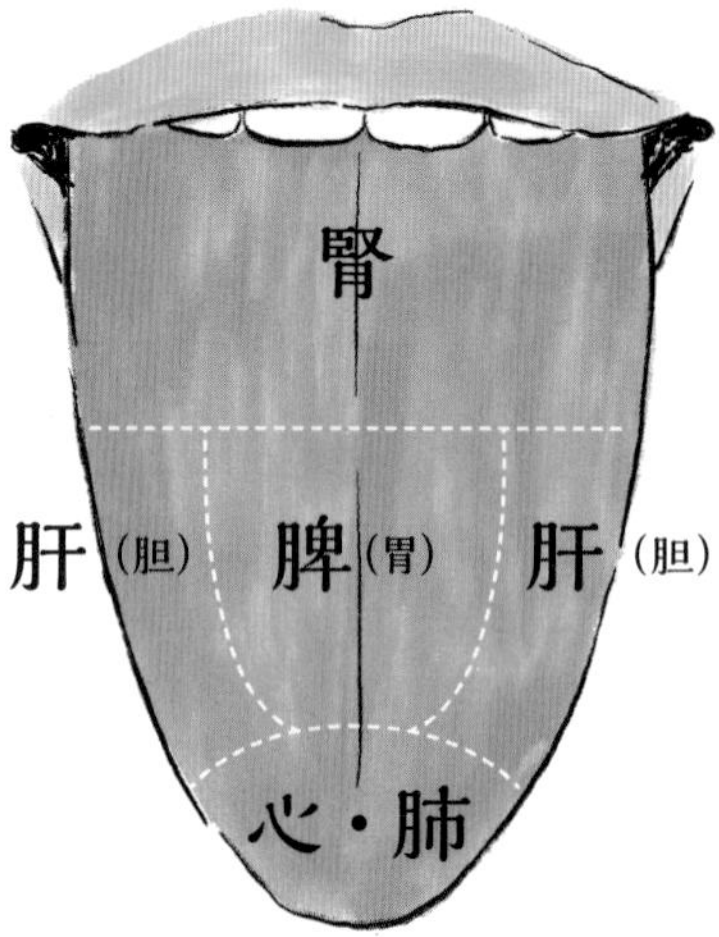

舌は実は体の状態を一番わかりやすく教えてくれるパーツで、「内臓を映し出す鏡」とも言われています。舌の各部分は臓腑と結びついているため、臓腑に変調があると対応する舌の部位に形や色などの変化が出ます。体調が悪いと感じたら、まずは舌を観察するとわかりやすいでしょう。

健康な舌

- 色　ツヤのあるピンク色（淡紅舌《たんこうぜつ》）
- 形　腫れがなく、歯に当たらない
- 苔　表面が白い舌苔に薄く覆われている

舌の状態の観察は、体調を知るためにとても大切。色や形に異常がないか、普段から鏡を見てじっくりチェックする習慣をつけましょう。

色の異常

健康な舌の色は、淡いピンク色です。体に不調が起こって、気や血が不足したり滞ったりすると、白や紫っぽい色が見られます。

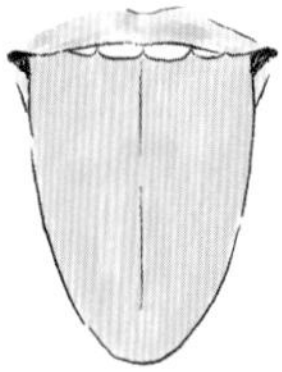

淡白舌《たんぱくぜつ》

舌全体が白っぽくなった状態。気・血の不足が原因です。白色が強いほど症状は重めです。

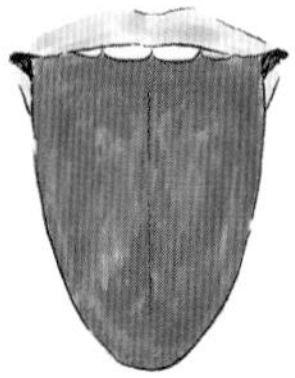

紅舌《こうぜつ》

普段の舌と比べて、全体的に赤みが強い様子。熱がこもっているのが原因。

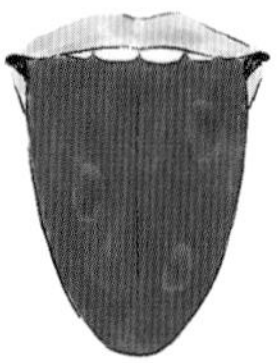

瘀斑舌《おはんぜつ》

舌全体が暗い紫色っぽくなり、ところどころ青い斑点ができます。血の停滞が原因です。

形の異常

健康なときは舌に歯は当たりませんが、不調が起きると舌がむくんで舌の周囲に歯の痕がつくように。また、表面に亀裂が入ることも。

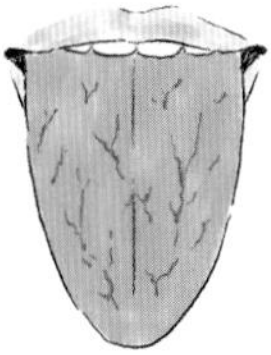

裂紋舌《れつもんぜつ》

舌の表面にひびが入る症状です。気・血・水が不足しているのが原因です。

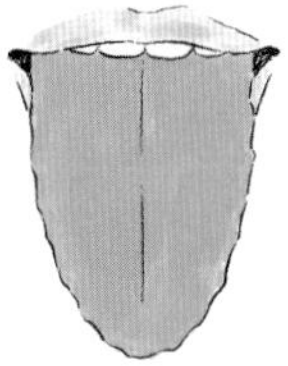

胖大舌《はんだいぜつ》・歯痕舌《しこんぜつ》

全体的に腫れぼったくなって、舌の縁に歯の痕がつきます。水の代謝が悪いのが原因です。

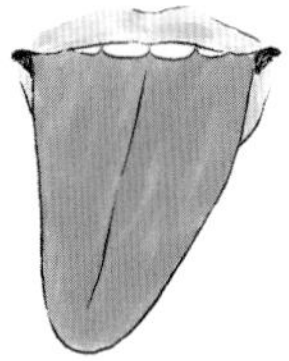

歪斜舌《わいしゃぜつ》

舌を出したときに、左右どちらか斜めに曲がること。脳血管障害による麻痺のおそれがあります。

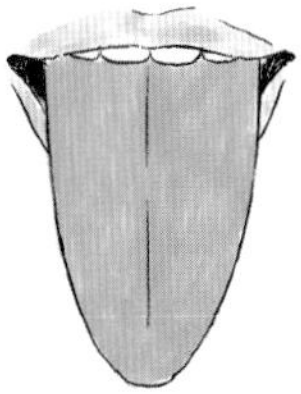

痩薄舌《そうはくぜつ》

舌苔が薄く、やせている舌のこと。気・血・水が不足しているのが原因です。

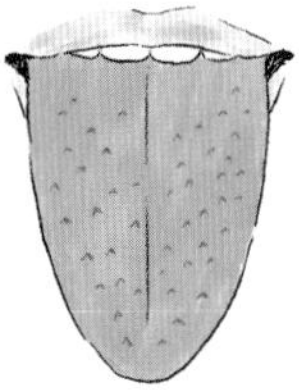

芒刺舌《ぼうしぜつ》

舌苔にとげ状の隆起がある症状。とげのある場所と対応する臓腑に熱があることを示します。

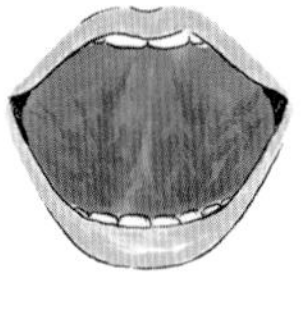

舌裏の静脈の怒張

舌の裏の静脈が青紫色に太く浮き出る症状です。血が停滞しているときに起こります。

舌苔《ぜったい》の異常

舌苔は舌の上に付着している白い苔のような物質。健康な人は表面に薄く広がっていますが、不調が起きると状態が変化します。

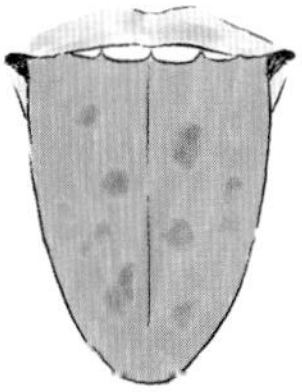

剥落苔《はくらくたい》

舌苔が部分的にはがれ、テカテカしている舌。水の不足が原因です。

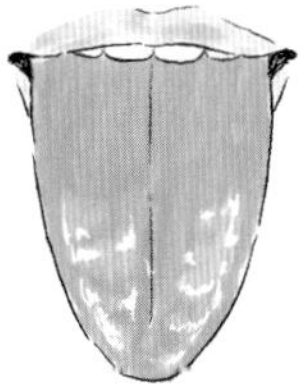

滑苔《かったい》

舌苔に水分が多すぎて、液で覆われているような舌。水分過剰が原因です。

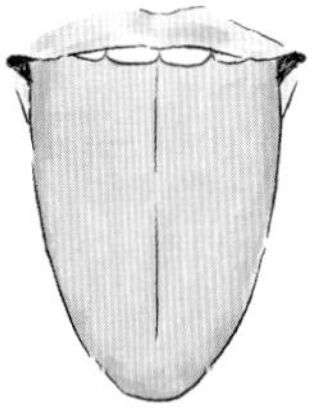

厚苔《こうたい》

舌が見えないほど、舌苔が厚くなる症状。不調の症状が重いほど、厚くなります。

体質セルフチェック 1

虚証と実証チェックシート

体調の変化を感じたらまず知っておきたいのが、虚証か実証のどちらのタイプかということです。虚証なら気・血・水の不足を補い、実証なら過剰をとる必要があります。体型や顔色などの外見、血圧や便通などの健康状態、生活習慣などから判断できるので、次のリストでチェックしてみましょう。当てはまる項目が多いものがあなたのタイプです。

☑チェックシート

	虚証	実証	中間の証
体型	□きゃしゃで弱々しい	□筋肉質でがっちり	□どちらでもない
顔色	□青白い	□赤らんでいる	□どちらでもない
声	□弱々しくて小さい	□はっきりとして大きい	□どちらでもない
脈	□弱々しくて脈をとりづらい	□はっきりと強く脈打っている	□どちらでもない
血圧	□低め	□高め	□どちらでもない

虚証

体に必要なものが不足して体力や抵抗力がない

特徴

病気への抵抗力が弱く、ちょっとしたことですぐに症状が出現します。治りきらないまま症状が長引き、慢性化しがちです。

セルフケア

不足を補って病気への抵抗力を高めましょう。症状が出やすいので、治療のタイミングがつかみやすいのがメリットです。

中間の証

偏りがなくバランスがとれ心身ともに健康な状態

特徴

虚証と実証のふたつの間の証。気・血・水すべてのバランスがとれていて、臓腑のはたらきがよい健康な状態です。

セルフケア

心身ともに健康な状態なので、特別なケアは必要はありません。これからも今の生活習慣を維持しましょう。

実証

抵抗力や体力はあるが病気のサインに気づきにくい

特徴

抵抗力があり、病気を引き起こす要因があってもすぐ負けることはありませんが、症状が出づらいためケアが遅れ、病気が悪化することも。

セルフケア

症状に気がつきにくく、一気に悪化することがあるので、体力や抵抗力を過信せず、普段から心身のメンテナンスを怠らないようにしましょう。

胃腸	□よくおなかをこわす	□丈夫で何でもよく食べる	□どちらでもない
おなか	□やわらかくて、押すとへこむ	□弾力がある	□どちらでもない
爪	□白っぽくて、筋が入っている	□ピンク色でなめらか	□どちらでもない
便通	□下痢気味	□便秘になりやすい	□どちらでもない
体力	□ない	□ある	□どちらでもない
疲れやすさ	□とても疲れやすい	□疲れにくい	□どちらでもない
食欲	□食欲不振	□食欲旺盛	□どちらでもない
食事のとり方	□一度に食べられず、少しずつ食べる	□一度にたくさん食べる	□どちらでもない
汗	□汗をかく	□あまり汗をかかない	□どちらでもない
暑さ・寒さ	□寒がり	□暑がり	□どちらでもない
食の好み	□温かいもの、あっさりしたものが好き	□冷たいもの、油っこいものが好き	□どちらでもない
生活リズム	□規則正しい生活をしている	□不規則な生活でも平気	□どちらでもない
月経	□月経後に痛みがある	□月経前から月経中に痛みがある	□どちらでもない

体質セルフチェック ②

気・血・水バランスチェック

どんな不調が出やすいかは、気・血・水の偏り方によって違います。気虚・気滞・血虚・瘀血・津液不足・水滞の６つのタイプがあり、それぞれ症状への対策も変わります。気になる症状があるなら、まずは自分がどのタイプに当てはまるかチェックしてみましょう。次のチェックリストのうち、もっとも当てはまる項目が多いものが今のあなたのタイプです。

気虚《ききょ》タイプ

解説は54ページ

- □ 顔色が青白い
- □ 疲れやすく、元気がでない
- □ 息切れや動悸がある
- □ 食欲がなく、小食
- □ かぜを引きやすい
- □ トイレが近い
- □ おなかをこわしやすい
- □ 体が冷えやすい
- □ 舌がむくんでいる

気滞《きたい》タイプ

解説は58ページ

- □ 怒りっぽく、すぐイライラする
- □ 気分が落ち込みやすい
- □ おなかが張って痛む
- □ ゲップやおならが多い
- □ 体のあちこちが痛む
- □ せきが出やすい・ぜんそくがある
- □ 頭痛やめまいがある
- □ よくためいきをつく
- □ 月経前や月経中に乳房やおなかが張る

津液《しんえき》不足タイプ

解説は70ページ

- □ 頬に赤みがある
- □ 肌や髪が乾燥する
- □ 声が枯れ、空せきが出る
- □ よくのどが渇く
- □ のぼせがある
- □ 夕方から微熱が出る
- □ 夜に手足がほてる
- □ 便秘になりやすい

血虚《けっきょ》タイプ

解説は62ページ

- □ 顔色が悪く、唇や舌が白っぽい
- □ 立くらみやめまいがする
- □ 動悸や不整脈がある
- □ 目が乾燥しやすい・かすむ
- □ 爪が割れやすい
- □ 肌が乾燥してかさつく
- □ よくこむら返りが起こる
- □ 悪夢を見ることがよくある
- □ 月経が遅れがちで出血量が少ない

水滞《すいたい》タイプ

解説は74ページ

- □ ぽっちゃりと太っている
- □ むくみやすい
- □ いつも頭が重い
- □ 痰がからみやすい・ぜんそくがある
- □ めまいや吐き気がある
- □ 水のような鼻水が出る
- □ 舌苔が厚い
- □ 下痢をしやすい
- □ 低気圧が接近すると症状が悪化する

瘀血《おけつ》タイプ

解説は66ページ

- □ 肌色が暗めでくすみがち
- □ 目の下にクマがある
- □ 肌荒れしやすく、シミやそばかすが多い
- □ 血管が浮き出ている
- □ 手足が冷える
- □ 体に刺すような痛みがある
- □ 肩こりや腰痛がある
- □ 舌が紫や暗い赤色
- □ 月経の出血量が多く、血の塊が出る

チェックが同数のものがあるときは、複数のタイプが混ざった体質の可能性があります。

気・血・水タイプ別解説①

気《き》虚《きょ》

気が不足している状態。疲れやすい、かぜを引きやすいなどの
症状が出てきたら気虚を疑いましょう。

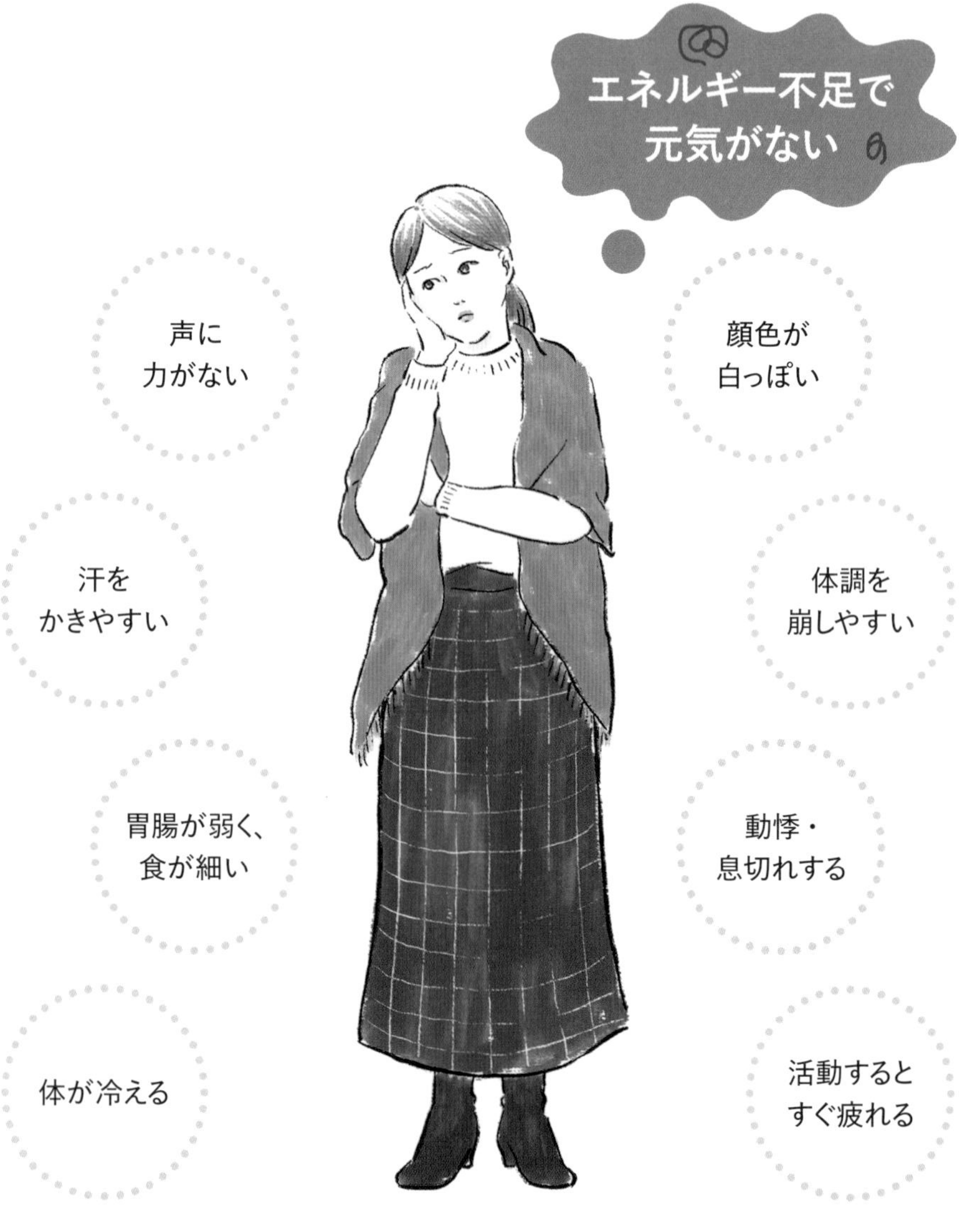
エネルギー不足で
元気がない
声に
力がない
顔色が
白っぽい
汗を
かきやすい
体調を
崩しやすい
胃腸が弱く、
食が細い
動悸・
息切れする
体が冷える
活動すると
すぐ疲れる

気虚タイプの特徴

疲れやすい

気は私たちが毎日を活動的にすごすためのエネルギーです。そのため、気が不足するとちょっとしたことで疲れやすくなります。体を動かしたり活動的にすごすと具合が悪くなったり、ひどい人は翌日寝込んでしまうこともあります。

かぜを引きやすい

新陳代謝や抵抗力が弱まっているため、かぜを引きやすく、病気にもかかりやすいタイプです。おなかをこわしやすい、冷えやすいなどの症状もあります。また、花粉症やアレルギー疾患にかかりやすいという一面もあります。

気分が落ち込みやすい

「気力」や「やる気」という言葉にも「気」が使われているように、気は精神面とも密接に関わります。気が不足すると、精神的に弱くなり、やる気が起きない、落ち込みやすいといった症状が出ます。

手足が冷えやすい

気には体を温め、体温を保つはたらきがあり、不足すると体が冷えやすくなります。とくに手足の冷えに悩まされることが多く、冷えによる足の痛みや関節痛、頻尿、血行不良などの症状にもつながります。

気が不足して抵抗力が弱くなる

気は生命活動を支えるエネルギーです。血や水をつくり出して体内に巡らせたり、体を病気から守ったりするはたらきがあります。気虚はその気が不足している状態です。気虚になると、内臓のはたらきが悪くなり、抵抗力も弱くなります。疲れやすい、元気が出ない、食欲がないなどが気虚の主な症状です。体調にこれらのサインが出たら、体を休めて消化吸収のよい食べ物を食べましょう。

関連する症状

- 疲労・倦怠感
  ➡ 80ページ
- かぜ
  ➡ 82ページ
- 冷え
  ➡ 122ページ
- 気分の落ち込み
  ➡ 134ページ
- 不眠
  ➡ 138ページ

気虚タイプのセルフケア

頑張りすぎず 負担の少ない生活を!

過労やストレス、栄養不足などによる気の消耗が、気虚の主な原因です。とにかく心と体を休めて、ストレスをためないよう心がけて。また食生活にも気をつけることが大切です。頑張りすぎず、力を抜いてすごしましょう。

考えられる原因

- ストレス
- 運動のしすぎ
- 過労
- 睡眠不足
- 胃腸の弱り
- 栄養不足

暮らしの中でのセルフケア

ストレッチやヨガで 体をリラックスさせる

気虚の原因となるストレスをため込まないようにするには、適度に体を動かして自律神経を整えることが大事。ストレッチやヨガは家の中で手軽に取り組むことができ、初心者でも挑戦しやすいのでおすすめです。

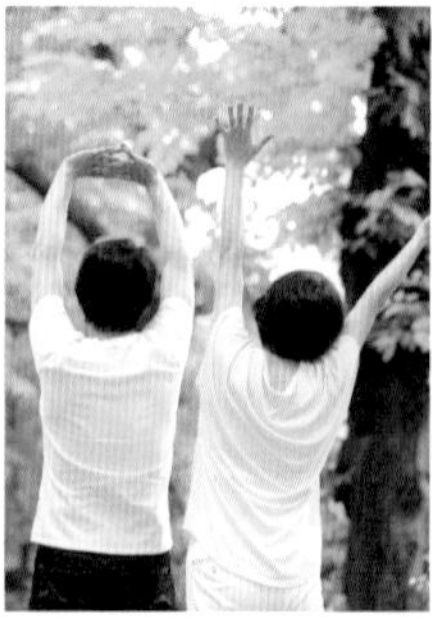

難易度の高い運動をする必要はありません。ラジオ体操や気持ちよく体を伸ばせるようなストレッチ程度でOKです。

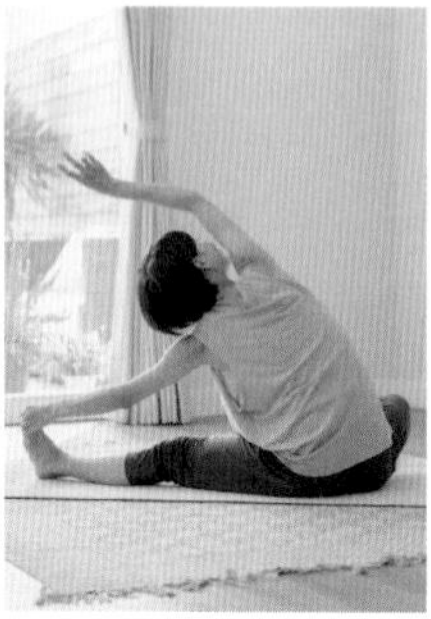

ヨガには体幹を鍛え、血流がよくする効果もあります。呼吸のリズムが整うのでストレス解消にも。

ここに注意!

激しい運動は逆効果

気が不足している状態で激しい運動をすると、さらに体力を消耗し、かえって疲れてしまいます。ランニングや筋トレなどの激しい運動は控えましょう。体に負担をかけず、ストレスにならない程度に軽く体を動かすだけで十分です。

食事のセルフケア

消化がよいものでエネルギーをチャージ

気虚タイプの特徴的な症状として、食欲の低下があります。食事の量が減って必要な栄養が不足すると、ますますエネルギーが足りなくなってしまいます。かぼちゃやさつまいもなど、消化によくて食べやすい食材を活用して栄養をとりましょう。

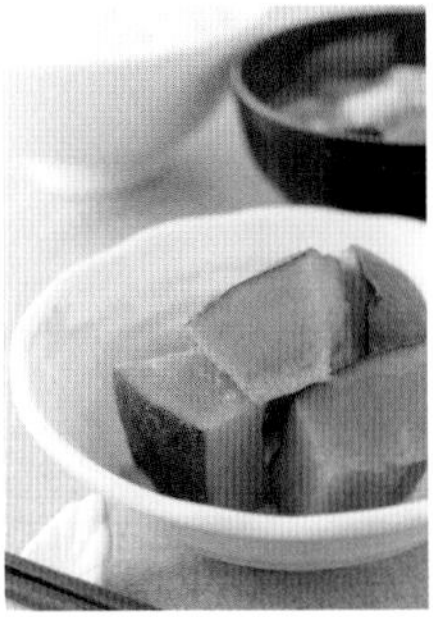

大豆やかぼちゃなど、消化しやすく、かつエネルギー補給率が高い食材がおすすめです。

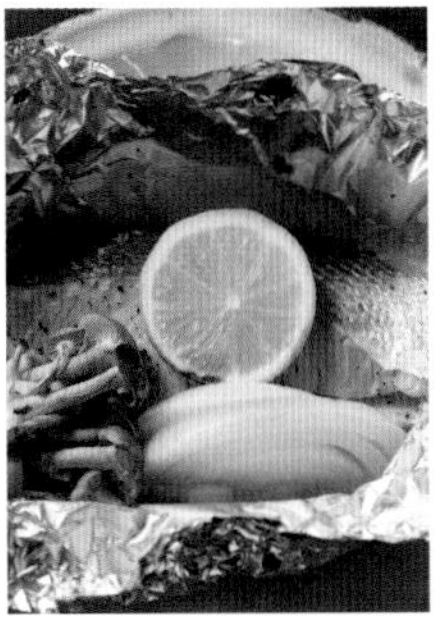

肉や魚は蒸して食べるのがおすすめ。生のままや油で揚げたものは胃腸への負担大です。

ここに注意!

スタミナ食は胃腸を整えてから

エネルギーが不足しているからと、ボリューミーな肉料理や油分の多い料理を食べると胃腸に負担がかかり、消化不良を起こすおそれがあります。まずはいもや豆類などの消化しやすい食べ物で胃腸のはたらきを整えましょう。

おすすめの食材

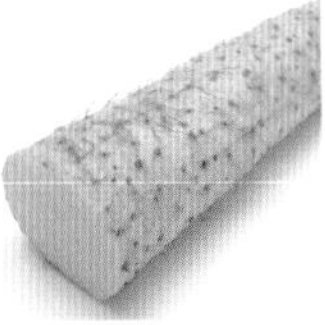

山いも

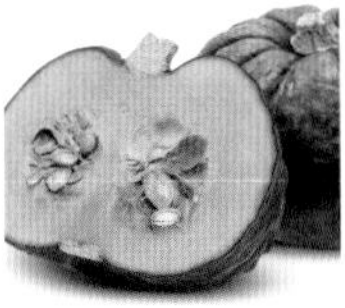

かぼちゃ

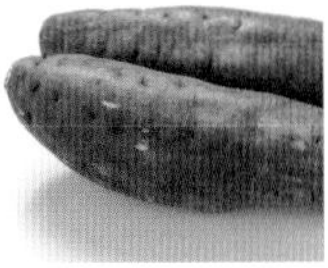

さつまいも

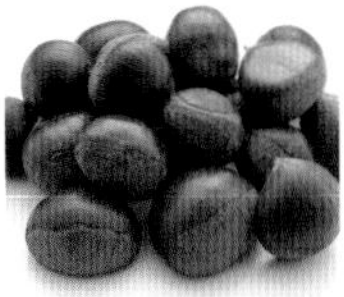

栗

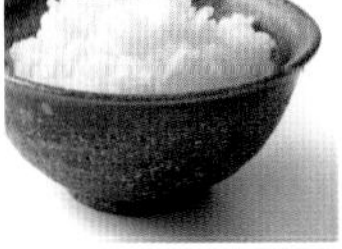

米

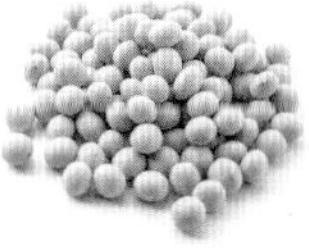

大豆

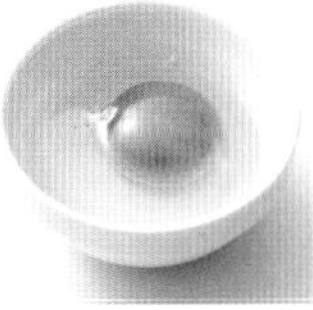

卵

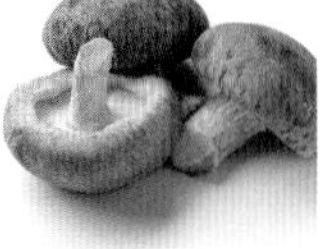

しいたけ

気・血・水タイプ別解説②

気《き》滞《たい》

気が滞っている状態。イライラしやすい、落ち込みやすいなど
メンタル面の不調が出やすいのが特徴です。

**気持ちが
不安定になりがち**

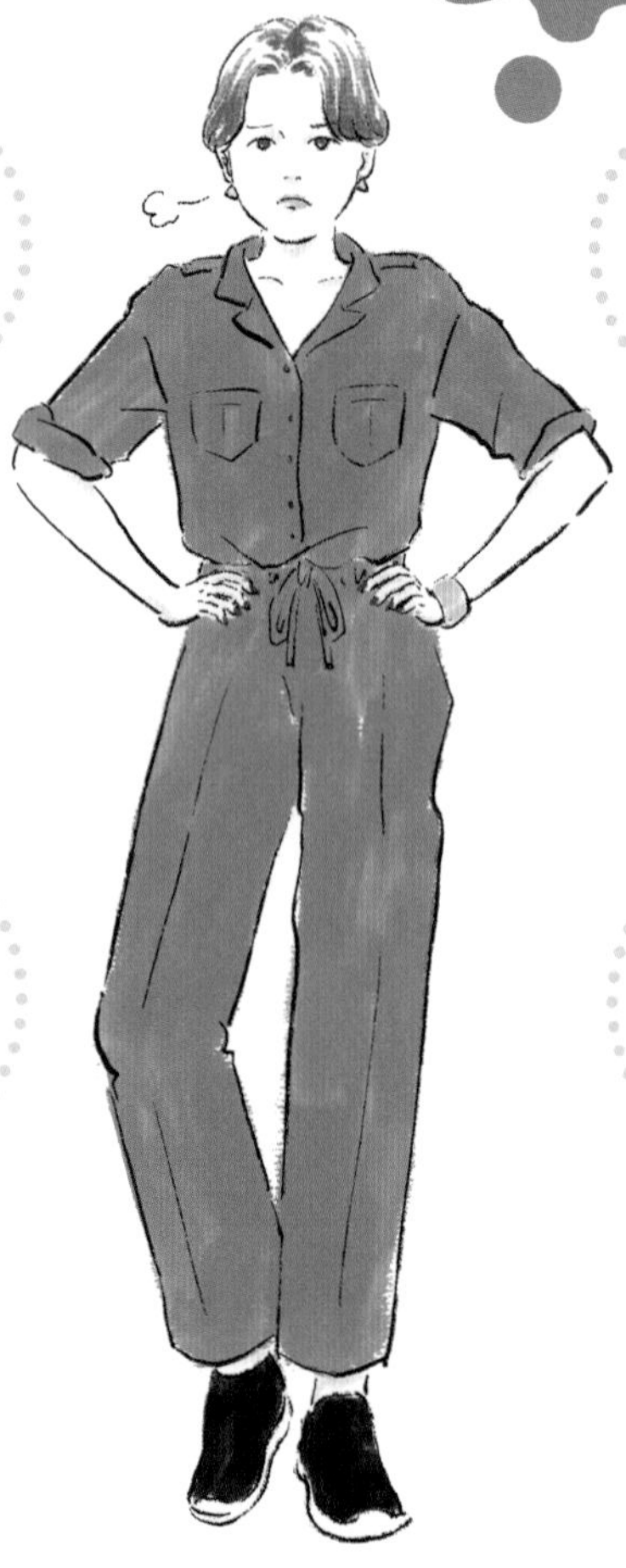

イライラ
しやすい

頭痛もち

心配性で
不安に
なりやすい

よく
ゲップが出る

おなかが
張りやすい

ため息が
多い

月経前や
月経中に
不調を感じる

寝つきが
悪い

気滞タイプの特徴

気分が上下しやすい

気滞は自律神経が乱れやすい状態です。そのため、イライラしたり不安感が増したりと、気持ちが不安定になりがちです。ストレスは気滞を招くため、こうしたメンタルの不調がさらに気滞を悪化させ、悪循環に陥ることがあります。

のどや胸に違和感がある

気は体の空洞部分にたまります。中でものどやみぞおちはたまりやすい部分で、のどに何かがつかえるような感じがしたり、胸やみぞおちのあたりが張ったりといった症状が出ます。このような違和感を感じたら気滞を疑いましょう。

おなかが張る

胃や腸などの消化器も、のどやみぞおちと同様に気が停滞しやすい部位です。ゲップやガスが出やすくなったり、胃の違和感やおなかの張りを感じたりするのが特徴です。消化器系の症状は食欲の低下につながることもあります。

月経前の不調が強い

女性の場合は、月経前の不調がひどくなる傾向にあります。イライラしやすくなったり、胸やおなかが張ったりするPMS（月経前症候群）の症状は、気滞で起こる症状と一致するものも多く、重なることでより強くなってしまいます。

気が体内で停滞して張りや詰まりを引き起こす

気滞とは、生命エネルギーである気の巡りが悪くなり、体内で停滞している状態です。気は通常、体の中を循環していますが、ストレスや天候の変化などの影響を受けてうまく動かなくなると、体の上部にたまってしまいます。気滞の主な症状には、気分が安定しない、おなかの張り、不眠、体の痛みや腫れなどがあります。気の詰まりや張りによって引き起こされる症状です。

関連する症状

- **頭痛**
  ➡ 90ページ
- **PMS（月経前症候群）**
  ➡ 128ページ
- **気分の落ち込み**
  ➡ 134ページ
- **イライラ**
  ➡ 136ページ

気滞タイプのセルフケア

ポジティブ思考でストレスをためない！

気滞の一番の原因は、精神的なストレス。気分転換をして、ストレスをため込みすぎないことが大切です。また、几帳面な人や完璧の主義の人も気の巡りが悪くなりがちです。ポジティブ思考を意識して、肩の力を抜きましょう。

考えられる原因

- ストレス
- 精神的な疲労
- 完璧主義
- 睡眠不足
- 食生活の乱れ
- 天候や気温

暮らしの中でのセルフケア

気分をリフレッシュする方法を見つける

好きな音楽を聴いたり、泣ける映画を見たり、自分なりのリフレッシュ方法でストレスを発散させましょう。気分の浮き沈みを感じたときは、深呼吸をして気を整えるのがおすすめです。また、香りのよいアロマも気の巡りをよくしてくれます。

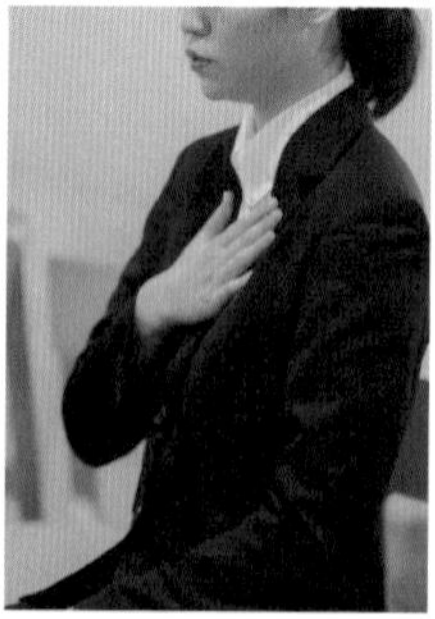

ストレスや緊張を感じたとき、ネガティブな感情にとらわれてしまったときは、深呼吸をしましょう！

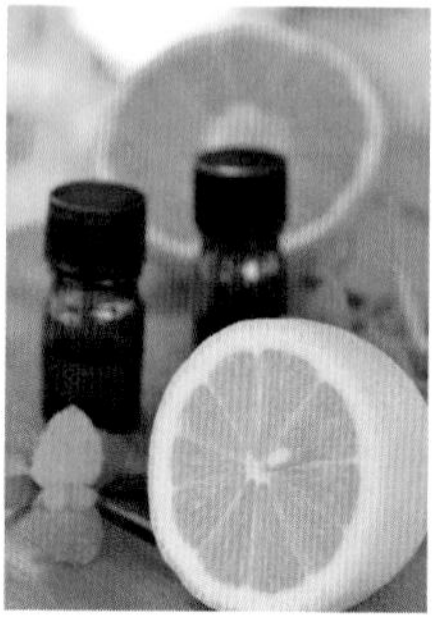

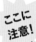

みかんやゆずなど柑橘系の香りのアロマでリラックス。香りで気分を切り替えます。

ここに注意！

根を詰めすぎない

生真面目で完璧主義の気滞タイプは、気分転換やリフレッシュのためのアクティビティにもついつい根を詰めがちです。「〜しないといけない」という考えは手放して、おおらかな気持ちで楽しむようにしましょう。

食事のセルフケア

気を巡らせる肝によい食材をとる

気の巡りをよくするには、気の流れをコントロールする肝によい食材をとるのが効果的。香りの強い野菜やハーブ、酸味のある食べ物が肝のはたらきを助けます。また、五性のうち涼の性質をもつ食材にも気の流れをよくする作用があります。

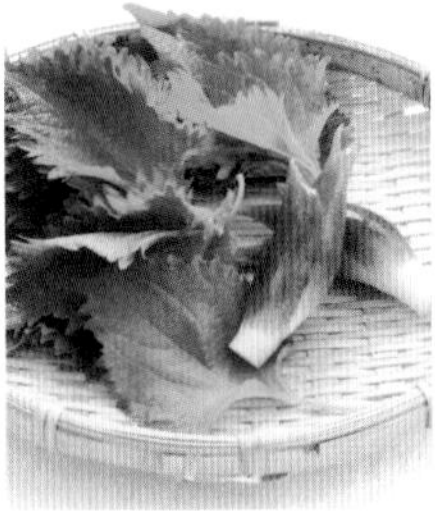

いつもの料理に香味野菜をプラスするだけでも効果的。柑橘の皮や果汁もおすすめです。

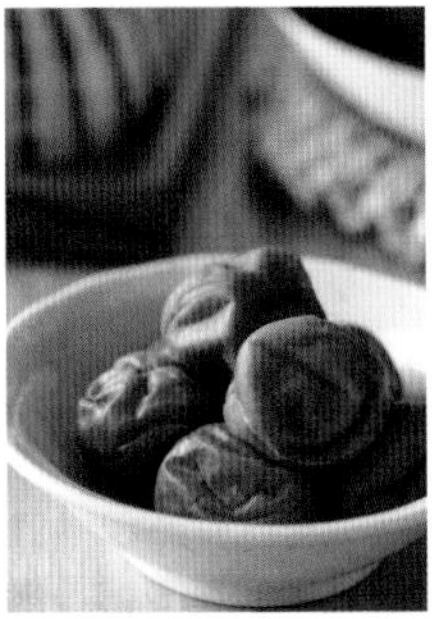

酢の物や梅干しなどの酸っぱい食材は、肝の機能を高めてくれます。

ここに注意!

いもや豆にも注意

脂肪の多い肉や、揚げ物などの油っぽい食べ物、唐辛子のような刺激物は肝を弱らせるのでNG。不健康な食事は気の巡りを妨げるので、規則正しい食生活を心がけてください。また、いもや豆はガスになりやすいので避けたほうがよいでしょう。

おすすめの食材

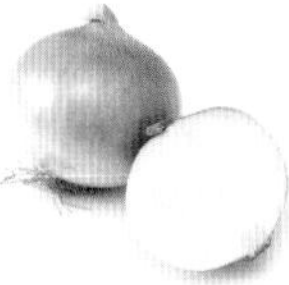

たまねぎ

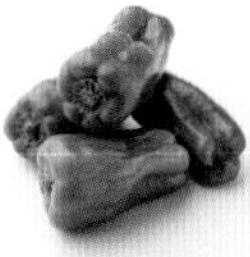

ピーマン

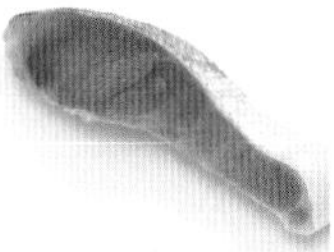

サケ

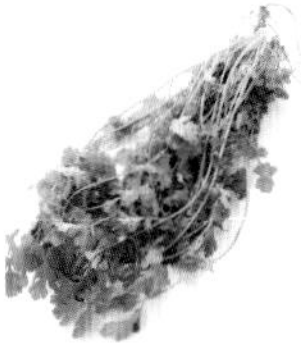

香菜

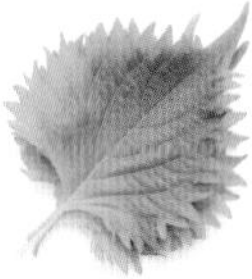

しそ

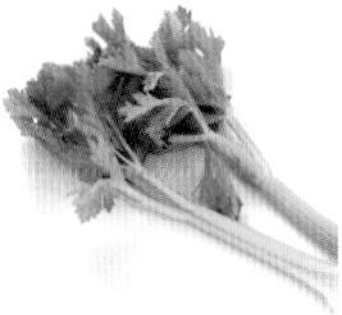

セロリ

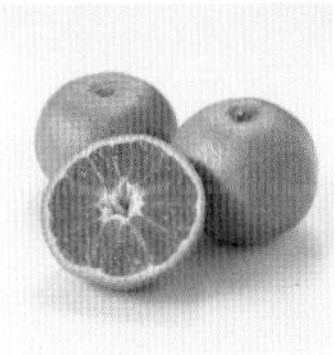

みかん

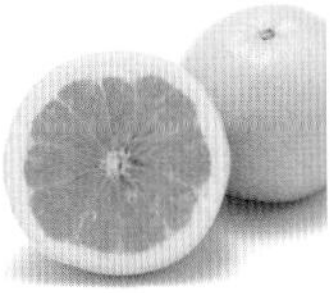

グレープフルーツ

気・血・水タイプ別解説③

血虚《けっきょ》

全身に栄養と潤いを運ぶ血が足りない状態。
顔に血の気がなく、目や爪のトラブルが起こります。

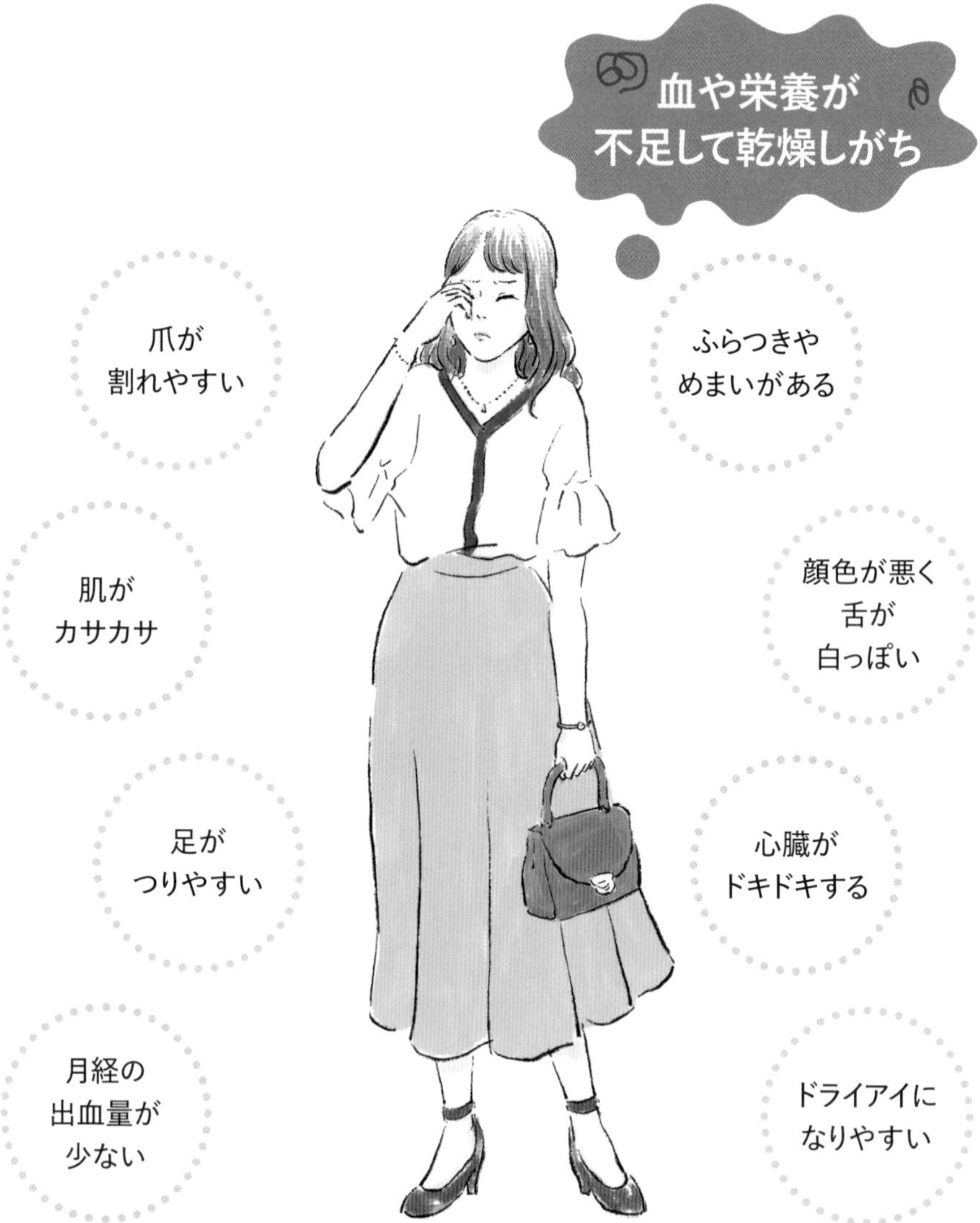
血や栄養が
不足して乾燥しがち
爪が
割れやすい
ふらつきや
めまいがある
肌が
カサカサ
顔色が悪く
舌が
白っぽい
足が
つりやすい
心臓が
ドキドキする
月経の
出血量が
少ない
ドライアイに
なりやすい

血虚タイプの特徴

めまいが起こりやすい

血虚タイプでめまいやふらつきが起こるのは、頭の血流が減って脳が貧血状態になっているからです。頭がぼんやりとして思考力が低下したり、不眠につながったりもします。また、貧血で脈が弱くなり、動悸も起こります。

爪や髪に異変が出る

血量が不足して末端の血の巡りが悪くなると、爪や髪に栄養が行き届かなくなります。そのため、血虚タイプの人は爪が割れたり二枚爪になったりしやすくなります。髪がパサついたり抜けたりするトラブルもよく見られます。

目や肌が乾燥する

肌や粘膜の潤いが減少することで、目や肌が乾燥します。とくに目は、かすんだり、見えにくくなったり、痛みが出たりと影響を受けやすい部分です。肌は乾燥が進むとかゆみや肌荒れなどのトラブルにつながります。

月経が遅れがち

体内の血の量が少なくなっているため、月経の出血量が減ったり、期間が短くなったりすることが多く、間隔も空きがちになります。月経の出血でさらに血が失われるので、女性はとくに注意して血を補うようにしましょう。

血が届かなかった場所で栄養不足が起こる

血は血管内を流れる赤い液体のことで、体のあちこちに栄養や潤いを届けるはたらきがあります。そのため、血虚になると血が行き届かない部分が栄養不足となり、さまざまな不調が起こります。貧血によるふらつきやめまい以外に、目が乾燥してかすむ、肌がかさつく、心臓がドキドキする、よく足がつるなどの症状があれば、血が不足しているサイン。血を補う養生が必要です。

関連する症状

- **疲れ目（眼精疲労）**
  ➡ 92ページ
- **めまい**
  ➡ 98ページ
- **動悸・息切れ**
  ➡ 102ページ
- **肌荒れ**
  ➡ 140ページ
- **爪のトラブル**
  ➡ 145ページ

血虚タイプのセルフケア

血の原料となる食材を積極的にとる

血虚のセルフケアで何よりも大切なのは、血を補うことです。血の材料となるものを積極的にとりつつ、バランスのとれた食事を心がけてください。月経のある女性は血が失われやすい状態なので、普段から意識するようにしましょう。

考えられる原因

- 偏食による栄養不足
- 無理なダイエット
- 過労
- 睡眠不足
- 目の使いすぎ
- 月経

暮らしの中でのセルフケア

睡眠をしっかりとって造血を促す

血をつくり出すには体力が必要です。疲れていたり睡眠時間が短かったりすると血がつくられにくくなるので、夜更かしは禁物。しっかり寝て体を休めましょう。症状があるときは、血を消耗しないよう無理せずゆったりとすごしてください。

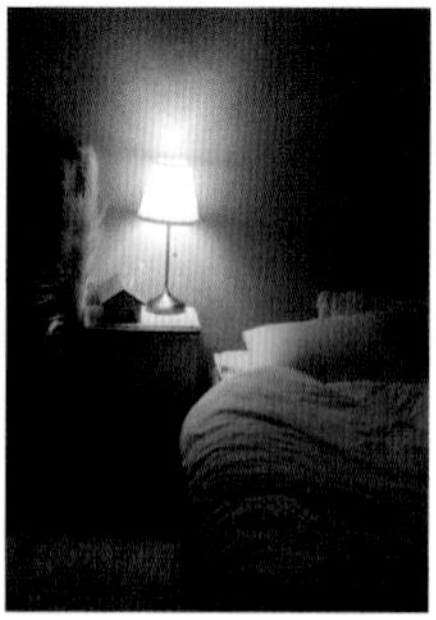

日付が変わる前に寝るのがベスト。部屋を暗くして早めにベッドに入りましょう。

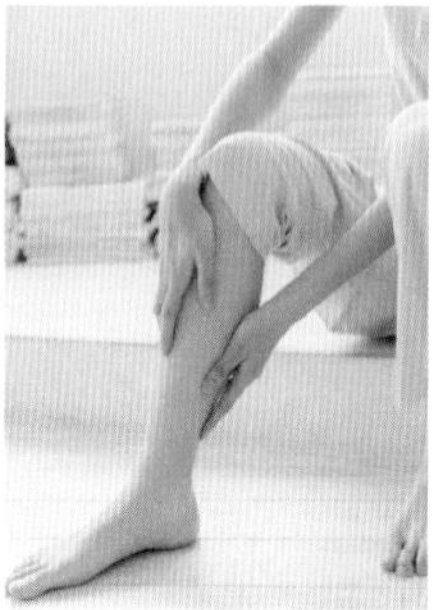

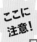

造血作用のある「足三里」のツボを押すのもおすすめ。向こうずねの外側で、ひざ下の外側のくぼみから3寸下にあります。

ここに注意!

目の使いすぎに注意

長時間スマホやPCを見て目が疲れると、目と関係が深い肝が弱ります。肝には血を貯蔵するはたらきもあり、肝がダメージを受けると血の消耗につながります。目を酷使しないよう気をつけて、疲れたときはホットタオルなどでケアしましょう。

食事のセルフケア

赤と黒の食材で不足した血を補う

漢方では、赤い色の食材と黒い色の食材に血を補うはたらきがあるとされています。鉄分の多いレバーや赤身魚、黒ごま、黒きくらげなどを食べましょう。栄養が偏らないよう、バランスのとれた食事をきちんと3食食べるのが基本です。

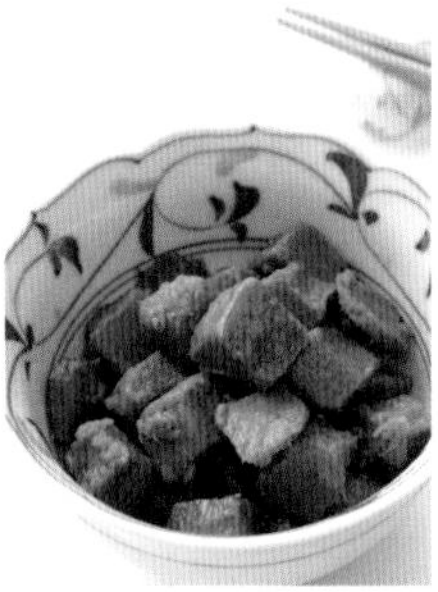

マグロやカツオなどは血の補給にもってこい。生ではなく加熱して食べたほうが◎。

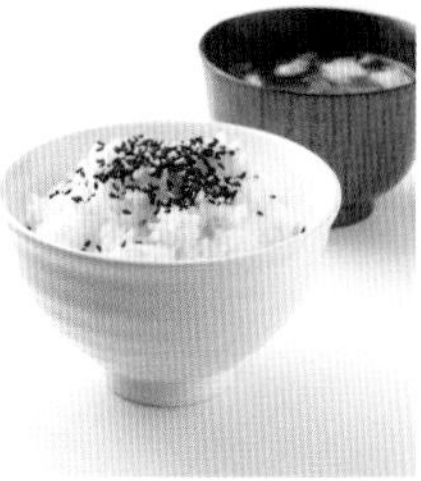

黒ごまなら、ごはんにふりかけたりおかずに散らしたりして手軽にとれます。

ここに注意!

食事を抜くダイエットは避けて!

朝食を抜いたり、野菜しか食べないなどの食事制限をともなうダイエットは、血をつくるのに必要な栄養が足りなくなってしまうのでNG。ごはんやパンなど炭水化物だらけの食事、極端な好き嫌いも栄養の偏りにつながるので改善が必要です。

おすすめの食材

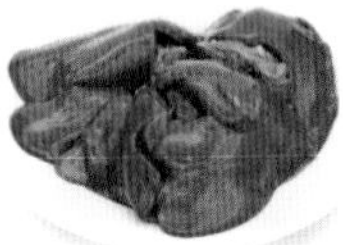

レバー

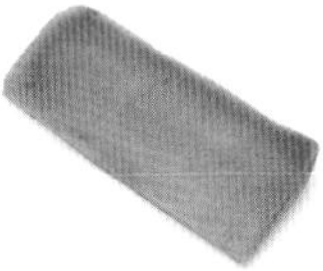

マグロ

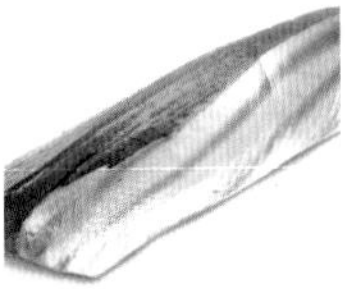

カツオ

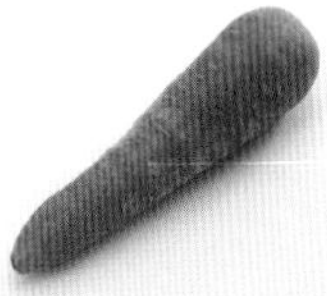

にんじん

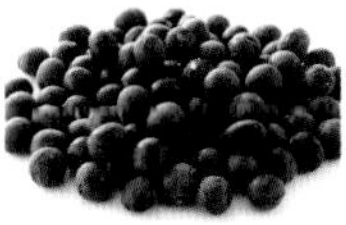

黒豆

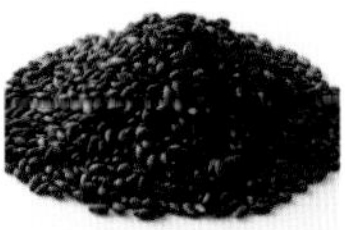

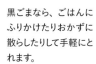

黒ごま

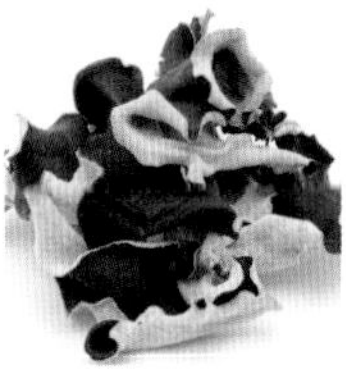

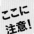

黒きくらげ

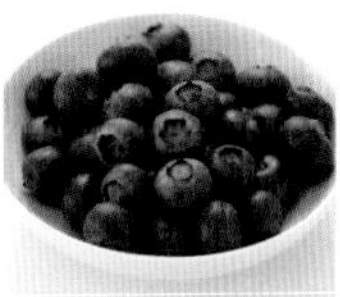

ブルーベリー

気・血・水タイプ別解説④

瘀《お》血《けつ》

血が滞っている状態。顔色が暗い、肩や腰が痛い、
ニキビができるなどの症状があれば瘀血の可能性が高いです。

血がドロドロで
痛みが出やすい

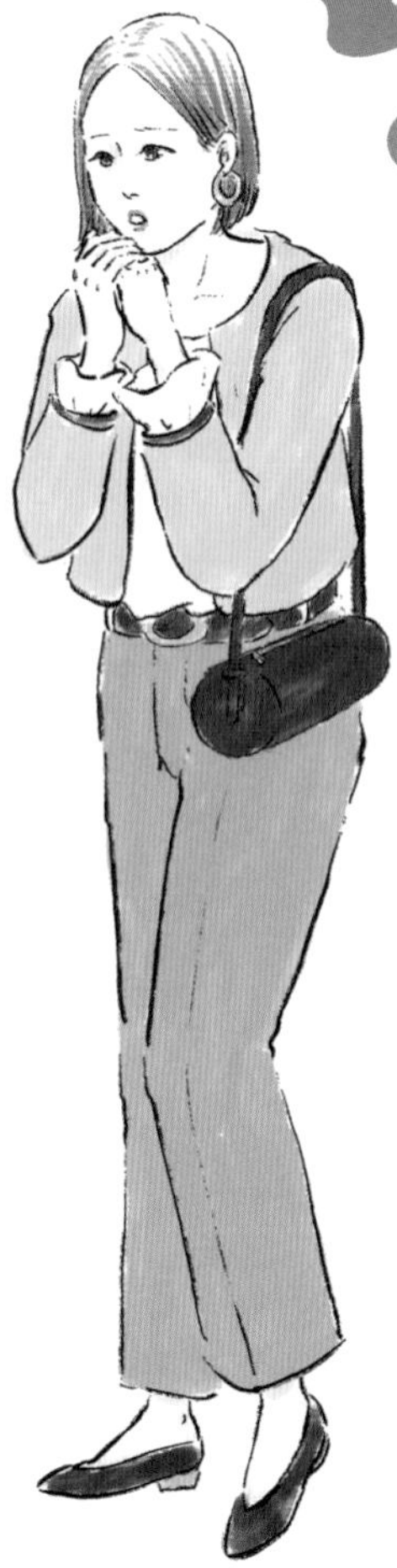

血管が
浮き出ている

顔や歯茎の
色が暗い

手足が冷える

クマやシミが
目立つ

腰痛もち

にきびが
できやすい

月経の
出血量が
多い

肩が
ガチガチに
こる

瘀血タイプの特徴

ニキビやクマが出る

血の巡りが悪くなると、肌に充分な栄養が届かなくなり、ターンオーバーが乱れます。老廃物もたまるため、ニキビができやすい状態です。肌のくすみや目の下のクマが目立ったり、あざができたりすることもあります。

肩こりや腰痛がひどい

肩や首がガチガチにかたまるタイプのこりが典型的な症状です。老廃物がたまって体内で塊やしこりになり、痛みを引き起こします。痛みは移動せず同じ部位で起こるのが特徴で、慢性的な腰痛もよく見られます。

下半身が冷える

血行不良は冷えに直結します。瘀血では、上半身よりも下半身に冷えを感じやすいのが特徴的です。冷えはこりや内臓の機能低下、関節痛などにつながります。運動不足で筋力が低下したり、薄着で外気に触れると悪化するので注意が必要です。

婦人科系トラブルがある

月経痛がひどい、血の色が赤黒い、塊が混ざるなどの症状がある人は、瘀血を疑いましょう。おなかの血行が悪化して婦人科系のトラブルが起こりやすくなっています。漢方では、瘀血が子宮筋腫の要因と考えられています。

血の流れが悪くなり痛みやこりにつながる

瘀血とは血の巡りが悪くなった状態です。血には体中に栄養を届け、不要なものを回収するはたらきがあります。そのため、血の流れが滞ると老廃物が体内にたまり、こりやしこりができたり、刺すような痛みやあざが生じたりします。具体的な症状としては、クマができやすい、吹き出物ができる、手足が冷える、肩こりがひどい、腰が痛いなどが代表的です。

関連する症状

- 肩こり・首こり
  ➡ 94ページ
- 腰痛
  ➡ 112ページ
- 冷え
  ➡ 122ページ
- 肌荒れ
  ➡ 140ページ
- 目のクマ
  ➡ 142ページ

瘀血タイプのセルフケア

血行不良を悪化させる冷え対策を徹底的に！

瘀血のセルフケアでは、体を冷やさないことが何よりも大切です。体が冷えると、血流がさらに悪くなり症状が悪化します。適度に体を動かしたり、冷たい飲食物は控えて温める作用のある食べ物をとったりして対策しましょう。

考えられる原因

- 運動不足
- 冷え
- 油や糖分のとりすぎ
- 不規則な生活
- ストレス

暮らしの中でのセルフケア

足の筋肉を動かして下半身の冷えを改善

座っている時間が長い人は、運動不足で体が冷えています。軽い運動やストレッチで筋肉をを動かしましょう。下半身の冷えを改善して血流をよくするには、血液を送るポンプ機能を果たすふくらはぎの筋肉を刺激するのが効果的です。

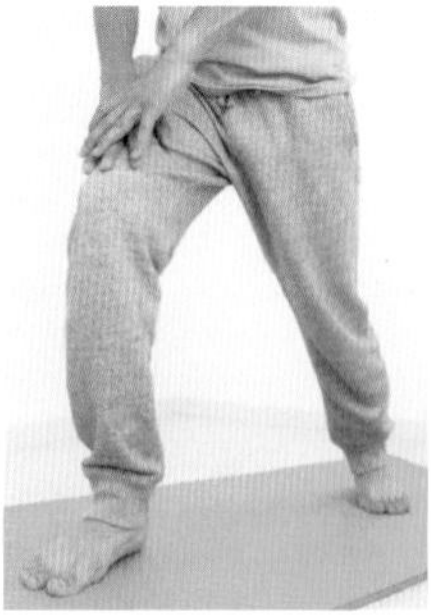

ふくらはぎを伸ばすストレッチで血の巡りを促進。足の冷えを感じたらやってみて。

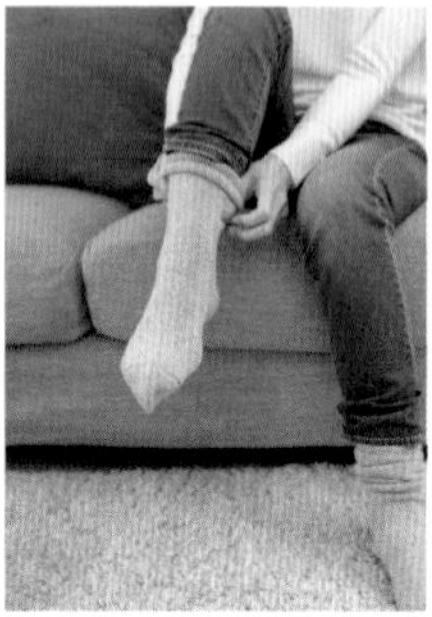

足の冷え予防は、足首を冷やさないようにするのがポイント。分厚めの靴下で対策を！

ここに注意！

入浴をシャワーですまさない

普段、お風呂をシャワーだけですませている人は要注意。シャワーでは体が芯から温まらないので、湯船につかるのがベターです。下半身の冷えが気になるときは、じっくりと体を温める半身浴がおすすめです。

食事のセルフケア

辛味のある野菜や青魚がおすすめ

瘀血改善するには、温かいものを食べるのが一番。たまねぎ、ねぎ、にら、しょうがなど香りのある食材は、体を温め血行をよくしてくれます。また、イワシ、サンマ、サバなどの青魚も血の巡りを助ける性質があります。

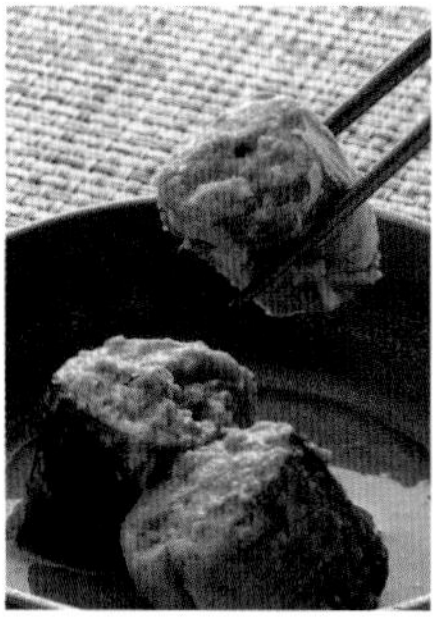

不飽和脂肪酸のEPAやDHAが豊富な青魚は、血液をサラサラにしてくれます。

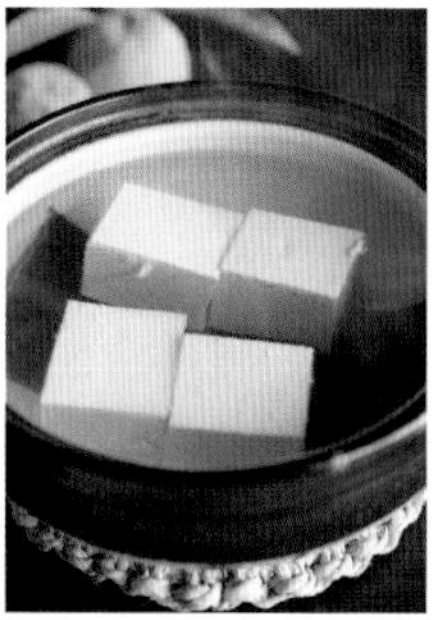

体を冷やす性質のある食材は温めて食べて。豆腐は冷ややっこより湯豆腐が◎。

ここに注意！

揚げ物やお菓子は控えめに

油や糖分をとりすぎると、血の流れが悪くなります。バターたっぷりの菓子パンや焼き菓子、脂身の多い肉の揚げ物は控えたほうがよいでしょう。冷たい料理やドリンクも、体を冷やすのでなるべく避けるのがベターです。

おすすめの食材

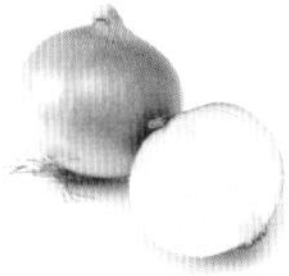

たまねぎ

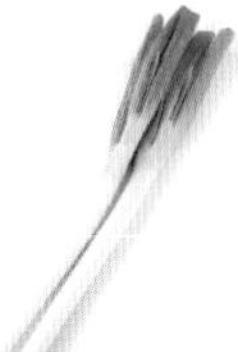

長ねぎ

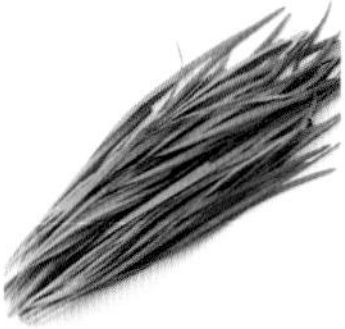

にら

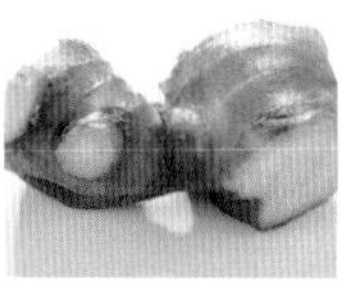

しょうが

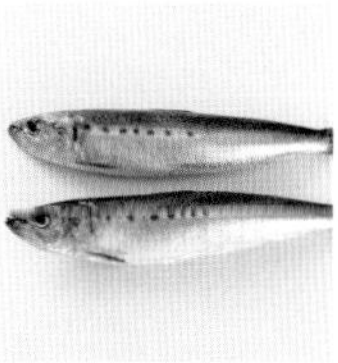

イワシ

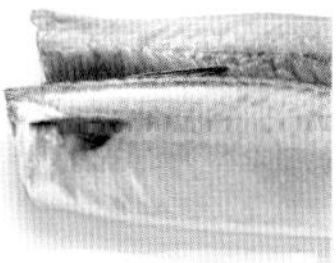

サバ

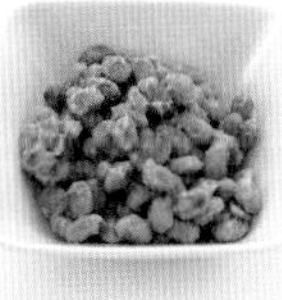

納豆

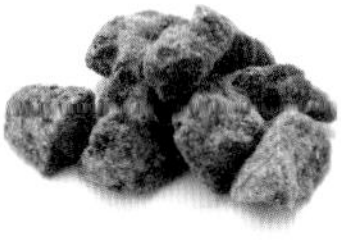

黒糖

気・血・水タイプ別解説⑤

津液《しんえき》不足

水分が不足し熱がこもった状態。のどの渇き、肌や髪の乾燥、
のぼせ、ほてりなどが代表的な症状です。

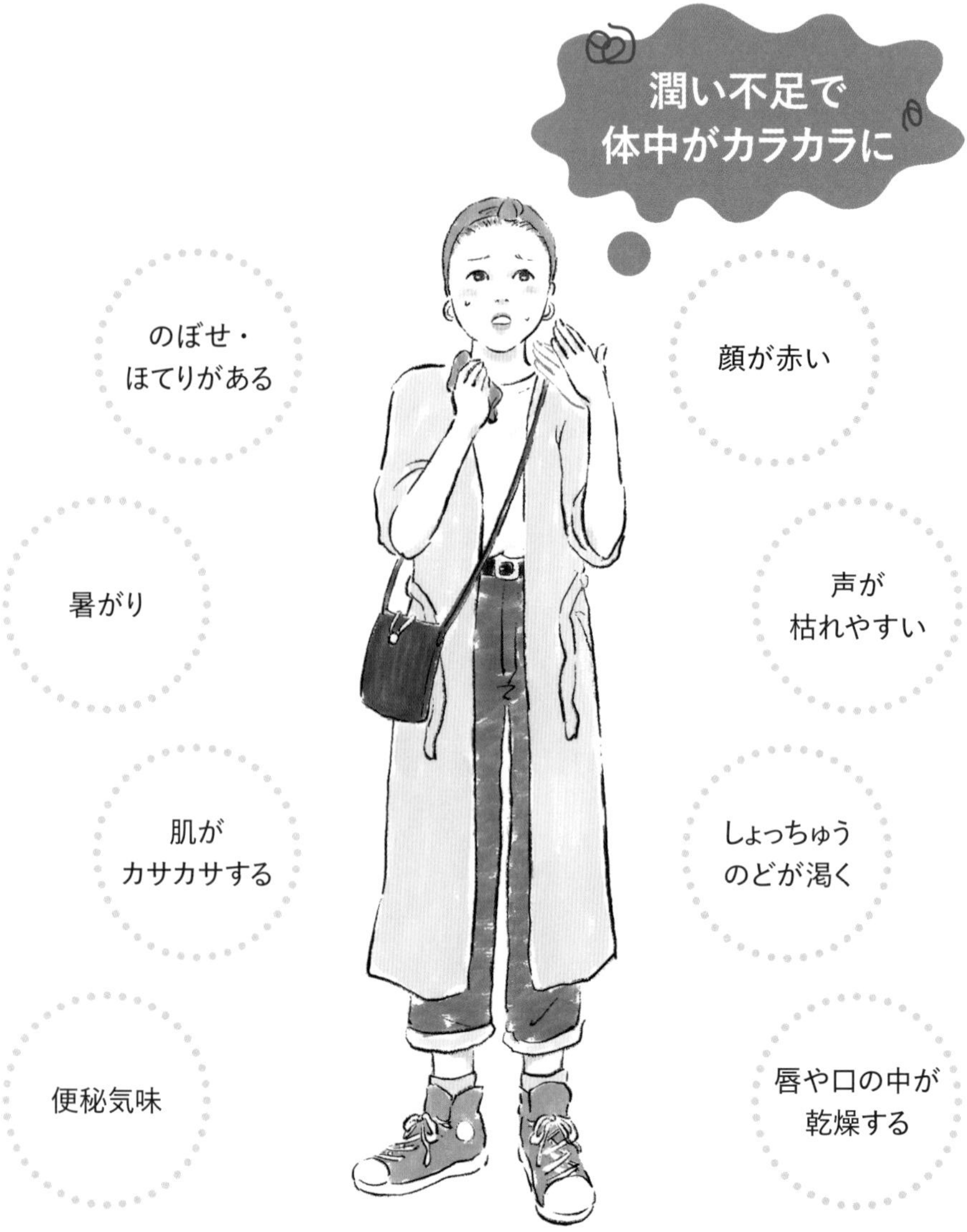
潤い不足で
体中がカラカラに
のぼせ・
ほてりがある
顔が赤い
暑がり
声が
枯れやすい
肌が
カサカサする
しょっちゅう
のどが渇く
便秘気味
唇や口の中が
乾燥する

津液不足タイプの特徴

のどが渇く

とにかくのどが渇き、冷たい飲み物が欲しくなります。飲んでもまたすぐに渇くのが特徴です。これは、足りない水分を体が補給しようとしている証拠。のどの粘膜そのものも乾燥しているので、違和感やせきも出やすい状態です。

肌が乾燥する

皮膚の潤いが失われ、カサカサに乾燥した状態に。かゆみが出たり、唇が割れたりします。また、粘膜の乾燥によって起こるのが、ドライアイやドライマウスなどのトラブルです。鼻の粘膜が乾燥して痛みが出ることもあります。

便秘になりやすい

津液不足の人は便秘になりがち。腸の粘膜が乾燥し、はたらきが悪くなるのが原因です。便自体も、水分が少なくコロコロとして乾いた状態になります。また、体内の水分量が減っているため、尿の量も少なくなります。

体がほてる

水には体を潤して熱をとる作用があり、不足すると熱がこもってほてったりのぼせたりします。寝汗をかきやすくなるのも熱が原因です。また、更年期のホットフラッシュや、イライラや不安など精神的な不調につながることもあります。

体を潤す水分が足りず あちこちが乾燥する

体内の水が不足しているタイプを津液不足といいます。水は唾液、胃液など血以外のすべての水分の総称です。そのため、津液不足の状態になると、皮膚や粘膜など体のあちこちで潤いが失われ乾燥が進みます。のどが渇く、肌がカサカサになる、唇がひび割れる、こんな症状があれば水が足りていないサインです。また、熱がこもりやすいため、ほてりや寝汗も見られます。

関連する症状

- **皮膚のかゆみ**
  ➡ 88ページ
- **せき**
  ➡ 100ページ
- **のぼせ**
  ➡ 104ページ
- **便秘**
  ➡ 117ページ
- **更年期障害**
  ➡ 130ページ

津液不足タイプのセルフケア

水分補給だけでなく 水分の流出も減らそう

足りない水分を補う、水分が体の外に出ていきすぎないようにする、この2つがセルフケアの柱です。単にたくさん水を飲むのではなく、体内で水がつくられやすい環境を整えましょう。水をコントロールしている腎を養うことも重要です。

考えられる原因

- ストレス、疲労
- 睡眠不足
- 汗のかきすぎ
- 加齢
- 辛いもののとりすぎ
- 飲酒、喫煙

暮らしの中でのセルフケア

生活リズムを整えて 水をつくりやすい体に

まずは乾燥の症状が出ている部分に潤いを補給して、症状が悪化しないようにします。その上で、生活リズムを整えましょう。睡眠時間が減ると水のバランスに影響が出るので、早めの就寝が大切です。飲酒や喫煙も悪影響なので控えます。

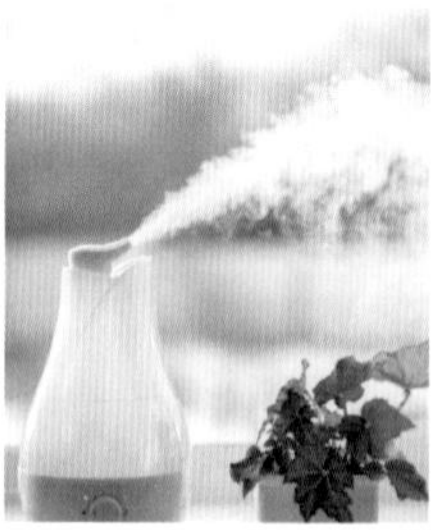

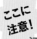

のどの乾燥はかぜのもと。マスクや加湿器を活用して乾燥が進まないよう対策しましょう。

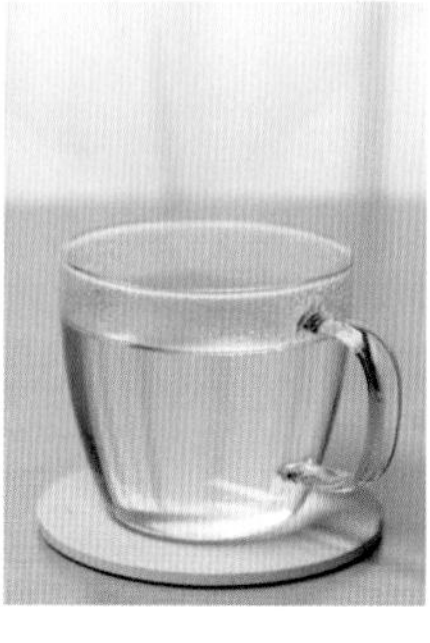

水分補給は常温の水で。コーヒーなどのカフェイン飲料は、利尿作用があり逆効果なので要注意。

ここに注意！

汗のかきすぎはNG

ホットヨガのようにたくさん汗をかく運動は、体の水分をますます減らしてしまうので津液不足タイプにはよくありません。運動をするときは、こまめな水分補給を心がけましょう。熱のこもりを助長するサウナも不向きです。

食事のセルフケア

夏野菜や白色の食材で足りない潤いをチャージ

水分補給には、水気の多い野菜や果物が最適。とくに、体を冷やす性質のある涼性、寒性の食材は、余分な熱をとってくれます。また、豆腐やれんこんなどの白い食材は、体を潤す作用があるのでおすすめです。

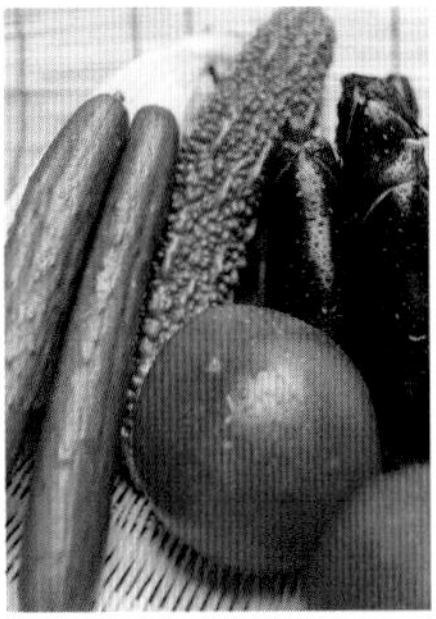

トマトやきゅうりなどの夏野菜は、熱を冷まして水分をチャージするのに適しています。

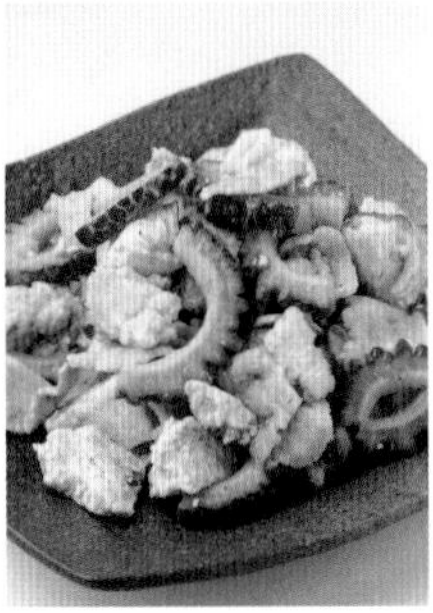

寒性のゴーヤと豆腐、潤いを補う豚肉と卵を組み合わせたゴーヤチャンプルーは、津液不足にぴったりの料理です。

ここに注意！

香辛料は控えて

辛いものが好きで、唐辛子や山椒などのスパイスをよく使う人は注意が必要。スパイシーな料理を食べると体がポカポカすることからわかるように、香辛料は熱を生み出します。熱がこもりがちな津液不足の人にはおすすめしません。

おすすめの食材

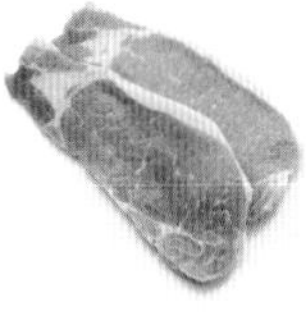

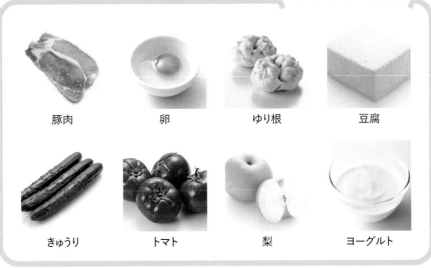

豚肉

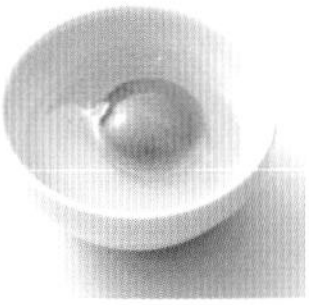

卵

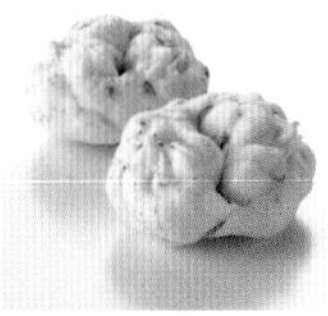

ゆり根

豆腐

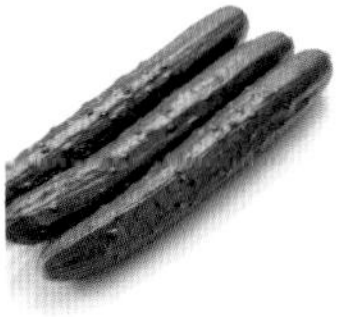

きゅうり

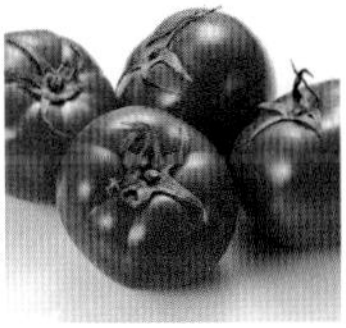

トマト

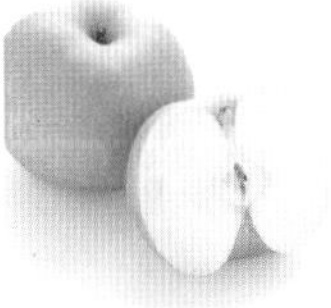

梨

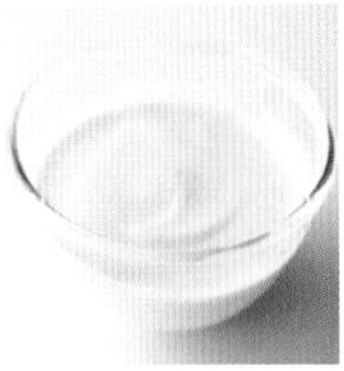

ヨーグルト

気・血・水タイプ別解説⑥

水《すい》滞《たい》

水が体内にたまった状態。太り気味でむくみやすい、
サラサラした鼻水が出るなどの症状が起こります。

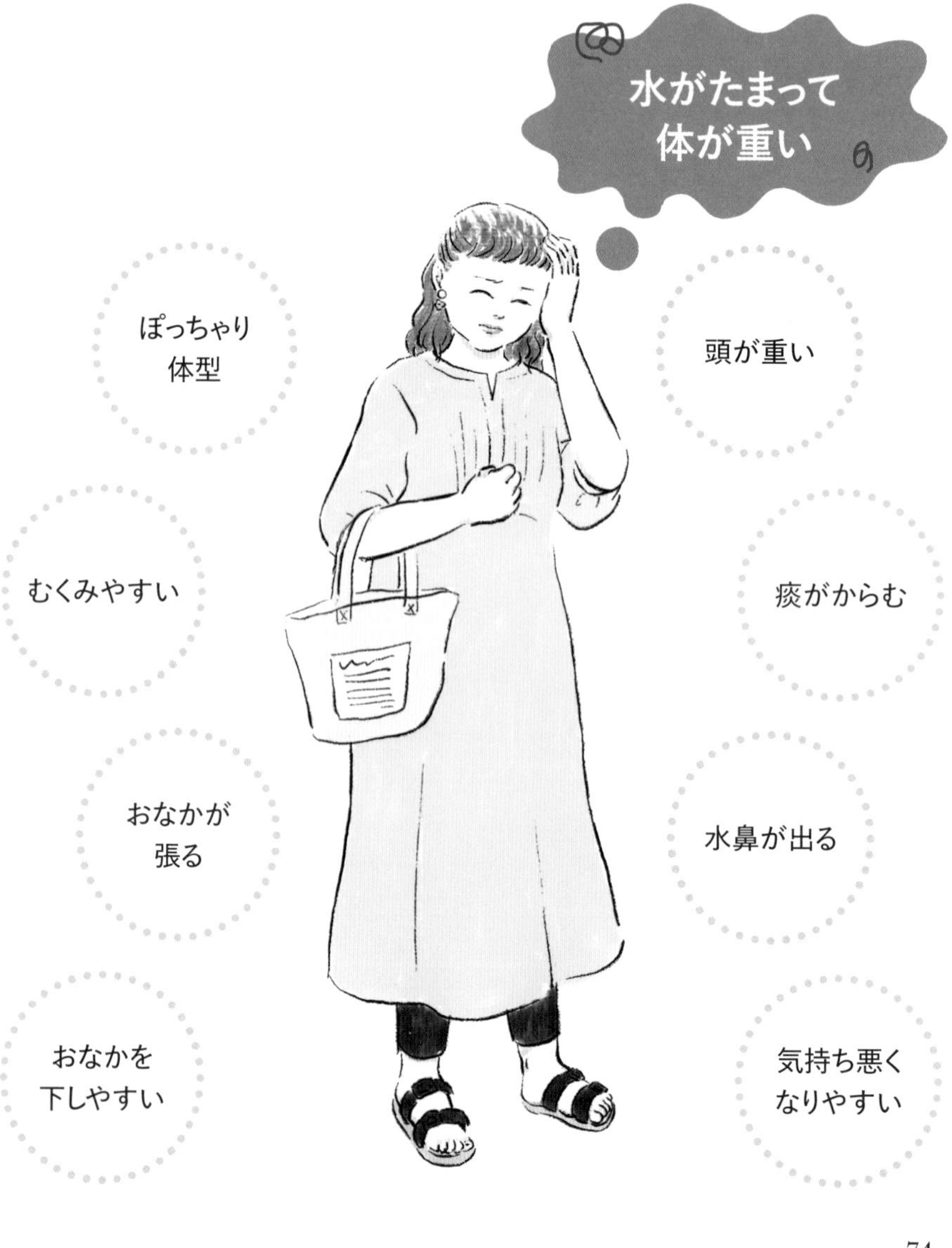

水がたまって
体が重い
ぽっちゃり
体型
頭が重い
むくみやすい
痰がからむ
おなかが
張る
水鼻が出る
おなかを
下しやすい
気持ち悪く
なりやすい

水滞タイプの特徴

むくみやすい

水の循環がうまくいかなくなることで、体内に必要量以上の水がたまります。その結果起こる症状がむくみです。むくみは足などの下半身に出ることが多く、ひどくなると関節に水がたまって痛みにつながることもあります。

体がだるい

水滞タイプの人は、体がだるくなるのが特徴。排出されずにたまった水分によって体が重くなるためです。水がたまって元気がなくなったり、疲れを感じやすくなったりします。湿度の高い日や天気の悪い日に症状が悪化しがちです。

めまいや吐き気がある

耳の中に水分がたまると三半規管にも影響が出て、めまいが起こりやすくなります。乗り物酔いも誘発されます。また、水滞状態では胃腸の不調が起こりやすく、吐き気や食欲の低下などが見られることもあります。

便がゆるい

むくみとともに下痢の症状がある場合は、体に水がたまっているサイン。水分代謝が悪いため、腸での水分吸収がうまくいかず便がゆるくなるのです。胃腸の機能低下し、消化器系トラブルが起こりやすい状態です。

水の巡りが悪く水太りの状態になる

水滞とは、その名の通り水が体内で滞った状態のことをいいます。水がスムーズに巡らなくなると、不要物が体内にたまって体がだるく、重くなります。また、水分代謝が悪くなることで、いわゆる水太りになり、ぽっちゃり体型になるのが特徴です。体がむくむ、なんとなくだるくて重い、おなかが張る、下痢気味などの症状がある人は、水滞の可能性が高いです。

関連する症状

- **肥満**
  ➡ 84ページ
- **めまい**
  ➡ 98ページ
- **吐き気**
  ➡ 110ページ
- **下痢**
  ➡ 116ページ
- **むくみ**
  ➡ 118ページ

水滞タイプのセルフケア

停滞した水分を体外に出す工夫が必要

水滞タイプのセルフケアのポイントは、たまった水分を体の外に出すことです。発汗を促したり、デトックス作用のある食材をとったりして排出を促しましょう。もちろん、水分をとりすぎないようにすることも重要です。

考えられる原因

- 水分のとりすぎ
- 湿気
- 冷え
- 油や糖分のとりすぎ

暮らしの中でのセルフケア

汗ばむくらいの運動を習慣にして続ける

水滞タイプの人は、運動不足から筋肉が減って代謝が落ち、汗をかきにくい体質になっているのかも。余分な水や老廃物を汗として出すために、運動を習慣化しましょう。軽く汗ばむ程度の負荷をかけるのがポイントです。

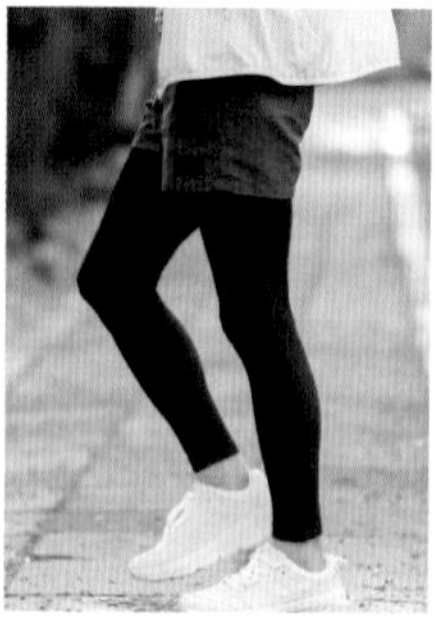

運動内容自体は、ウォーキングやストレッチなどの軽いものでもOK。汗ばむまで続けましょう。

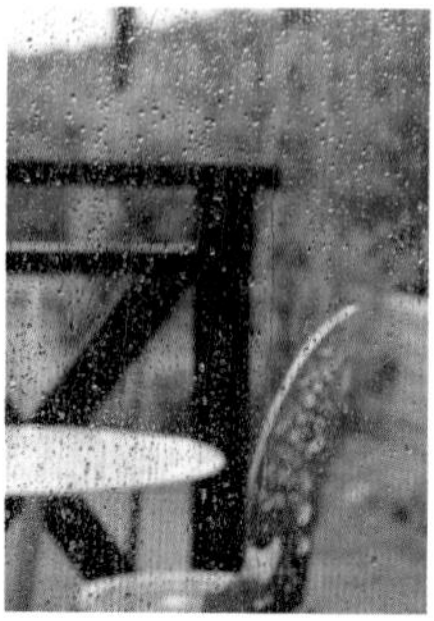

雨の日や、湿気の多い梅雨から夏にかけての季節は不調が出やすいので、体調管理を万全に。

ここに注意!

おなかを冷やさないように

冷えは水の循環を妨げる要因です。水滞で影響を受けやすい胃腸や、水分代謝を司る腎のはたらきも悪くなるので、おなかまわりを冷やさないようにします。とくに、湿気が多く気温が下がる日は症状が悪化しやすいので要注意です。

食事のセルフケア

利尿作用のある食材で水分を排出

たまった水のスムーズな排出を促してくれる食材を積極的にとりましょう。コーヒーや紅茶などのカフェイン飲料、すいかや冬瓜のような瓜科の野菜は利尿作用があるのでぴったりです。また、水の巡りをよくしてくれる豆類や海藻類もおすすめです。

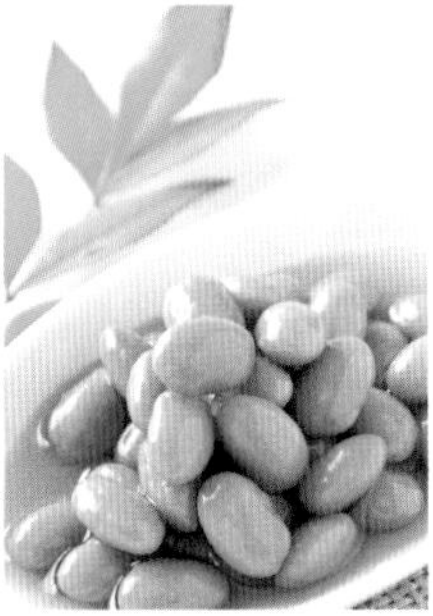

豆の有効成分は水に溶け出してしまうので、煮汁ごと食べるのがベターです。

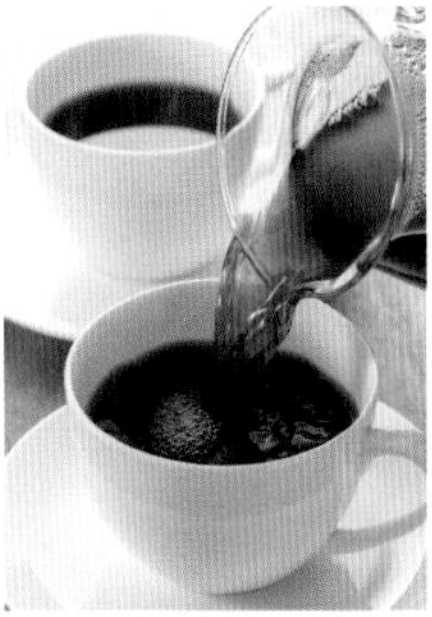

カフェインを含むお茶やコーヒーはむくみ解消にもってこい。ホットで飲みましょう。

ここに注意!

冷たいものは胃腸を弱らせる

体を冷やす食べ物、冷たいドリンクや料理は、弱った胃腸に負担をかけるので避けたほうがよいでしょう。水分をとるときは、一度にたくさん飲まず、少量をこまめに飲むようにするのが水を停滞させないコツです。

おすすめの食材

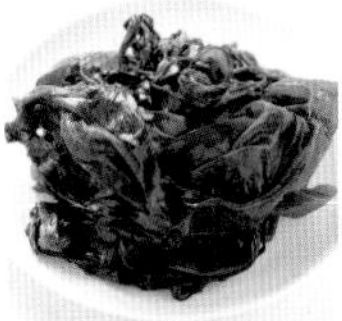

わかめ

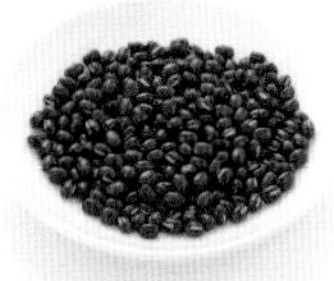

小豆

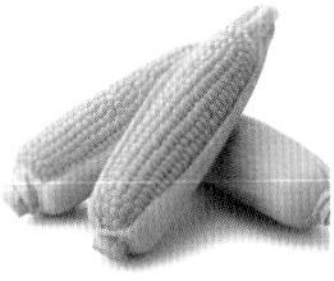

とうもろこし

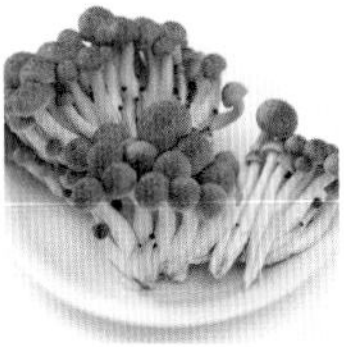

しめじ

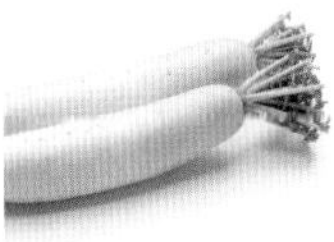

大根

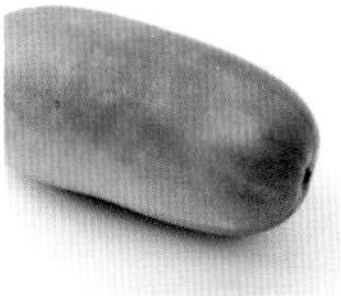

冬瓜

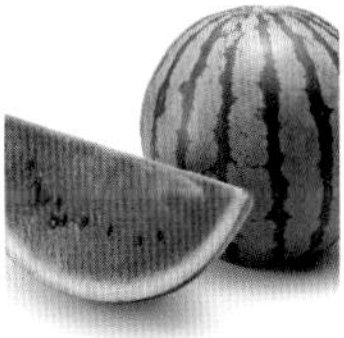

すいか

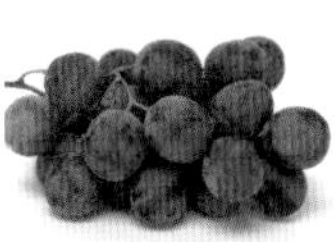

ぶどう

Column 漢方薬に使われる生薬

聞き慣れないものが多い生薬ですが、どれも自然界に存在する天然の素材です。
薬効をもつ素材をさまざまな割合で配合することで、薬になります。

生薬の原料は自然由来

漢方薬の原料である生薬は自然由来です。
植物だけでなく動物の皮や骨、きのこ、
鉱物などもあります。

植物由来

植物の葉、茎、花、果実などを
乾燥させたもの

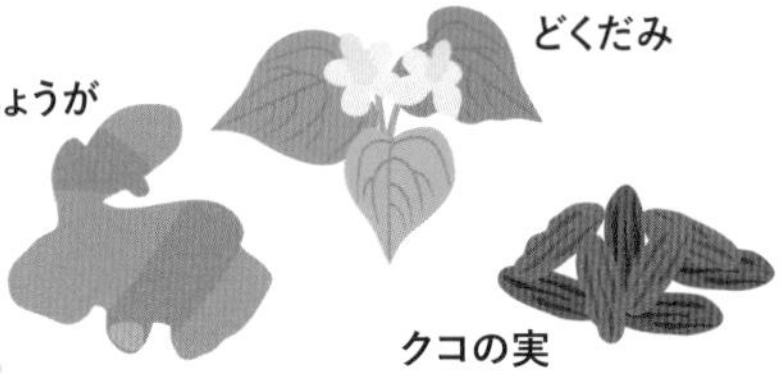

しょうが

どくだみ

クコの実

動物由来

動物の骨や角、
貝殻、乾燥させた
昆虫など

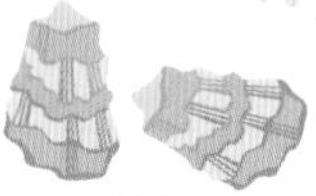

牡蛎
(牡蠣の殻)

きのこ

乾燥きのこを使う。一般的な
食用きのこではないものが多い

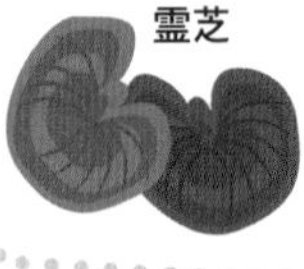

霊芝

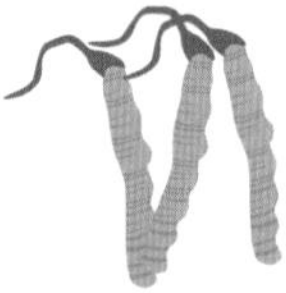

冬虫夏草

鉱物由来

鉱物や化石

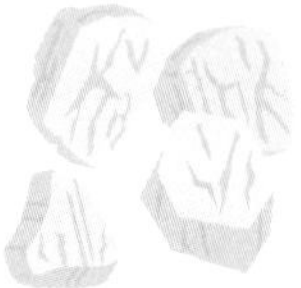

滑石

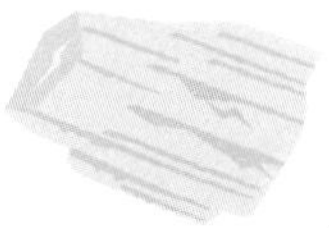

石膏

漢方薬のバリエーション

漢方薬は生薬の組み合わせで
作用が変わります。ベースとなる
漢方薬に別の生薬を加えて別の
薬をつくることもあります。

ベース 桂枝湯《けいしとう》
体力がない人のかぜに効く。
桂皮 / 芍薬 / 甘草 / 生姜 / 大棗

- **葛根湯《かっこんとう》** 体力がある人のかぜに最適。
  桂枝湯 ＋ 葛根 / 麻黄
- **桂枝加芍薬湯《けいしかしゃくやくとう》** 虚弱体質の腹痛や下痢に。
  桂枝湯 ＋ 芍薬
- **柴胡桂枝湯《さいこけいしとう》** 長引くかぜや微熱に。
  桂枝湯 ＋ 小柴胡湯
- **桂枝加黄耆湯《けいしかおうぎとう》** 寝汗やあせもがある人に。
  桂枝湯 ＋ 黄耆

Part 3

症状別 漢方で治す セルフケア

かぜ、頭痛などの不調ごとに
どんなタイプがあるかや
食事や日常生活での
養生法を解説。
おすすめの漢方薬や
ツボも紹介します。

【全身の不調】 症状 1

疲労・倦怠感

疲れは病気ではないからと放置しがち。
慢性的に疲れがとれないときは、気虚の改善や胃、脾の強化が必要です。

関連症状 食欲不振➡P86　胃痛・胃もたれ➡P108　冷え➡P122

エネルギーのもとになる気が足りない状態

それほど忙しいわけではないのに疲れる、しっかり寝ても疲れがとれない。こうした症状は気虚のサインです。東洋医学では、エネルギーの源である気が不足すると、慢性的な疲労や倦怠感が生じると考えます。

気が不足する原因は、胃腸や脾のはたらきの低下、腎の弱りからくる精《せい》の不足、急激な体力消耗からの回復途上などが考えられます。いずれの場合も心と体をしっかり休めることが大切です。

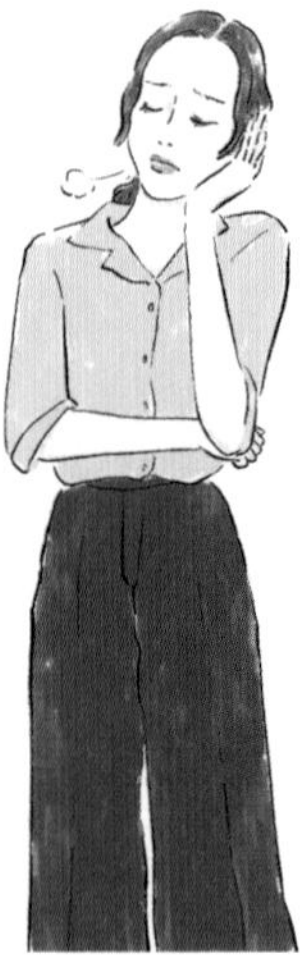

養生のポイント

疲れたらまずはしっかり休むことが何よりも大切。無理はせず、しっかり食事をとって、エネルギーを補いましょう。

漢方薬を選ぶなら

補《ほ》中《ちゅう》益《えっ》気《き》湯《とう》

慢性的な疲労を感じている人や、体力の低下を感じている人に使われます。食後に眠くなるタイプに最適です。

疲労・倦怠感のタイプを知ろう

1 胃腸が弱って 食欲が落ちるタイプ

疲れとともに食欲不振がある場合は、胃腸の弱りが気虚を招いているタイプです。消化にいいものを食べて栄養をとりましょう。

2 胃腸が弱って 食後眠くなるタイプ

食後に眠くなる、おなかを下しがちなどの症状がある場合も、胃腸の弱りが原因。冷たいもの、油っこいものを控えましょう。

3 冷えや頻尿をともなう 腎の機能低下タイプ

冷えや頻尿などをともなうなら、腎が弱っている可能性が高いです。中高年以降に多く見られます。黒い食材をとるのが効果的です。

4 病気や出産などによる 体力消耗タイプ

大きな病気や手術、出産などで体力を消耗し回復が十分でないケースでは、気だけでなく血も不足しがちなので、意識して補って。

食べて改善

大豆の煮もので脾を強化

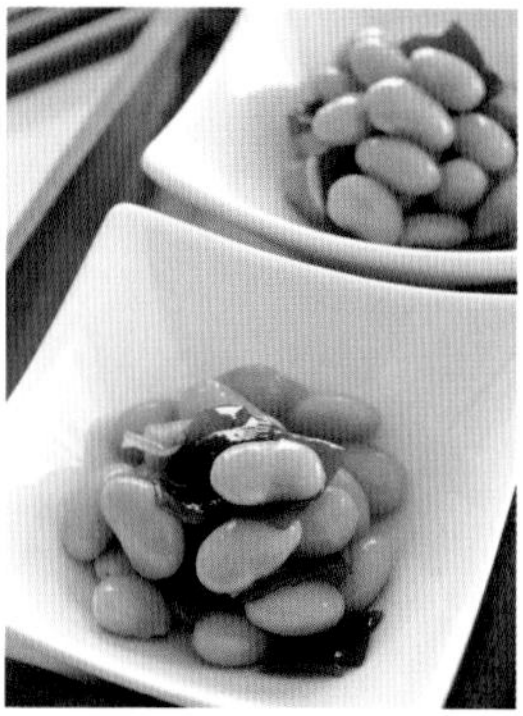

脾が弱っているタイプには、やわらかく炊いた大豆がおすすめ。脾のはたらきがよくなり、エネルギーを補給しやすくなります。

黒きくらげで腎の機能アップ

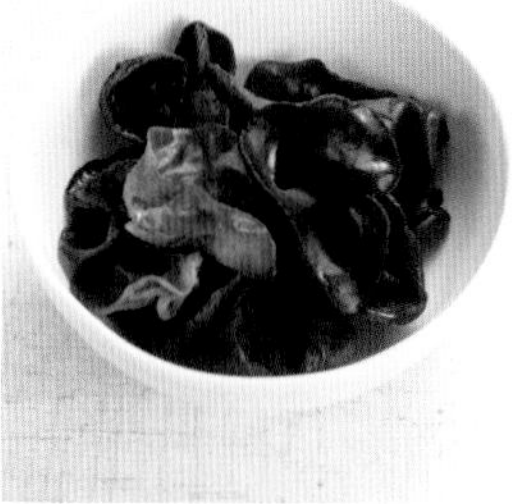

加齢とともに疲れやすくなった人は、黒きくらげ、黒豆、黒ごまなどの黒い食材で、生命力を司る腎のはたらきをよくしましょう。

白いごはんで気を増やす

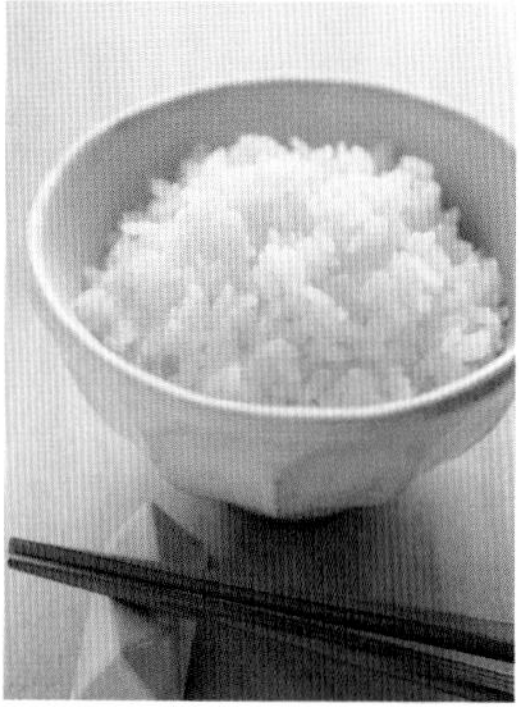

白米やいもなどの炭水化物は、気を補って元気を回復させます。ダイエットで白ごはんを制限すると気の不足につながるので気をつけて。

暮らしで改善

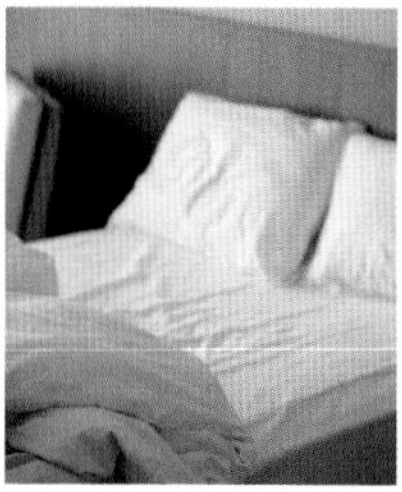

睡眠時間を長めにする

疲れの解消には睡眠が不可欠。時間のあるときにたくさん寝ても回復は難しいので、毎日早めに寝て、睡眠時間を長めにとりましょう。

こまめに休憩をとる

趣味の活動でも根を詰めすぎないよう注意が必要。こまめに休んで疲れをためないようにします。定期的に何もしない日を設けるのも◎。

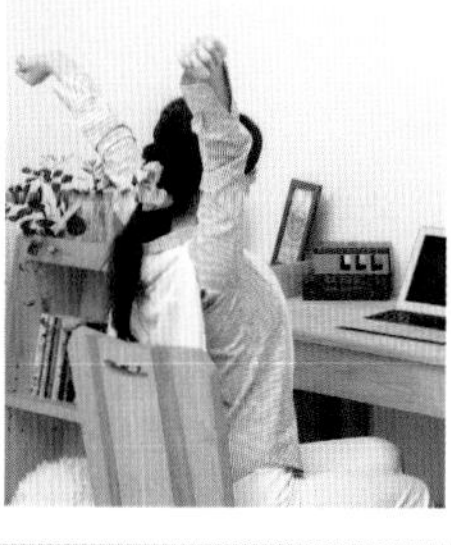

ツボ押しで改善

「足《あし》三《さん》里《り》」を押して胃腸の機能を高める

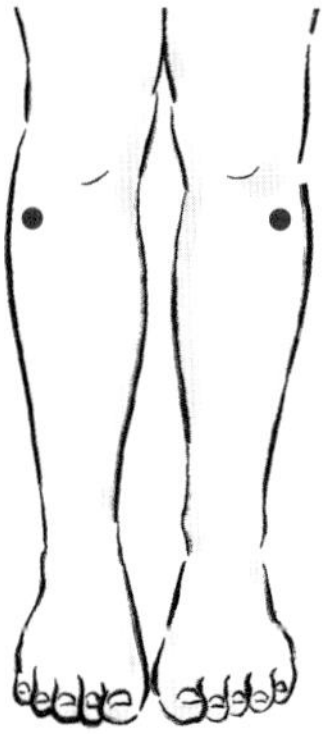

向こうずねの外側で、ひざ下の外側のくぼみから3寸下にあるツボ。胃腸や脾の機能を高めて消化吸収を助け、気をつくり出せるようにします。

かぜ

ひと口にかぜといってもその内容はさまざま。どんな症状が出ているかで、取り入れるべき養生法は変わってきます。

関連症状 鼻水・鼻詰まり➡P96 せき・痰➡P100 くしゃみ➡P107

体力があるかないかで対処方法が変わる

かぜは、季節の移り変わりにともなう風や空気の変化、寒さなど、体の外側で起こる変化が要因で起こります。

かぜを引いたときの対処方法は、体質や症状、進行具合によって違います。比較的体力がある人は、発汗を促す食材や漢方薬をとるようにします。虚弱体質や高齢で体力が低下している場合、発汗は逆効果。しっかり栄養をとり、寒気がある場合には体を温めるのが効果的です。

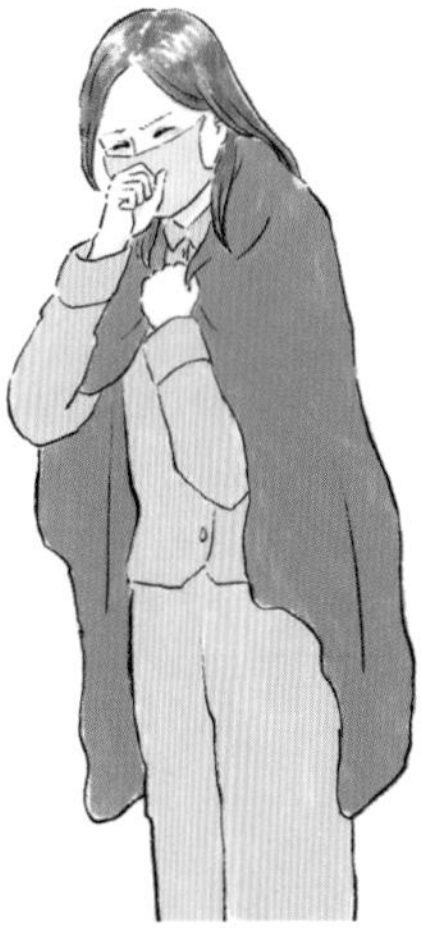

養生のポイント

かぜを引いたと思ったら、症状が悪化する前にすぐ対策するのが肝心。軽いうちに体をいたわりましょう。

漢方薬を選ぶなら

葛根湯《かっこんとう》

かぜの際の代表的な漢方薬。発汗を促す作用があり、かぜの引き始めで、なおかつ体力がある場合に最適です。

かぜのタイプを知ろう

1 体力があり 汗をかかないタイプ

体力がある人は、発熱などの症状があってもあまり汗をかかないことが多いです。熱をとるために、体を温めて発汗させましょう。

2 体力がなく 汗をかくタイプ

体が弱い人は、かぜの際に汗をかきやすい傾向にあります。温める作用のあるものはほどほどにして。気を巡らせる食材をとりましょう。

3 かぜの引き始めに 鼻水が出るタイプ

初期症状としてサラッとした鼻水やくしゃみ、水っぽい痰が出る場合は、水分代謝が乱れています。余分な水分を取り除きましょう。

4 かぜが悪化して 症状が長引くタイプ

引き始めに抑えきれず悪化したときは、症状に合わせて炎症を抑えたり、胃腸のはたらきを改善させたりする漢方薬を使いましょう。

食べて改善

黒い食材で冷えをとる

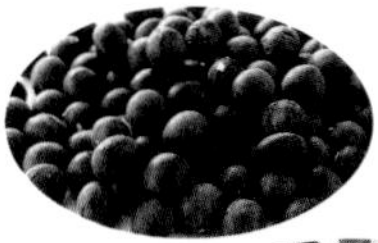

黒豆

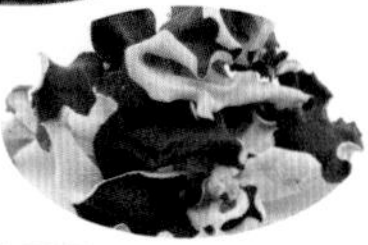

黒きくらげ

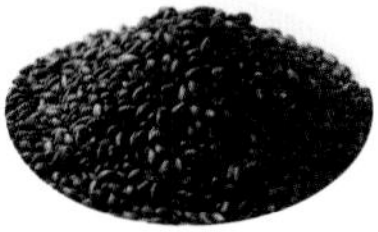

黒ごま

寒くなると腎が弱り、体のバランスが崩れてかぜにかかりやすくなります。黒豆や黒ごまなどの黒い食材をとって予防しましょう。

梨を食べてのどの痛みをとる

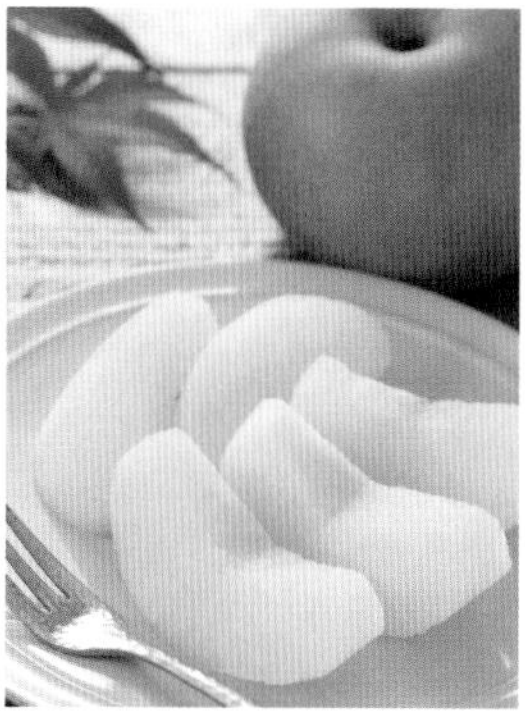

のどからくるかぜなら、呼吸器や肺を潤してくれる梨を食べましょう。同様の効果がある大根おろしやはちみつもおすすめです。

しょうがスープで体を温める

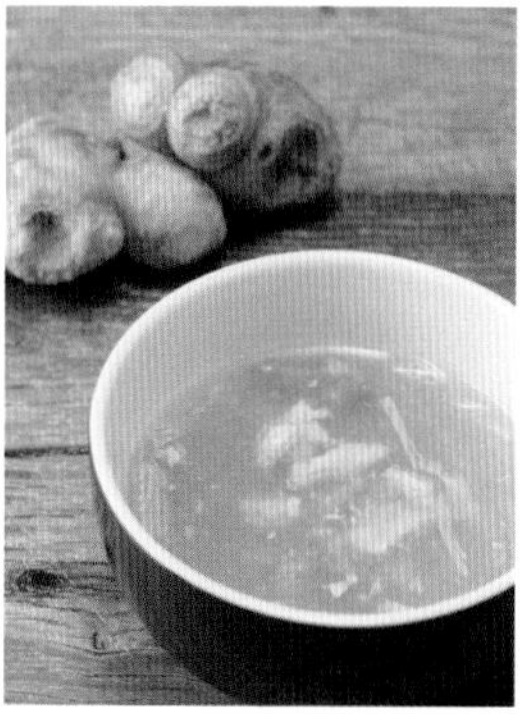

汗をかきづらいタイプなら、しょうがやねぎ、にらが入ったスープで体を温めるのが効果的。シナモンティーやくず湯も適しています。

暮らしで改善

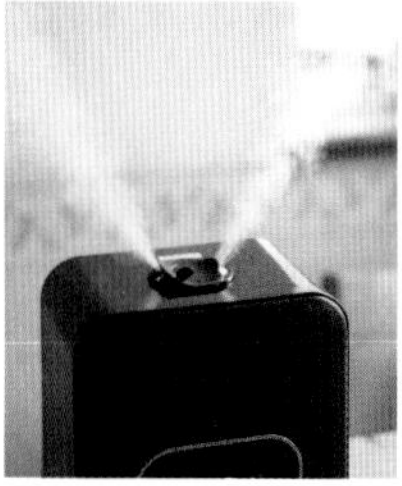

加湿器で乾燥を防ぐ

乾燥すると体のバリア機能を担う肺が弱り、のどや鼻からかぜを引きやすくなります。乾燥しやすい季節には加湿器を活用しましょう。

マフラーで首を温める

冷たい風や冷気はかぜのもと。肌寒さを感じるようになったら、とくに冷えやすい首にマフラーを巻いて温めるとよいでしょう。

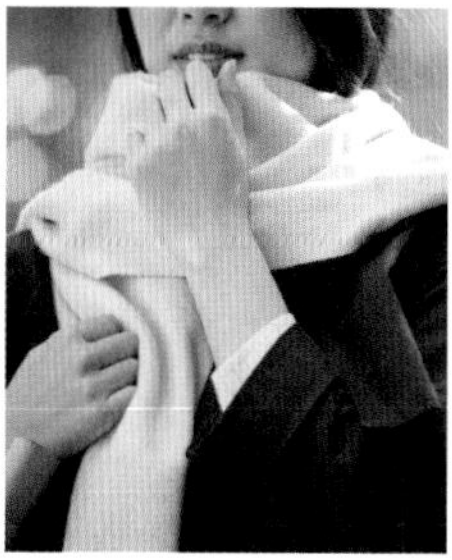

ツボ押しで改善

発熱をともなうかぜには解熱作用のある「大椎《だいつい》」

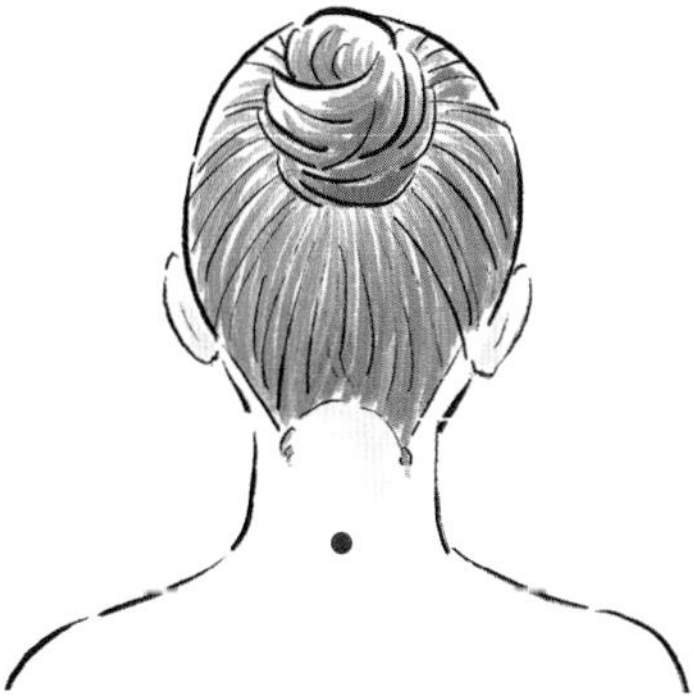

頭を前に倒したときに、首の後ろの一番出っ張っている骨のすぐ下のくぼみにあります。昔から熱を下げるツボとして知られています。

肥満

太り方のタイプは人によってさまざま。自分に合った方法で
根本的な問題を解決して、太りにくい体をつくります。

関連症状 むくみ➡P118 イライラ➡P136

ストレス太りタイプか水太りタイプをチェック

肥満を解消するには、食べる量を減らしたり、運動をすることももちろん大切ですが、体質に合った方法を見極めることも重要です。太りやすさの陰には、気・血・水の停滞が隠れています。

ストレスで食べすぎてしまうタイプなら、気の流れをよくして気持ちを安定させるのが効果的です。余分な水分が多い水太りタイプなら、水分を体外に出してむくみをとるようにします。

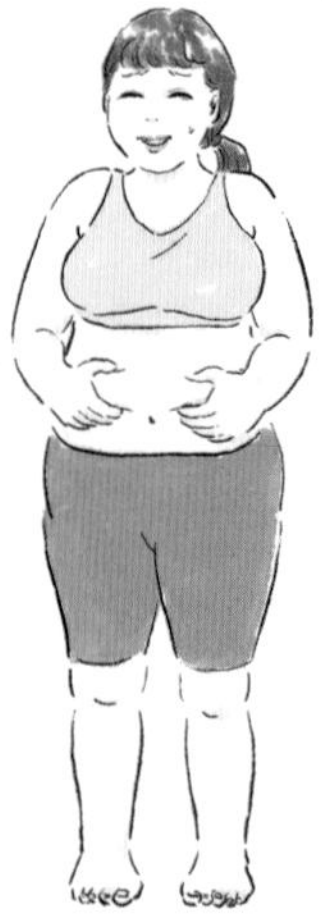

養生のポイント

急激なダイエットは体のバランスを崩しやすく、長期的には逆効果になることも。ゆっくり体質改善を目指しましょう。

漢方薬を選ぶなら 防《ぼう》己《い》黄《おう》耆《ぎ》湯《とう》

水の巡りを改善する効果があり、水太りのむくみ解消に効果的。水分バランスの乱れによる多汗にも使われます。

肥満のタイプを知ろう

1 ストレスがあると 過食になるタイプ

忙しいときやイライラしたときに食べすぎてしまうタイプ。心身をリラックスさせて、気の巡りをよくすると食欲を抑えられます。

2 ぽっちゃりとした 水太りタイプ

色白で疲れやすい人に多いタイプ。水分代謝がうまくいっておらず、体内に余分な水が停滞しています。むくみをとれば改善します。

3 血が停滞している 便秘がちタイプ

便秘でおなかが張っているタイプ。血の流れが悪い瘀血の状態です。体を冷やさないよう、冷たい飲み物、食べ物を避けましょう。

4 女性に多い 月経不順タイプ

月経不順やPMSなどの女性特有のトラブルがある場合は、ホルモンバランスの乱れで食欲が増加している可能性があります。

食べて改善

ウーロン茶で脂肪を燃やす

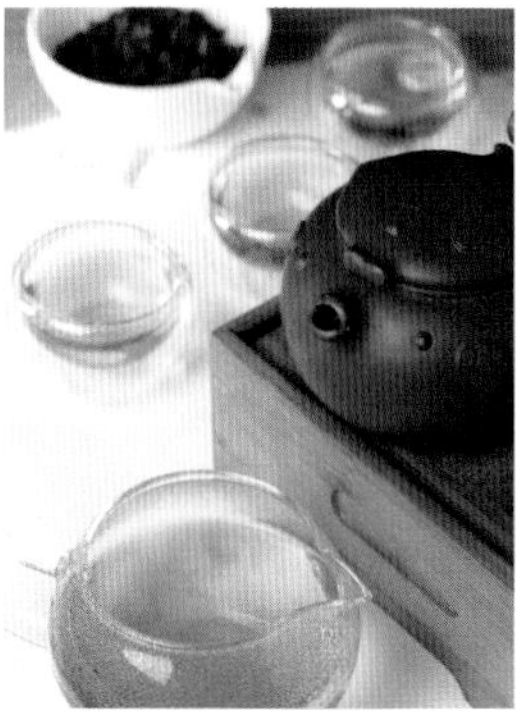

すでにたまってしまった脂肪を燃焼させたいなら、ウーロン茶が最適。体を冷やさないよう温かいものを飲みましょう。

デトックス作用がある瓜科の食材をとる

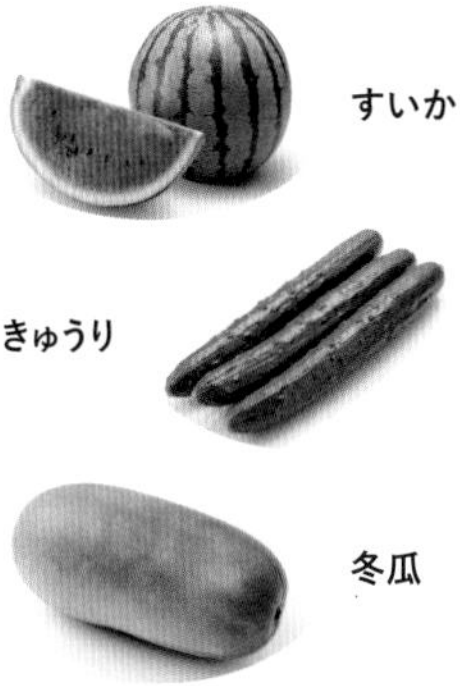

水太りタイプの人におすすめなのが、きゅうり、すいか、冬瓜などの瓜科食材。体内の余分な水分を排出させる作用があります。

ミントティーで食欲を鎮める

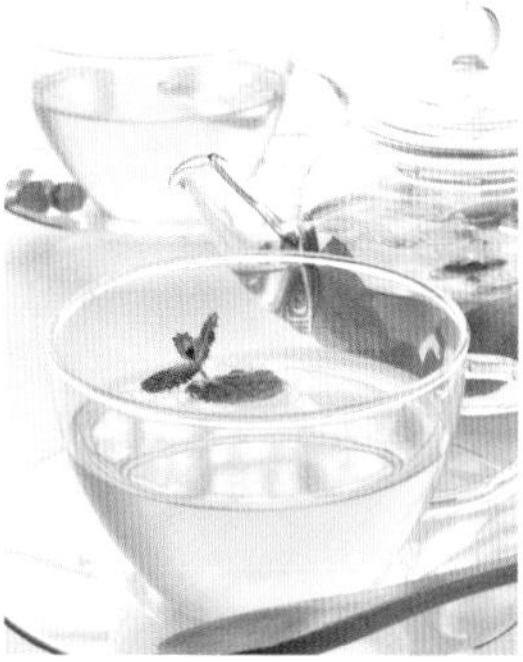

過食気味の人は、甘いものやこってりしたものの代わりにミントティーを飲んでみて。気持ちがすっきりして食欲がおさまります。

暮らしで改善

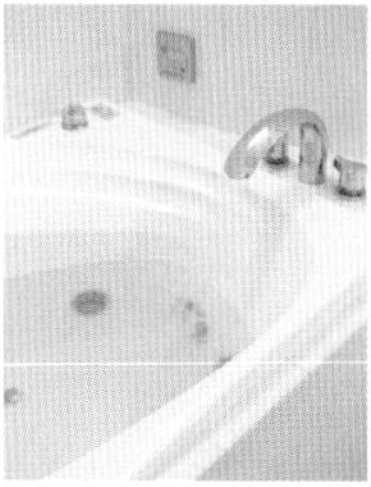

ゆっくりと湯船につかる

便秘や婦人科系の不調があるタイプなら、体を温めて血の巡りをよくしましょう。お風呂はシャワーだけですまさず、湯船につかるようにします。

香り付きのクリームを使う

ストレスで食事量が増えてしまう人は、よい香りをかぐのがおすすめ。香り付きのリップクリームやハンドクリームを取り入れてみて。

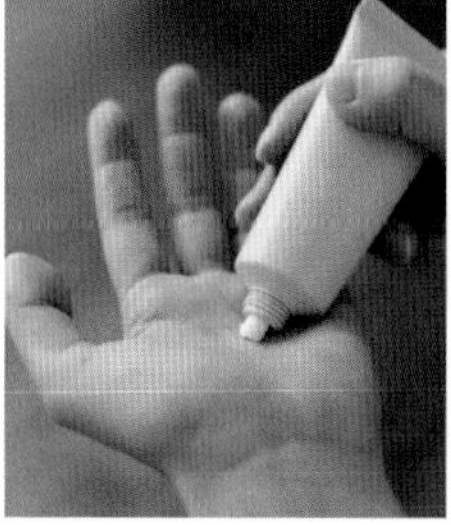

ツボ押しで改善

食前に「飢《き》点《てん》」を押して食欲をコントロール

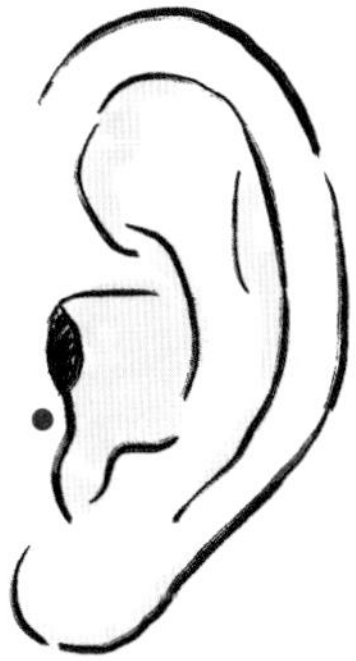

耳の穴の前にある軟骨が出っ張った部分の、ちょうど中心にあるツボ。食事の前に押すと食欲を抑えることができます。

【全身の不調】 症状 4

食欲不振

食欲が低下するのは、胃腸が疲れているサインです。
症状が長く続くときは病気の可能性もあるので一度病院を受診して!

関連症状 胃痛・胃もたれ➡P108

胃腸の機能を低下させた原因を探ってアプローチ

何も食べる気がしない、あまり食べられなくて体重が落ちる。こうした食欲不振の症状は、胃腸に問題があるときに起こります。もともと胃腸が弱かったり、胃の位置が通常よりも下にある胃下垂だったり、冷たいもののとりすぎで胃腸の機能が落ちていたり、といった原因が考えられます。

忙しすぎたり疲れすぎたりして食欲がない場合には、休息をとって体力を回復させるのが先決です。

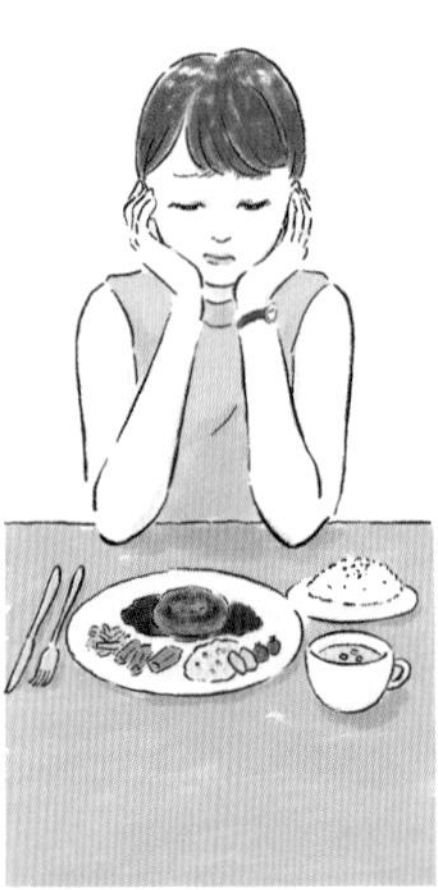

養生のポイント

食欲がないのに無理に食べるのは禁物。冷たいものや油っこいものは避け、胃や腸にやさしい食材をとりましょう。

漢方薬を選ぶなら

人参湯《にんじんとう》

冷えやすく、下痢や頻尿の症状もあるタイプにおすすめ。胃腸のはたらきを高めるので、胃痛や胃もたれにも。

食欲不振のタイプを知ろう

1 水がたまる 胃もたれタイプ

おなかを叩いたときにポチャポチャと音が鳴るタイプ。水分や冷たいもののとりすぎで胃に水分がたまり、消化機能が落ちています。

2 下痢をしやすい 体の冷えタイプ

冷たい食べ物や飲み物で症状が悪化するタイプ。下痢をしやすい人や頻尿の人に多く見られます。体を温めることで改善します。

3 胃の位置が低い 胃下垂タイプ

虚弱体質で疲れやすく、食欲不振がある人は胃下垂の可能性があります。内臓を引き締める脾のはたらきを高めるようにしましょう。

4 ストレスや過労で 疲れているタイプ

疲れすぎて食事をとる気力が湧かない状態です。食事や休息をとって不足している気を補い、まずは体力の回復につとめましょう。

食べて改善

梅干し入りのおかゆを食べる

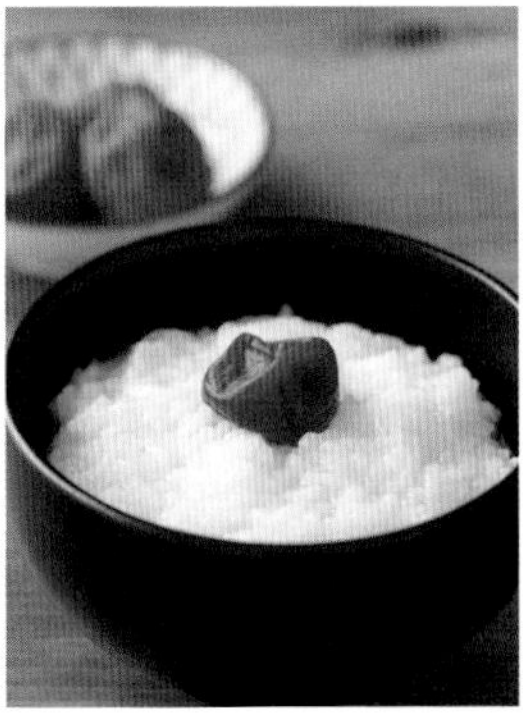

酸味のある食べ物には食欲増進作用があります。どうしても食欲がないときのエネルギーチャージには梅干しがゆがもってこいです。

大根おろしを薬味としてプラス

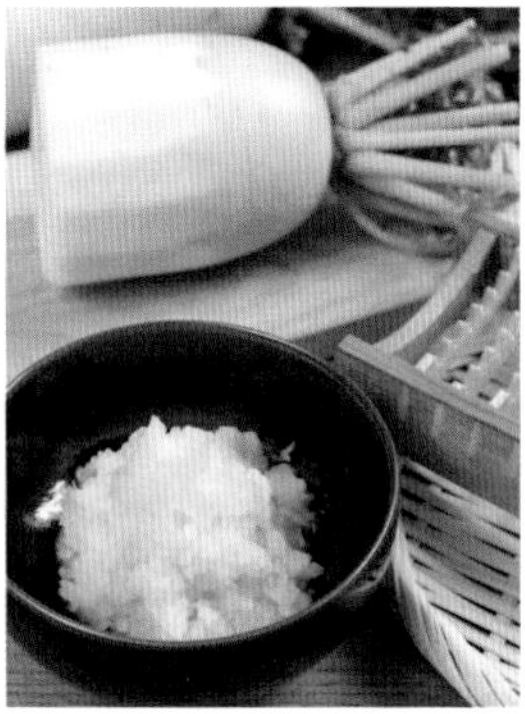

大根は食欲がない人に最適な食材。胃の熱をとる効果があり、消化を助ける酵素も含んでいます。冷えている人は煮物にしましょう。

山いもを食べて脾のはたらきを強化

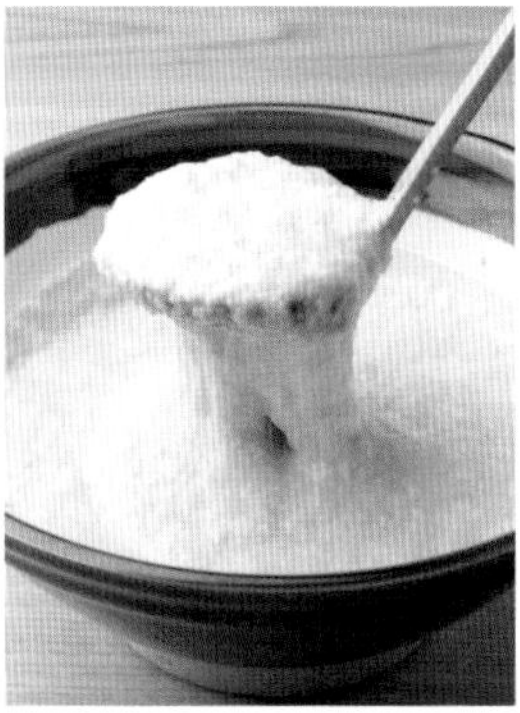

消化によく胃腸にやさしい山いもは、消化吸収を担う脾の機能を高めてくれます。じゃがいもや大豆などもおすすめです。

暮らしで改善

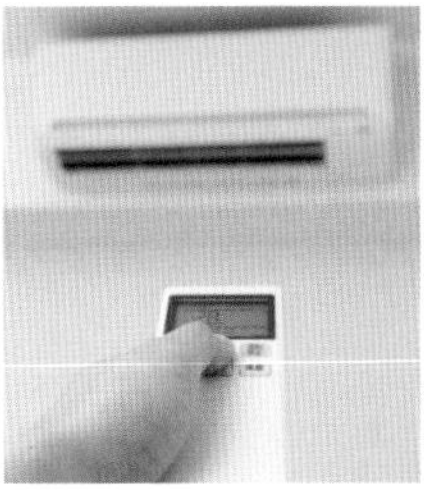

クーラーの冷風に注意

クーラーの風で手や足が冷えた状態が長時間続くと、内臓も冷えてしまいます。冷えすぎないよう温度を調整しましょう。

アルコールやタバコを控える

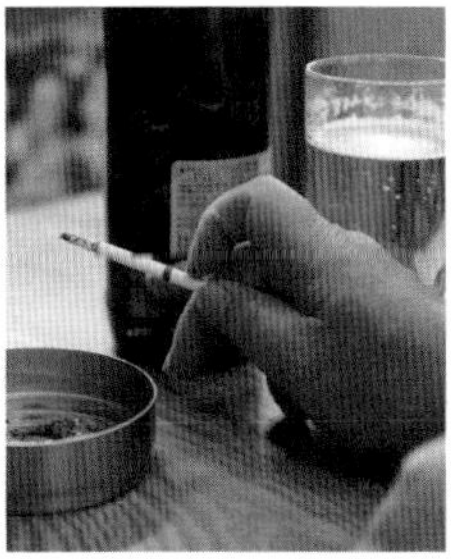

お酒やタバコなどの刺激物が食欲不振を引き起こしている場合があります。習慣になっているなら見直しが必要です。

ツボ押しで改善

「足《あし》三《さん》里《り》」を押して消化を助ける

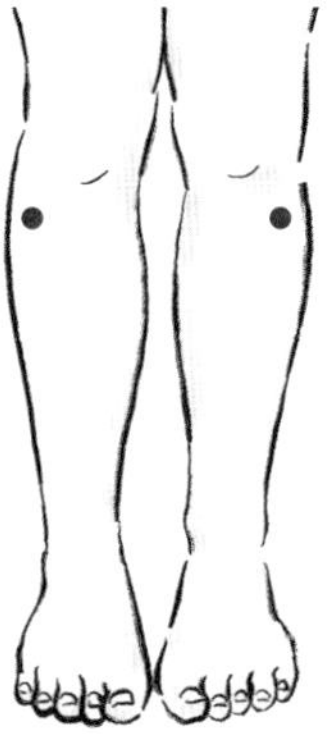

向こうずねの外側で、ひざ下の外側のくぼみから3寸下にあるツボ。胃腸や脾の機能を高めて消化吸収を助け、食欲不振を改善します。

皮膚のかゆみ

乾燥によるかゆみなら不足している水を補い、
ただれによる肌荒れなら水の停滞を解消するようにします。

関連症状 肌荒れ➡P140

かゆみのある部分を観察し最善の対処法を見つけよう

皮膚にかゆみがあるときは、赤みがあるか、ジュクジュクとただれているか、発疹があるかなど、まず患部の状態を観察して必要な薬を使いましょう。

その上で、体の内部を整えて根本からの改善を目指します。乾燥によるかゆみなら水や血を補って潤いをプラスするのが効果的です。アレルギー体質なら、気の巡りをよくしたり、こもった熱をとったりして気・血・水のバランスを整えます。

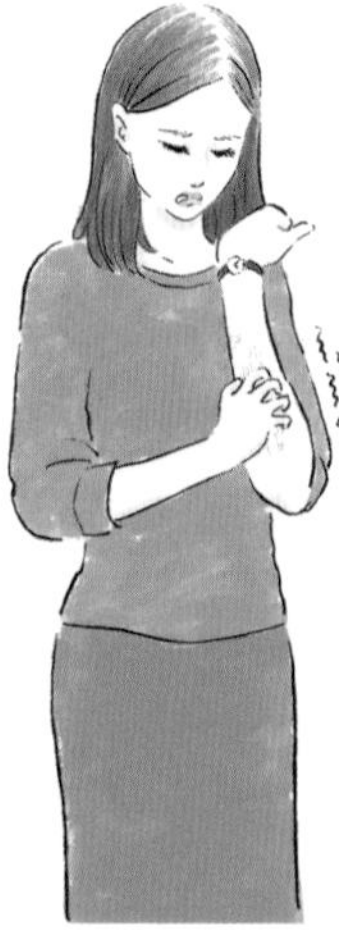

暮らしで改善

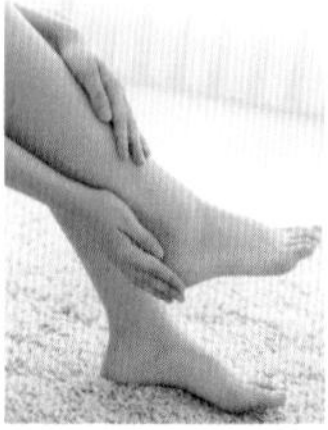

秋から冬は念入りに保湿

乾燥する季節はかゆみがひどくなりやすいので、ボディクリームやオイルなどで保湿するのを習慣にしましょう。

シーツはこまめに洗濯

肌に触れる寝具が汚れているとかゆみの原因に。シーツや布団、まくらカバーはこまめに洗濯して清潔に保ちましょう。

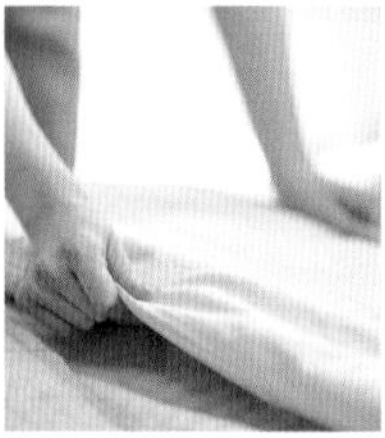

食べて改善

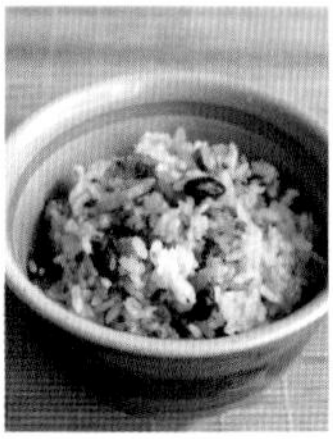

主食を雑穀にして体質を改善

主食は水の代謝をよくする玄米、ハトムギ、アワ、ヒエ、キビなどの雑穀に。油の使用量を減らして野菜中心の食事に切り替えます。

肉は減らして魚を食べる

肉類は控えめにして、魚を積極的に食べましょう。青魚やカニ、エビはアレルゲンになりやすいので注意が必要。白身魚がおすすめです。

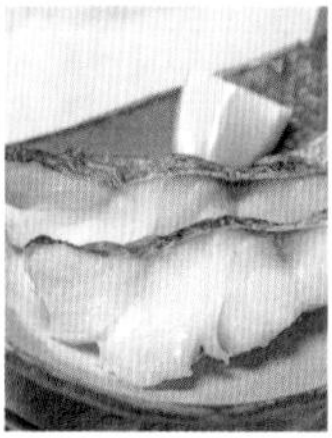

【全身の不調】 症状 6

花粉症

現代病である花粉症の概念は東洋医学にはありません。
目や鼻に出る個々の症状に合わせた養生を行います。

関連症状 鼻水・鼻詰まり➡P96 くしゃみ➡P107

アレルギー体質そのものを改善して予防する

スギやヒノキなどの花粉がアレルゲンとなって起こる花粉症。目のかゆみや充血が気になるなら体の熱をとり、鼻水・鼻詰まりがひどいなら水の巡りをよくするというように、症状ごとに対応するのが基本です。

同時に、気・血・水のバランスや五臓のはたらきを整えて、外部からの刺激に負けない体をつくることも重要です。花粉の季節が始まる前から、アレルギー体質の改善に取り組みましょう。

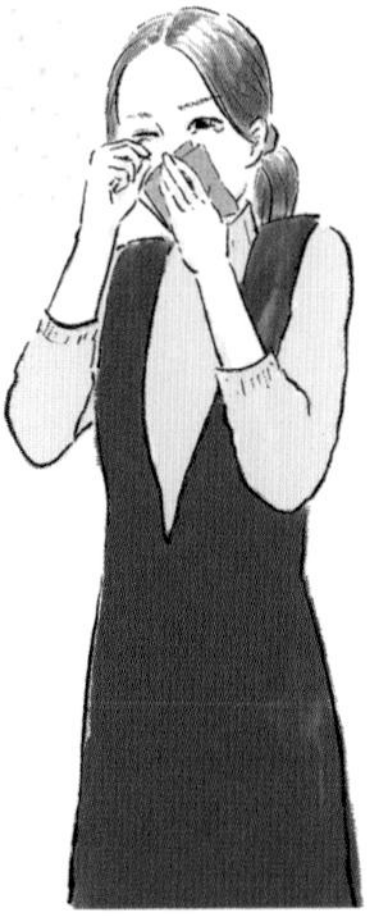

ツボ押しで改善

「大椎《だいつい》」を押してアレルギー症状を撃退

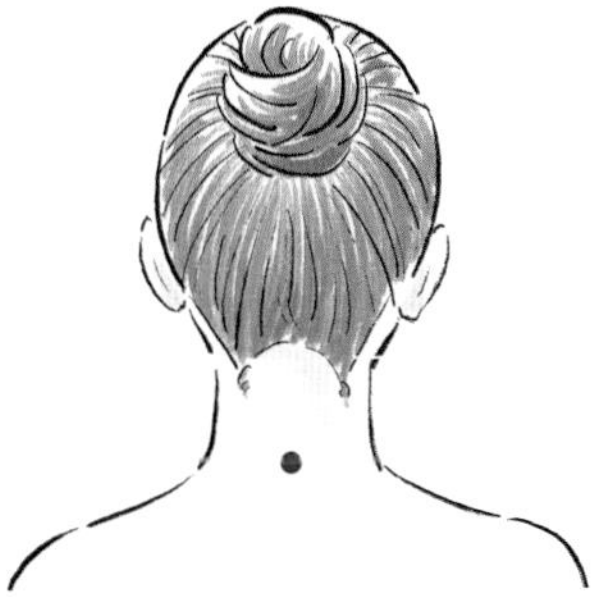

頭を前に倒したときに、首の後ろで一番出っ張っている骨のすぐ下のくぼみにあるツボ。アレルギー症状全般の改善が期待できます。

食べて改善

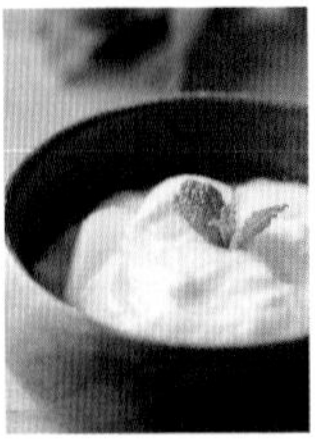

ヨーグルトで免疫力アップ

乳酸菌を含むヨーグルトで腸内環境を整えることで、免疫力アップが期待できます。粘膜を保護する作用もあるので花粉症対策にぴったりです。

温める食材で気と水を巡らせる

鼻に症状があるときは、長ねぎ、しょうが、シナモンなどの体を温める食材がおすすめ。いつもの料理にプラスしましょう。

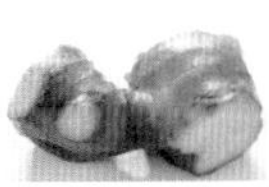

しょうが

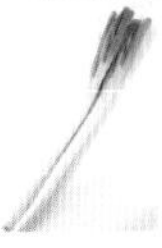

長ねぎ

【上半身の不調】症状 1

頭痛

ズキズキと痛む、頭全体が重い、締めつけられるように痛むなど症状はさまざま。激しく痛む場合や、痛みが日に日にひどくなるときは病院を受診しましょう。

関連症状 肩こり・首こり➡P94

痛み方によって偏頭痛と緊張型頭痛にわかれる

かぜなどの疾患がなく慢性的に起こる頭痛には、偏頭痛と緊張型頭痛があります。ズキズキと脈打つような痛みで吐き気をともなうこともあるのが偏頭痛で、頭全体が締めつけられるように痛むのが緊張型頭痛です。緊張型頭痛は、瘀血による肩や首のこりからくるものと、余分な水分の停滞からくるものがあります。また、気温や気圧の低下、冷たい風など、外の環境が頭痛を招くこともあります。

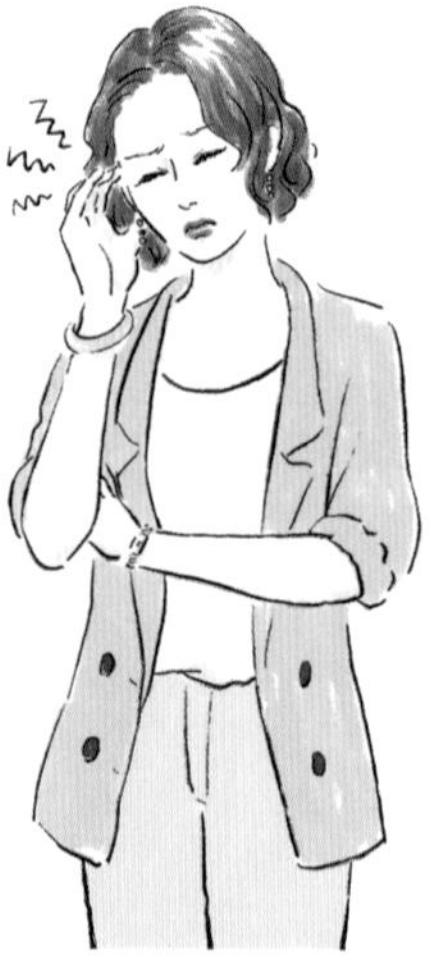

養生のポイント

まずは頭痛のタイプを探ることが大切。いずれのタイプでも痛みがおさまるまでは安静にすごしましょう。

漢方薬を選ぶなら

五苓散《ごれいさん》

気圧や気温の変化で生じる頭痛に。水の巡りをよくする作用があり、めまいや乗り物酔いがある人にもおすすめ。

頭痛のタイプを知ろう

1 冷えや吐き気のある 偏頭痛タイプ

突然痛みが出るのが特徴で、吐き気がすることもあります。体の冷えが要因となることも。動くと痛みが悪化するので安静が第一です。

2 首から肩にこりのある 緊張型頭痛タイプ

首や肩がこっているなら、血の巡りの悪さが頭痛を引き起こしている可能性が高いです。ストレスや緊張が原因となることもあります。

3 胃腸が弱って 頭が重いタイプ

頭全体が重いと感じる場合は、胃腸の機能が弱って水が停滞しています。胃腸のはたらきを高めて水分代謝を改善しましょう。

4 天気が悪くなると 頭痛が出るタイプ

天気の悪い日に頭が痛くなる人は、事前に予報をチェックして安静にするなど対策を。気圧や天候の変化にも気をつけて。

食べて改善

黒糖で瘀血を改善する

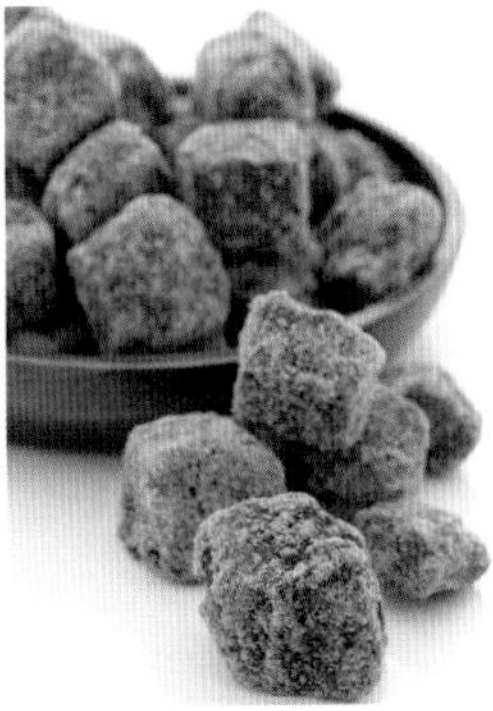

黒糖には血の滞りを改善するはたらきがあります。こりや冷えがある人は、ホットドリンクに黒糖を入れて楽しんでみて。

こわばりをほぐす食材をとる

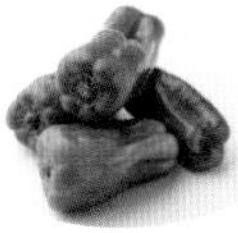

ピーマン

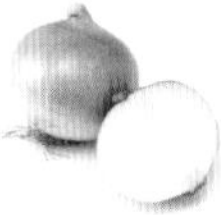

たまねぎ

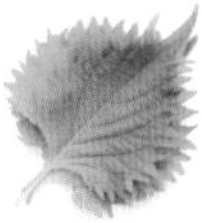

しそ

気の巡りをよくするピーマン、たまねぎ、しそなどを積極的に食べましょう。こりかたまった体をほぐしてリラックスさせてくれます。

緑茶ですっきり

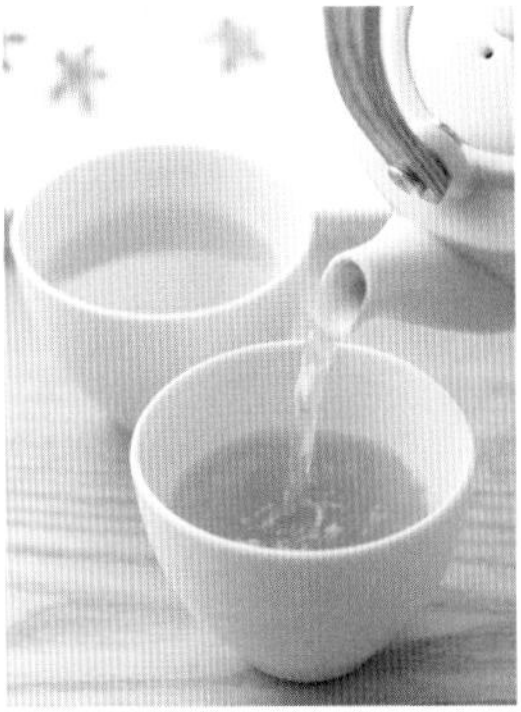

緑茶には頭痛を軽減し、頭をすっきりさせるはたらきがあります。また、カフェインには血管収縮作用があるので偏頭痛に効果的です。

暮らしで改善

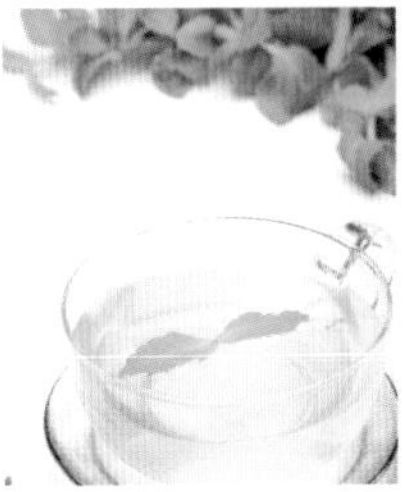

眠る前にミントティーを

リラックス効果のあるミントティーでストレスや緊張をほぐして気分をリフレッシュ。寝る前や仕事の合間にぴったりです。

ベッドの中でスマホはNG

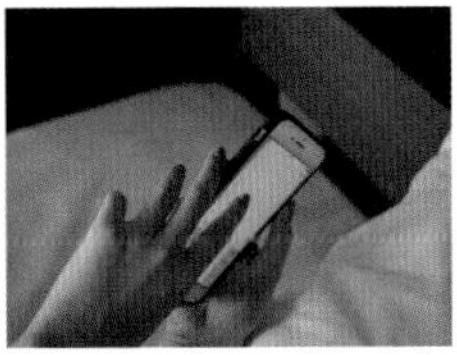

頭痛は光や音などの刺激で悪化します。休んでいるつもりでも、スマホのライトを浴びていたら症状がひどくなることも。ベッドに入ったらスマホは手離して。

ツボ押しで改善

「風池《ふうち》」を押して全体の症状をやわらげる

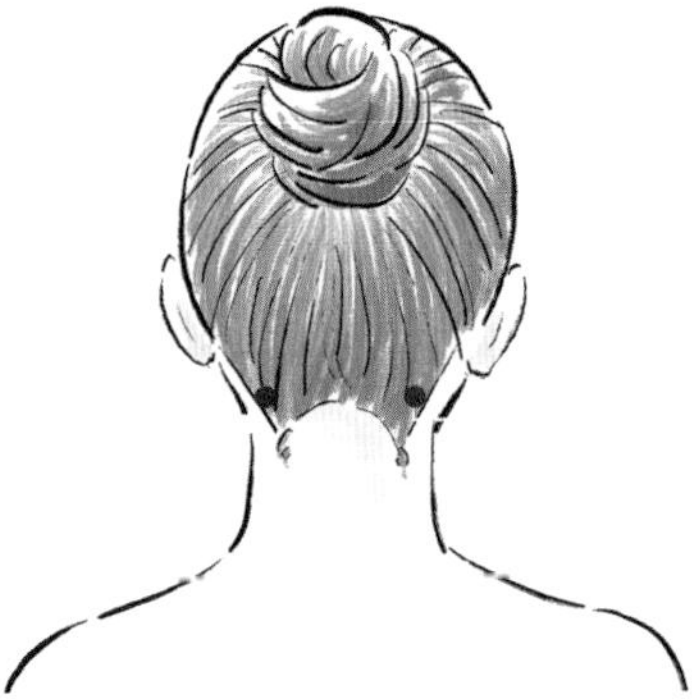

耳たぶの後ろにある出っ張った骨の下縁と、後頭骨の下のくぼみとの中間にある髪の生え際のツボ。頭痛やめまいに有効です。

疲れ目（眼精疲労）

目のかすみや乾燥、充血、痛みなどの症状が出る疲れ目。
目の酷使だけでなく、肝や腎の弱りも原因となります。

関連症状 めまい➡P98

疲れ目が悪化すると めまいや吐き気もともなう

スマートフォンやパソコンなど、液晶画面を見る時間が長い現代人は目を酷使しています。そのため、目がかすむ、乾燥する、充血するなどの疲れ目に悩む人も増えています。

目は五臓の肝や腎と関係が深く、これらが弱っているときに症状が出やすくなります。症状が出たら、目を休めるのはもちろん、肝や腎をケアすることも大切です。ひどくなるとめまいや吐き気をともなうこともあるので、早めに対処しましょう。

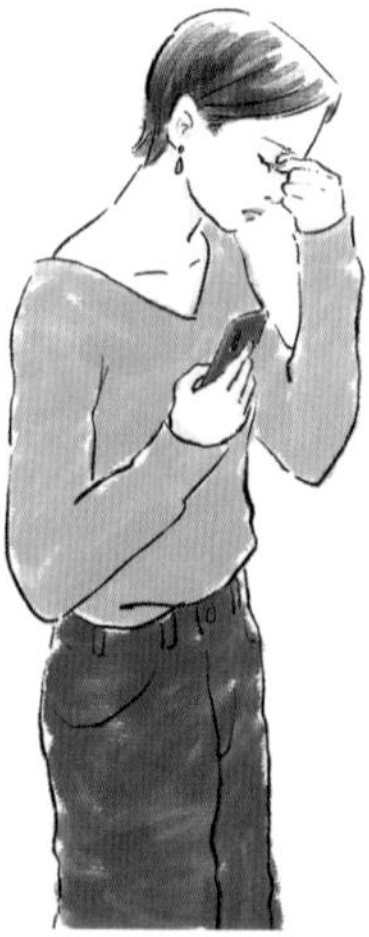

疲れ目のタイプを知ろう

1 酷使しすぎで 目がかすむタイプ

スマホやパソコン、ゲームなどで目に負担がかかり、充血しているタイプ。なるべくこまめに休息をとり、目を休ませましょう。

2 体に熱がこもる 白目充血タイプ

目を酷使したわけでも睡眠不足でもないのに充血しているなら、体に熱がこもっているサインです。熱をとる食材を食べましょう。

3 肝が弱っている ドライアイタイプ

血をコントロールする肝が弱ると、目が乾燥したり疲れやすくなったりします。このタイプは、肝を疲れさせるストレスが大敵です。

4 加齢にともなう 視力減退タイプ

中高年以降にだんだん目の疲れを感じるようになったタイプ。加齢によって腎の機能が衰え、その影響が目に出ています。

養生のポイント

液晶画面に囲まれた現代の生活では、普通にすごしていても目は疲れがち。意識して休ませる必要があります。

漢方薬を選ぶなら

桂枝加竜骨牡蛎湯《けいしかりゅうこつぼれいとう》

眼精疲労軽減のほか、神経の昂りを抑え気持ちを落ち着けたり、体を温めたりする作用もあります。

食べて改善

クコの実を料理にプラスする

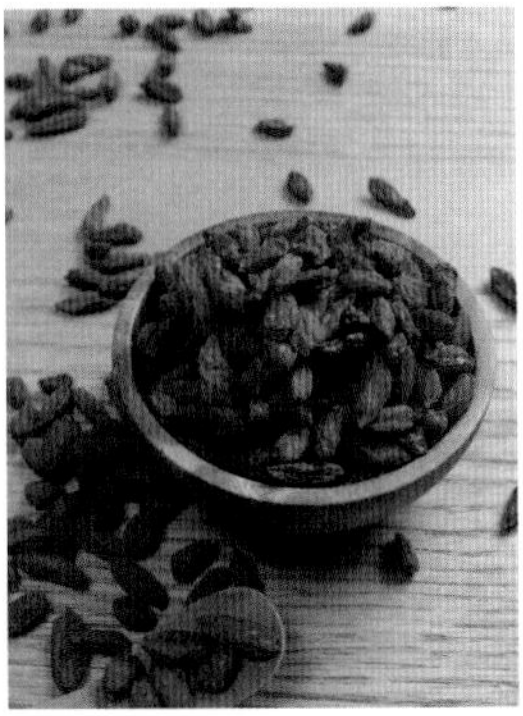

クコの実はドライアイや視力の低下、目のかすみなどに効果的な「食べる目薬」。目の症状が気になったら、料理に加えてみて。

菊花の酢の物で肝を助ける

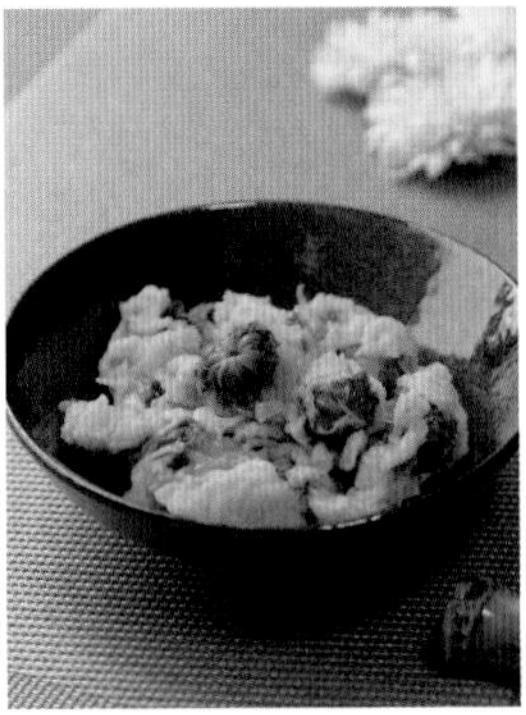

菊花は肝を元気にする食材です。また、肝が弱っているときには酸っぱい食べ物をとるとよいので、酢の物にするとより効果的です。

アサリやシジミの味噌汁を飲む

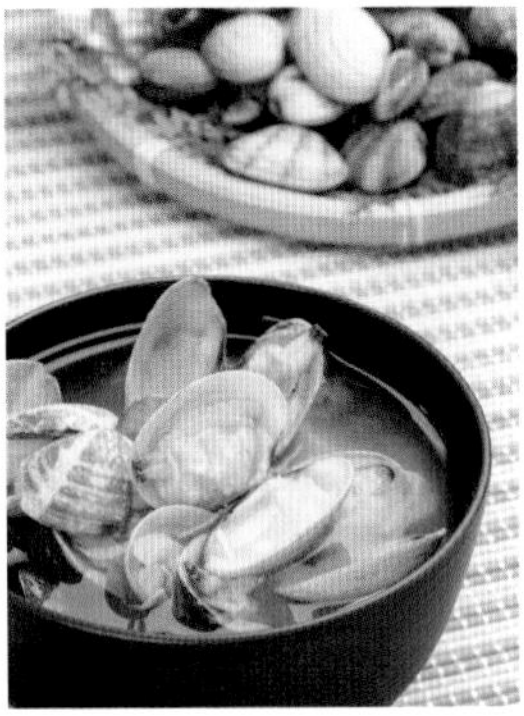

腎のはたらきを高めるアサリやシジミの味噌汁を飲んで、目の疲れをとりましょう。貝類以外では、山いもにも同様の効果があります。

暮らしで改善

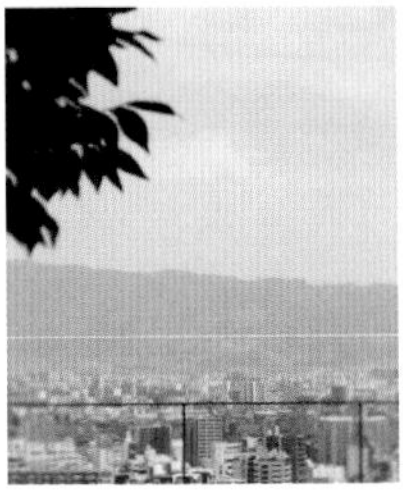

窓の外の景色を楽しむ

近くばかり見ていると目が緊張し、疲れがたまります。1時間に1度などタイミングを決めて、遠くの景色を見るようにしましょう。

ホットタオルで目を温める

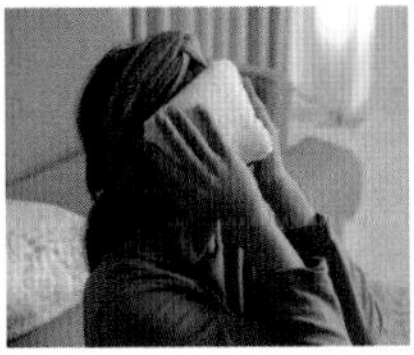

目が疲れたときは、ホットタオルで温めるのがおすすめ。血行がよくなり緊張がほぐれます。ただし、充血しているときは温めるのはNGです。

ツボ押しで改善

「攅竹《さんちく》」を押して目の諸症状をやわらげる

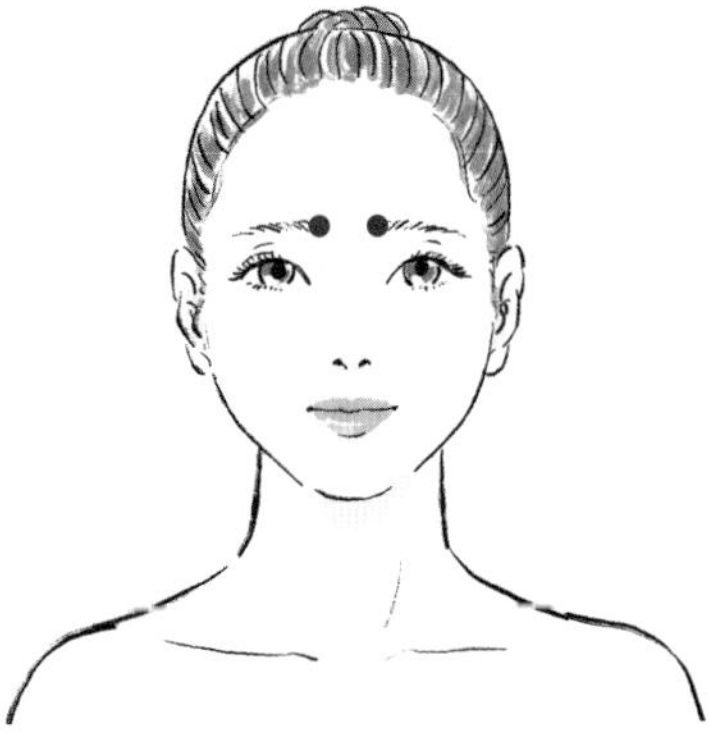

左右の眉毛の目頭側の端のくぼみにあるツボ。疲れ目や視力低下など、目のトラブル全般に効くツボとして知られています。

【上半身の不調】症状 3

肩こり・首こり

肩や首、背中全体のこわばりや痛みは、筋肉のこりによる症状。
気・血・水のバランスを正して、筋肉をほぐします。

関連症状 頭痛➡P90　むくみ➡P118　冷え➡P122

気・血・水の滞りが肩や首のこりを招く

首から肩にかけてのこりは、根本的に治すのが難しいつらい症状のひとつ。東洋医学では、気・血・水いずれかの停滞が原因と考えます。

ストレスや緊張からくるこりは、気の滞りタイプ。筋肉がかたまっていて冷えも感じるなら、血の滞りタイプ。肩や首全体がだるくて重いなら、水の滞りタイプです。患部を温めたりもんだりするだけでなく、気・血・水の巡りの改善も心がけましょう。

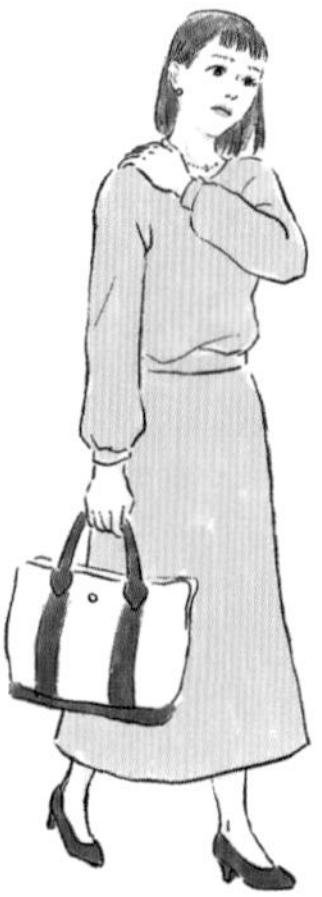

養生のポイント

こりのほかにどんな症状があるかをチェック。自分のこりが何タイプなのか見極めて対策するのがカギです。

漢方薬を選ぶなら

葛根湯《かっこんとう》

体を温める作用があり、うなじから背中にかけてのこりに最適です。ただし、胃腸が弱い人には不向きです。

肩こり・首こりのタイプを知ろう

1
血行が悪い
ドロドロ血タイプ

肩や首がガチガチにかたまっているタイプ。長時間同じ姿勢でいる人によく見られます。ストレッチが予防に役立ちます。

2
頭痛やめまいのある
気の滞りタイプ

ストレスや緊張で肩・首がこるタイプ。頭痛やめまい、疲労感などをともなうことが多いです。香りのよい食材で気の巡りをよくして。

3
水太りに多い
だる重タイプ

重だるく感じ、触るとやわらかならむくみが原因。雨の日や湿度の高い日に症状が出やすいのが特徴です。余分な水分を排出しましょう。

4
肩が上がらない
五十肩タイプ

強い痛みがあり、腕を自由に動かせないなどの症状が出ます。温めすぎや冷やしすぎはいけません。動かせる範囲で動かします。

食べて改善

わかめスープでむくみをとる

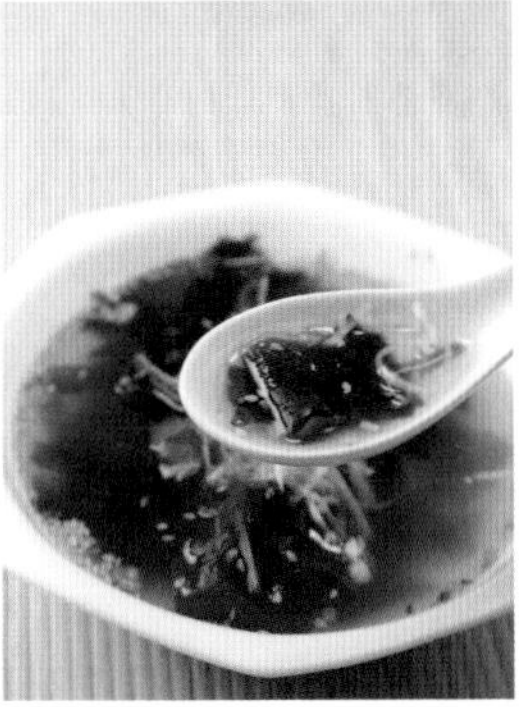

わかめがたっぷり入ったスープで、余分な水を流してデトックス。わかめや昆布などの海藻類は、水の流れをよくしてくれます。

セロリを食べて気を晴らす

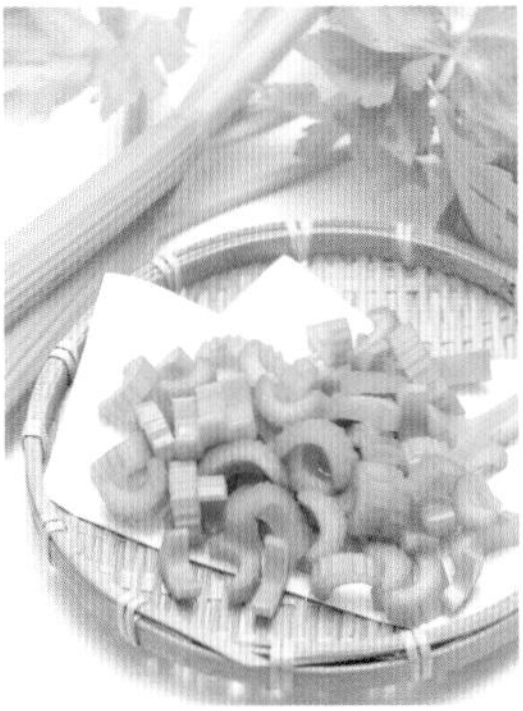

セロリやしそなどの香りのある食材は、気の巡りをよくしてくれます。ピーマンやみかん、ジャスミンティーもおすすめです。

シナモンティーで血の巡りを改善

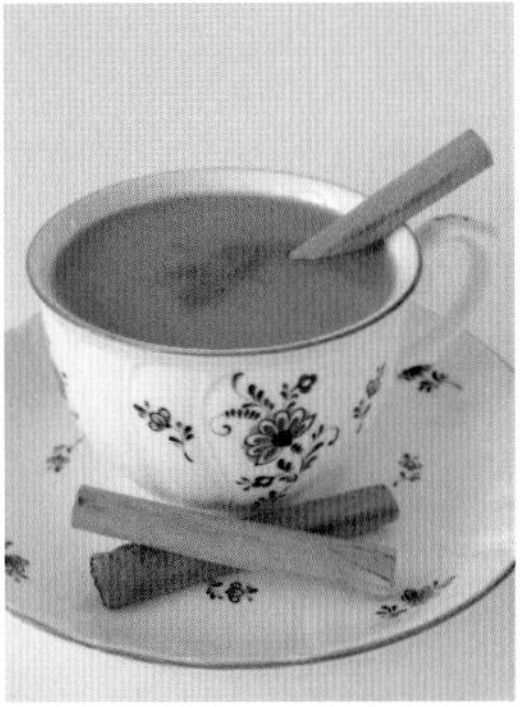

シナモンには体を温める作用があります。瘀血タイプに限らず、肩こり・首こり全般に効果的なので、紅茶などに加えるとよいでしょう。

暮らしで改善

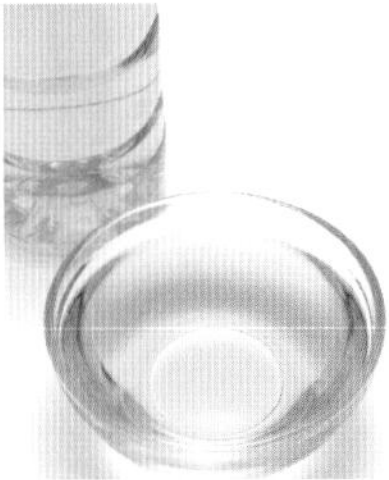

酢を入浴剤の代わりに使う

酢には体を温めて血行をよくする作用があります。お風呂の湯に入れると、体がポカポカに温まります。

肩や首を動かしてこりを予防

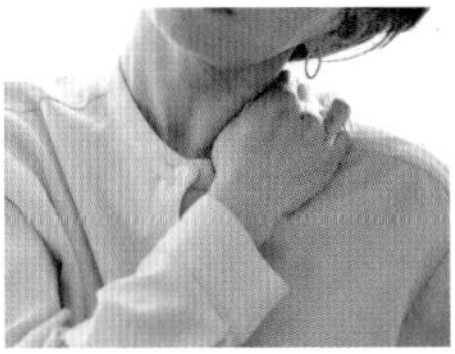

長時間同じ姿勢でいると、血行が悪くなり筋肉がかたまってしまいます。ときどき首や肩をまわして動かすことで、こりを予防できます。

ツボ押しで改善

「風《ふう》池《ち》」を押して首すじの血行を促進

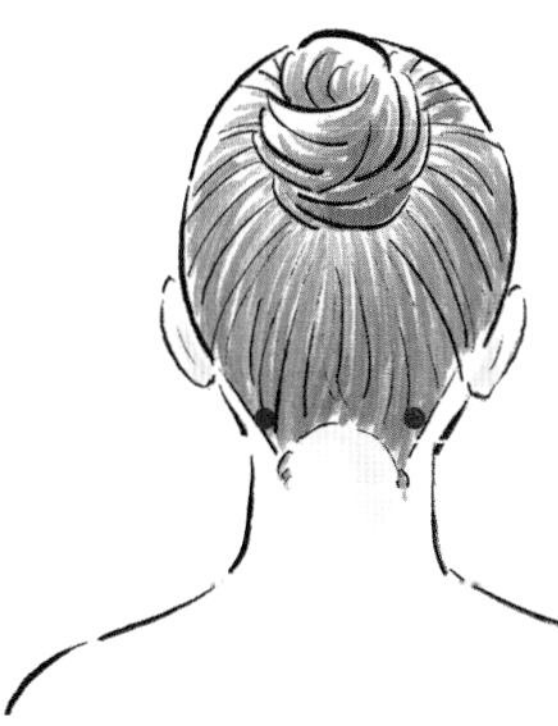

耳たぶの後ろにある出っ張った骨の下縁と、後頭骨の下のくぼみとの中間にある髪の生え際のツボ。頭痛やめまいを併発しているときにおすすめです。

【上半身の不調】症状 4

鼻水・鼻詰まり

慢性的に鼻水・鼻詰まりがあるなら、まずは水の停滞タイプか
熱のこもりタイプかをチェック。体質に合った対策をとりましょう。

関連症状 かぜ➡P82　花粉症➡P89

サラサラ鼻水とドロドロ鼻水に大別できる

鼻水や鼻詰まりは、鼻水の状態によって大きく2つのタイプにわけられます。ひとつ目はサラサラして水っぽいタイプです。このタイプの人は、体が冷えて水の巡りが悪くなっていると考えられます。もうひとつは膿のように粘度が高いタイプで、体に熱がこもっている可能性が高いです。

鼻炎は慢性化すると、副鼻腔炎（蓄膿症）や嗅覚障害にもつながるので、放置せず対策しましょう。

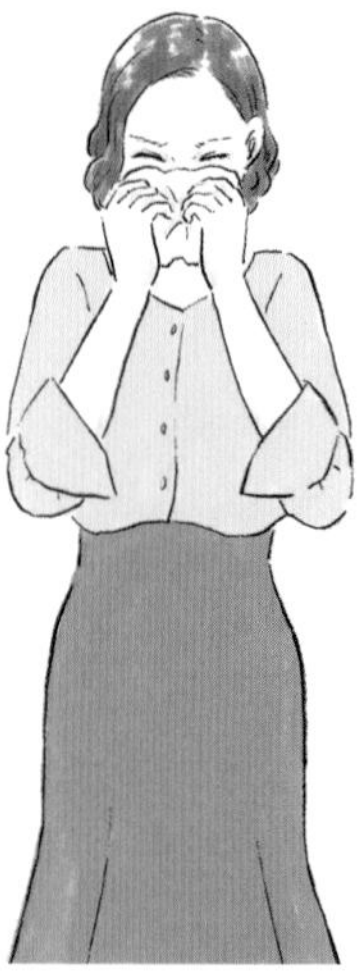

養生のポイント

鼻水がサラサラかドロドロかをまずは確認。鼻詰まりは、鼻の粘膜の炎症を抑えることで改善します。

漢方薬を選ぶなら

小青竜湯《しょうせいりゅうとう》

水の巡りをよくする作用があり、鼻水が水っぽいタイプにおすすめ。気管支炎やぜんそくにも使われます。

鼻水・鼻詰まりのタイプを知ろう

1
体に冷えのある
水鼻タイプ

鼻水が水っぽいタイプは、水分代謝が乱れています。体が冷えないようにして、水の巡りをよくする食材を食べて対策を。

2
熱がこもっている
ドロドロ鼻タイプ

膿のように濃い鼻水が出るときは、体に熱がこもった状態です。発汗を促す食材や炎症を抑える食材をとるのが効果的です。

3
熱やのどの痛みがある
かぜの症状タイプ

発熱やのどの痛みもある場合は、かぜの症状として鼻水が出ているパターン。粘膜の炎症を鎮める食材をとるのが有効です。

4
目にかゆみがある
アレルギータイプ

目のかゆみや充血、くしゃみなども併発している場合は、アレルギー性鼻炎の可能性があります。まずはアレルゲンを特定しましょう。

食べて改善

海藻サラダで鼻粘膜を保護

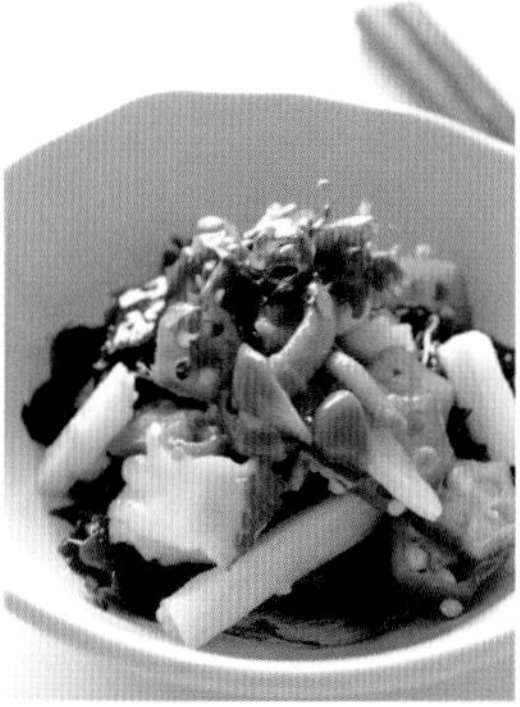

海藻には粘膜を保護する作用があります。同じく粘膜の保護に役立つネバネバ食材と合わせてサラダにするのがおすすめです。

発汗を促して鼻詰まりを解消

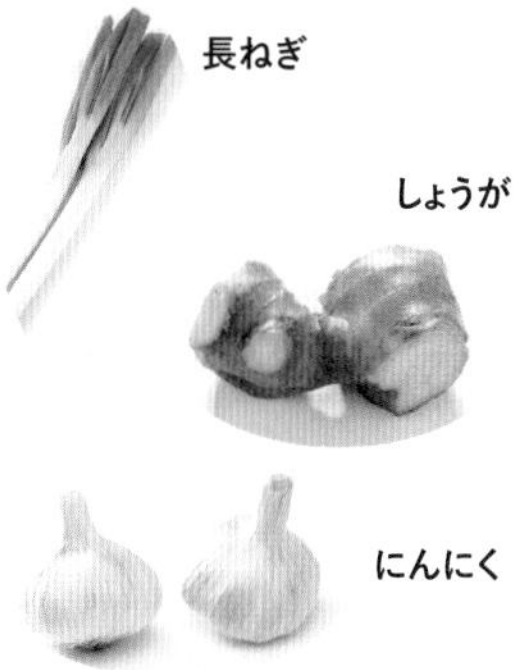

かぜの症状で鼻詰まりがあるときは、長ねぎやしょうが、にんにくなど体を温める食材をとって発汗を促し、鼻の通りをよくします。

れんこんで粘膜の炎症を鎮める

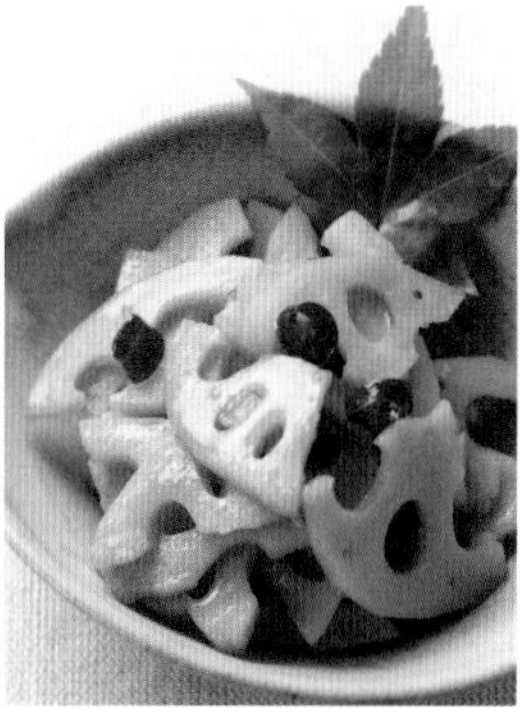

れんこんには粘膜の炎症を鎮める作用と、水の巡りを正す作用があります。食欲がないときはすりおろして使うと食べやすくなります。

暮らしで改善

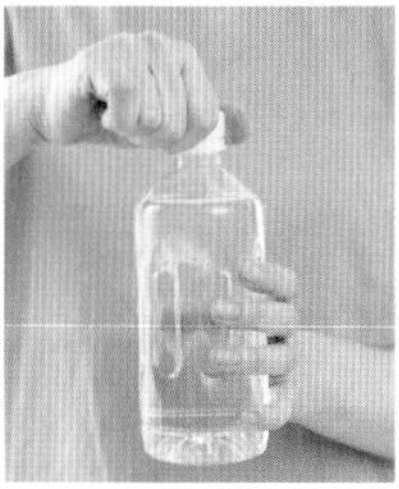

こまめに水を飲む

熱がこもるタイプなら水分補給を。熱を冷まして炎症を抑え、鼻の詰まりを改善します。一気飲みせずこまめにとるのがポイントです。

冷えないよう対策する

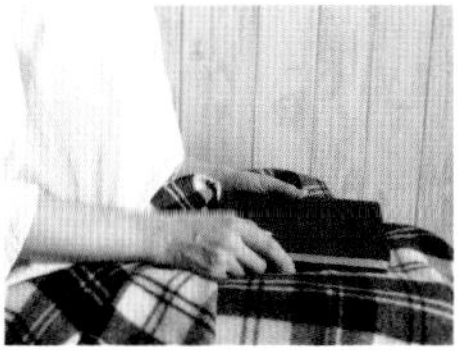

水がたまるタイプなら、水分代謝を悪くする冷えは大敵です。夏場のクーラーにも注意が必要。ひざかけなどで冷え対策を心がけてください。

ツボ押しで改善

鼻の通りをよくする「上星《じょうせい》」を押す

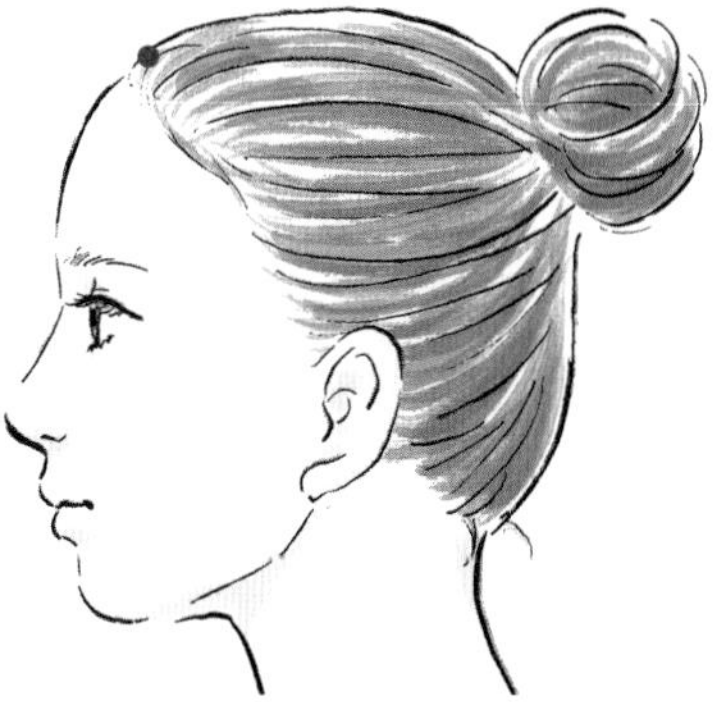

顔の中心のライン上で、髪の生え際から一寸上にあるツボ。鼻の通りをよくして炎症も鎮めてくれるので、鼻詰まりに効果的です。

【上半身の不調】症状 5

めまい

フワフワと足元がおぼつかなくなるめまい。ひどくなると、吐き気や頭痛をともなって寝込んでしまうことも。血と水の巡りを改善しましょう。

関連症状 むくみ➡P118　貧血➡P124

原因不明のめまいは血や水の乱れを疑う

目の前がグルグルまわる、ふらふらして立てない、立ち上がるときにふらつく。このような症状は重大な病気の可能性もあるので、まずは病院を受診しましょう。

原因がはっきりしないめまいなら、血の不足や水の停滞が考えられます。血が足りていない場合に起こるのは、低血圧性のめまいです。水の巡りが悪い場合は、体内に余分な水分がたまり、めまいにつながります。胃腸が弱い人に多いタイプです。

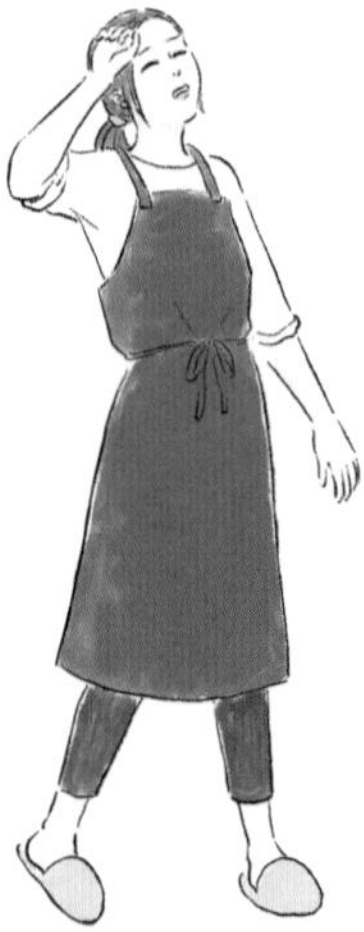

ツボ押しで改善

「百《ひゃく》会《え》」を押して 気・血・水を巡らせる

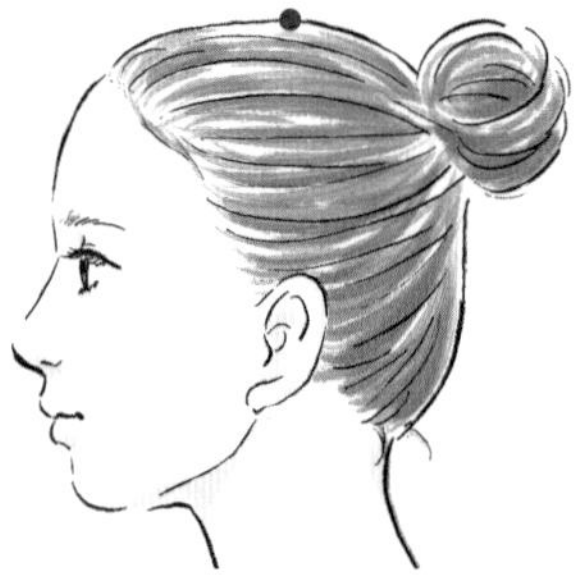

頭のてっぺんの、体の中心を縦に走る線と、両耳を結んだ線が交差する部分にあるツボ。めまいがある人はここがむくんでいます。

食べて改善

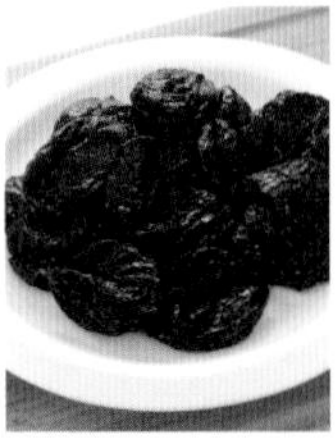

プルーンを食べて貧血を改善

低血圧タイプの人は、おやつにプルーンを食べるのがおすすめ。血を補って貧血を改善するのに役立ちます。レバーも効果的です。

ハトムギでむくみをとる

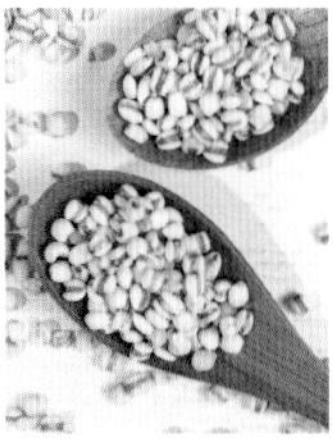

水の巡りが悪いタイプの人は、ハトムギを食べましょう。水分代謝を改善して、めまいの原因となるむくみをとってくれます。

【上半身の不調】症状 6

耳鳴り

原因がわからず、なかなか改善しないことが多い耳鳴り。
聞こえる音から体内バランスの乱れを見極めて対策しましょう。

関連症状 むくみ➡P118

どんな音が聞こえるかでタイプがわかる

実際には音がしていないのに、耳の中で音が聞こえるのが耳鳴りです。

めまいやむくみもあるときは、体内に水がたまっているのが原因です。このタイプの耳鳴りは水音のような音が聞こえます。金属音のようなキーンという音が聞こえるなら、気の巡りが悪くなっているタイプ。ストレスが引き金になります。ジーッとセミの鳴き声のような音が聞こえるときは、老化にによる腎の衰えが原因です。

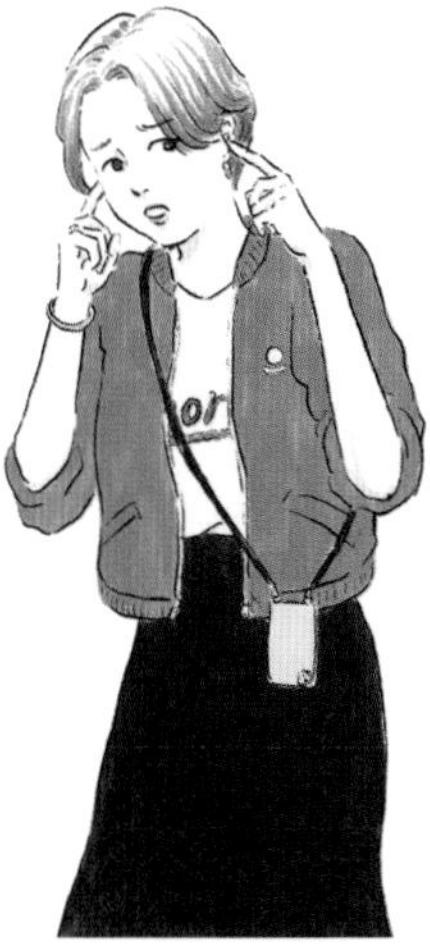

ツボ押しで改善

耳の不調には「聴宮《ちょうきゅう》」が効果的

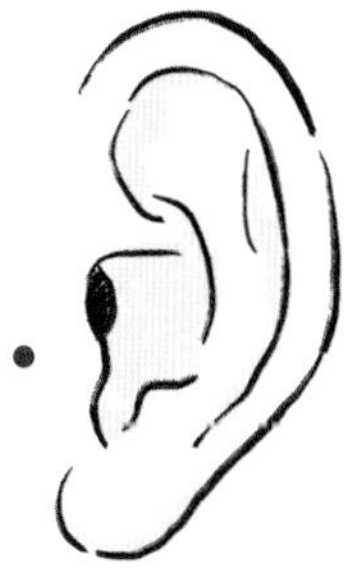

耳の穴の前の軟骨が出っ張った部分の手前、口を空けるとくぼむ部分にあるツボ。耳鳴りをはじめとする耳の不調によく効きます。

暮らしで改善

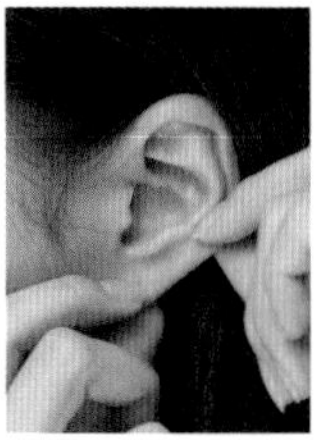

マッサージで耳鳴り予防

耳をマッサージして血流やリンパの流れをよくすることで、耳鳴りを予防・改善できます。お風呂上りの習慣にするのがおすすめです。

腰を温めて腎をいたわる

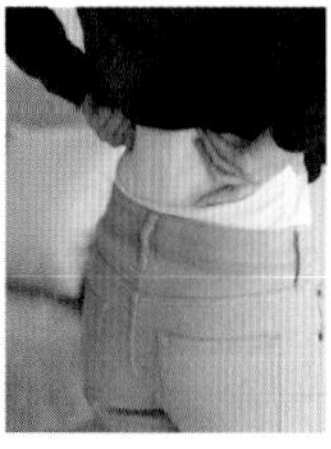

加齢にともなう耳鳴りには、腎を養うのが効果的。腎は冷えに弱いので、冷やさないように腰まわりをカイロなどで温めます。

【上半身の不調】症状 7

せき

長引くせきは、気管支や肺が弱ることによって起こります。
乾燥し気温が下がる秋から冬にかけては要注意です。

関連症状 かぜ➡P82

粘膜や肺の乾燥がせきや痰の原因になる

せきが出るときは、痰が多いか少ないか、急性か慢性かなどによって対処法が変わります。風邪《ふうじゃ》（15ページ）が体にとりついたり、のどの粘膜が乾燥や刺激で炎症を起こしたり、熱がこもっていたりと、さまざまなタイプがあるので、状態に合った養生が必要です。

また、のどや気管支との結びつきが強い肺を養うことも大切です。肺は乾燥に弱いので、潤す食材をとるようにしましょう。

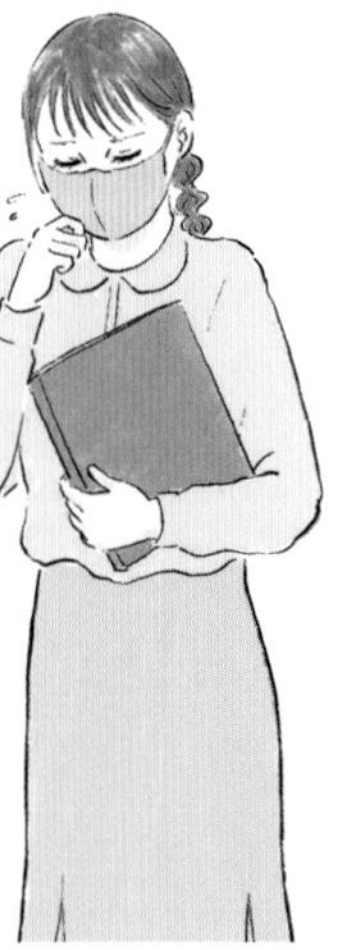

養生のポイント

乾燥を防ぎ、のどを潤して予防しましょう。のどの不調と関係が深い肺を強化するのもポイントです。

漢方薬を選ぶなら

柴朴湯《さいぼくとう》

かぜの症状としてのせきや痰がなかなか切れないときに最適な漢方薬。のどの炎症を鎮めてくれます。

せきのタイプを知ろう

1

かぜが長引きがちな

痰が多いタイプ

かぜの治りかけにせきが出始めて、症状が長引くタイプ。かぜで消耗した体力を回復させ、のどの炎症をとることが大切です。

2

痰は少なく乾燥した

空せきタイプ

乾いたせきが出る人は、体に熱がこもって乾燥した状態です。痰は粘り気があり量が少ないのが特徴。潤いの補給が必要です。

3

粘膜の刺激に弱い

アレルギータイプ

花粉症やアレルギー性鼻炎があり、寒暖差やほこりなどでせきが出やすいタイプ。粘膜を刺激する香辛料やスパイスは控えて。

4

気管支が弱い

ぜんそくタイプ

もともと気管支が弱く、ぜんそく症状があるタイプ。せきや痰が出やすい体質です。秋から冬にかけては乾燥しないよう対策しましょう。

食べて改善

ぎんなんを食べて せき・痰を止める

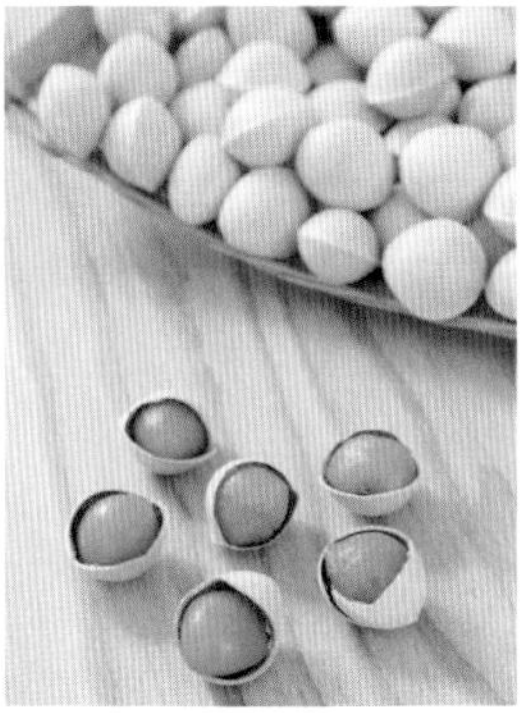

秋の味覚であるぎんなんには肺を温める作用があり、せき止め、痰止めの効果があります。ぜんそくにもよいとされています。

梨のジュースで 肺を潤す

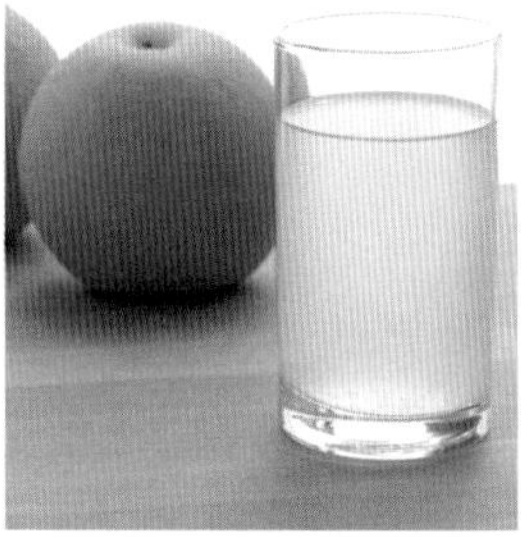

痰がからむときは梨のジュースを。肺の熱をとって潤す作用があります。大根やれんこんなど白い食材には同様のはたらきがあります。

きんかんの はちみつ漬けを食べる

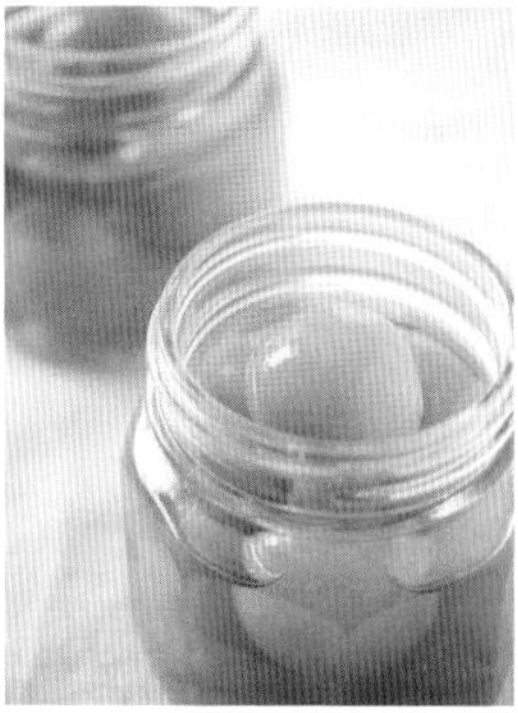

きんかんのはちみつ漬けは、昔からせき止めとして重宝されてきました。かりんや大根のはちみつ漬けもおすすめです。

暮らしで改善

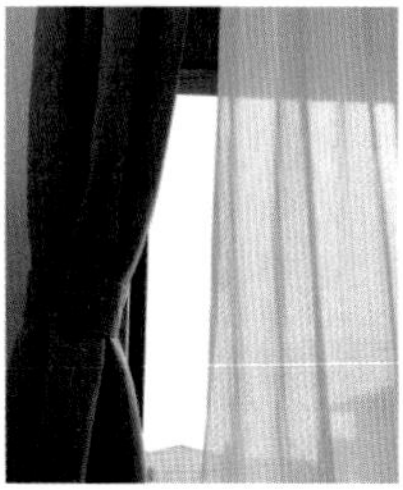

換気で空気を入れ替える

空気がよどんでいたり、ほこりが舞っていたりすると肺を弱らせる原因になります。とくに、掃除をするときは換気必須です。

汗のかきすぎに注意する

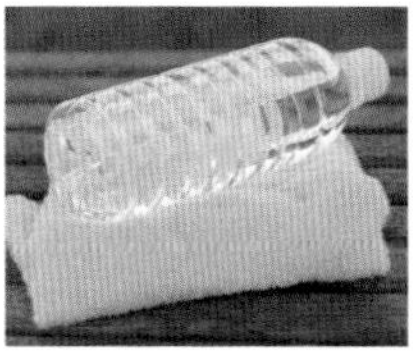

空せきが多いタイプや体が熱っぽいタイプは、汗をかきすぎないように気をつけて。体内の水分が失われないよう、こまめな水分補給も忘れずに。

ツボ押しで改善

呼吸器系の症状には 腕の「尺沢《しゃくたく》」を押す

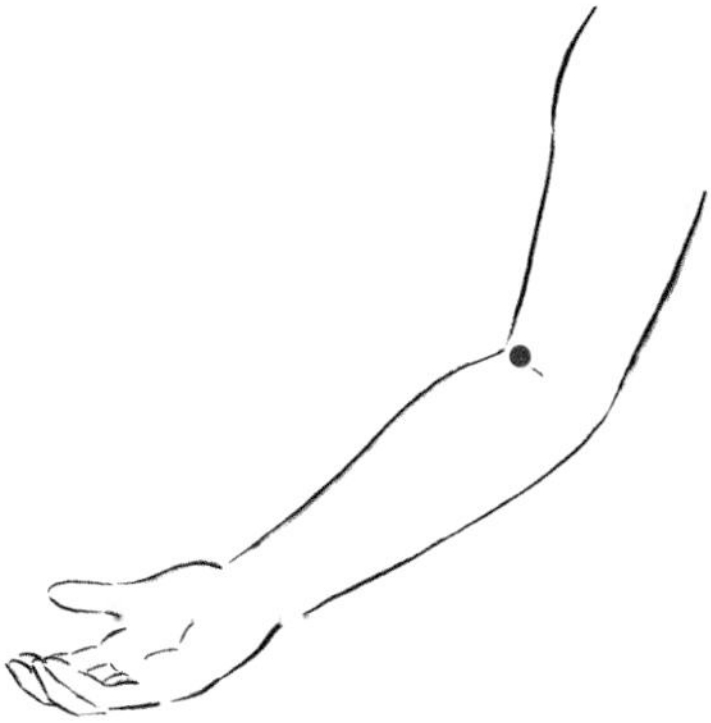

ひじを曲げたときにひじの内側にできるシワの線上の、腱の親指側にあるツボ。せき、痰、ぜんそくなど、呼吸器系の不調全般によく効きます。

動悸・息切れ

それほど激しく動いたわけでもないのに動悸・息切れがあるなら、
気の不足やストレスによる緊張状態などが考えられます。

関連症状 疲労・倦怠感➡P80

エネルギー不足の気虚によく見られる症状

胸がドキドキする、少し動いただけで息が切れる。そんな動悸・息切れは、気が不足した気虚の人に起こりやすい症状です。エネルギーが不足して体力が低下することで起こります。

また、ストレスや緊張を感じたときに起こる場合や、胃腸のはたらきが弱っている場合、心《しん》の機能が弱って起こる場合もあります。心臓の病気が隠れていることもあるので、まずは医師に相談しましょう。

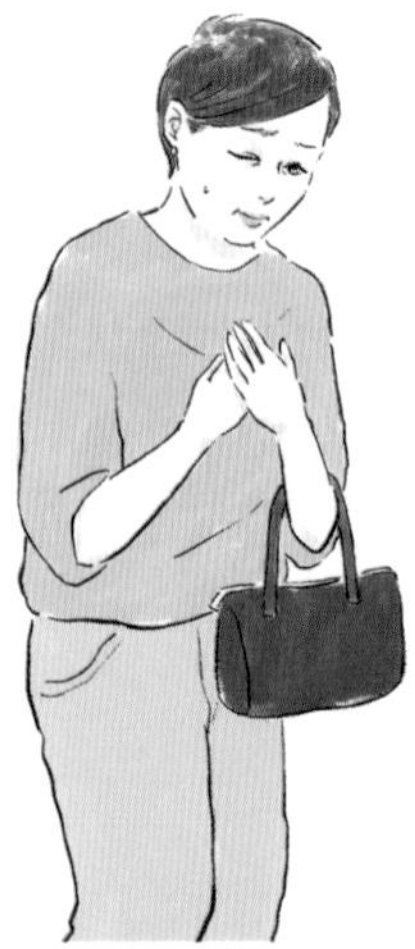

養生のポイント

動悸・息切れを感じたら、まずは休息を。無理に動かずひと息つきましょう。普段からゆっくり動くことを心がけて。

漢方薬を選ぶなら

半夏厚朴湯《はんげこうぼくとう》

不安感が強く、気分の落ち込みやのどの異物感があったり、不眠をともなう場合に向いています。

動悸・息切れのタイプを知ろう

1 エネルギーがない 気の不足タイプ

気・血・水のうち気が十分でないタイプ。体力が低下して疲れやすく、元気がないのが特徴です。気を補うことで改善できます。

2 ストレスで起こる 心因性タイプ

強いストレスが原因で起こるタイプ。不安感や気持ちの落ち込み、不眠などがあるときは、心因性の動悸であることが多いです。

3 脈に異常を感じる 心《しん》の弱りタイプ

脈がとんだりつまったりする感覚があるタイプは、心が弱っています。心臓の異常の場合もあるので一度病院で診断を受けましょう。

4 胃腸が弱い 虚弱体質タイプ

胃腸のはたらきが弱い虚弱体質で、疲れやすいタイプです。消化・吸収がスムーズにいかず、エネルギー変換の効率が落ちています。

食べて改善

心因性の動悸には ゆり根

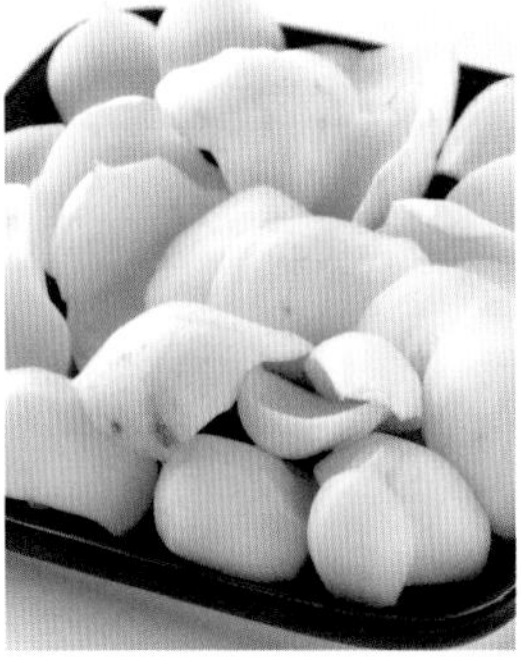

ゆり根は心を落ち着かせる作用があります。ストレスや緊張など精神的な負担で起こる心因性の動悸を予防・改善するのに役立ちます。

かぼちゃで エネルギーチャージ

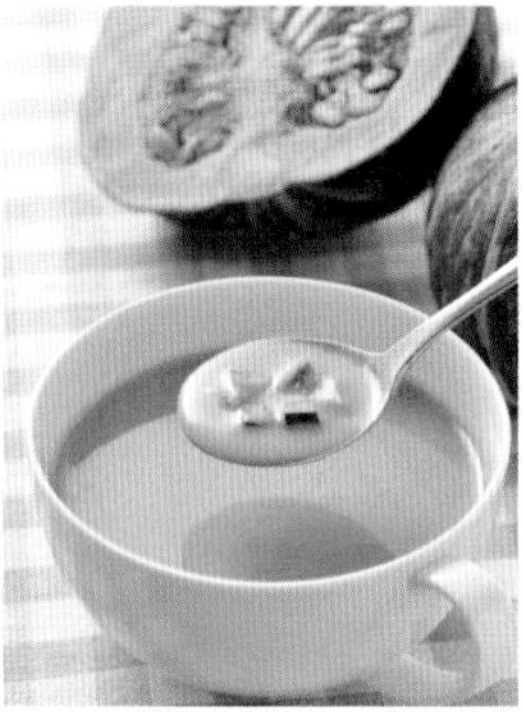

かぼちゃのスープは気が不足している人にもってこい。消化によく、エネルギー補給率も高いのでおすすめです。

シナモンで 心を助ける

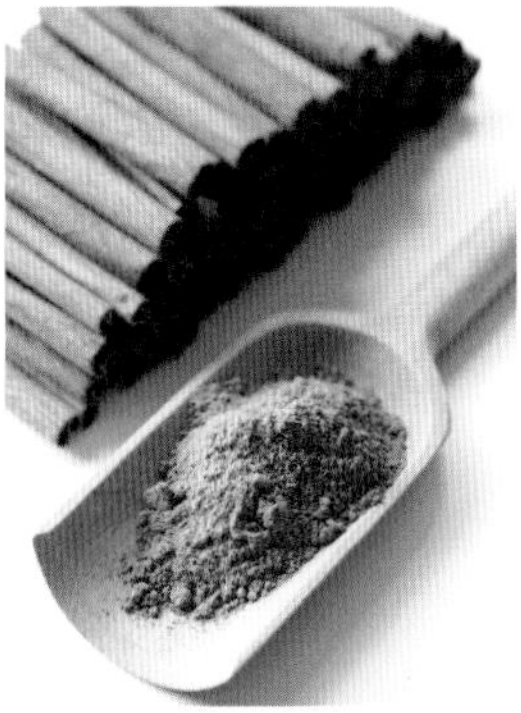

シナモンには気を増やして心のはたらきを高める作用があります。飲み物に入れたり、トーストに振りかけたりして取り入れてみて。

暮らしで改善

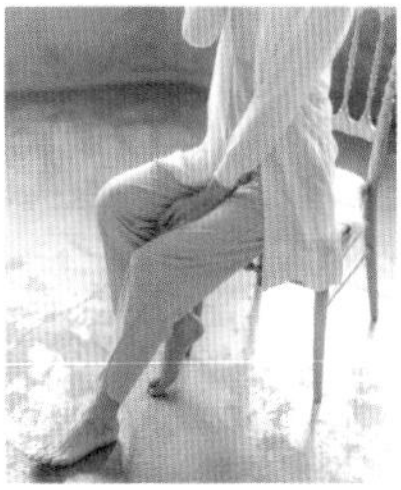

無理に動かず 座って休む

動悸や息切れを感じたら、無理をせず落ち着くまで休みましょう。急に激しく動くのもNG。いつもゆっくり動くよう心がけます。

首や肩を 動かして ほぐす

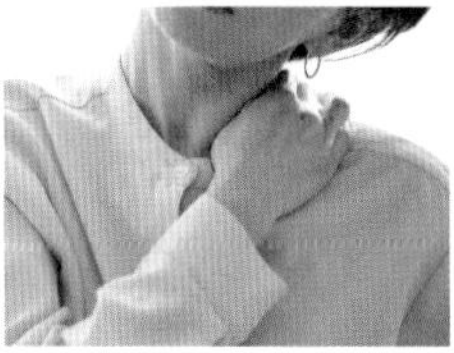

首や肩の緊張状態をほぐして心身をリラックスさせます。気の巡りがよくなり、動悸や息切れが起こりにくい状態になります。

ツボ押しで改善

「郄門《げきもん》」を押して 胸のソワソワを緩和

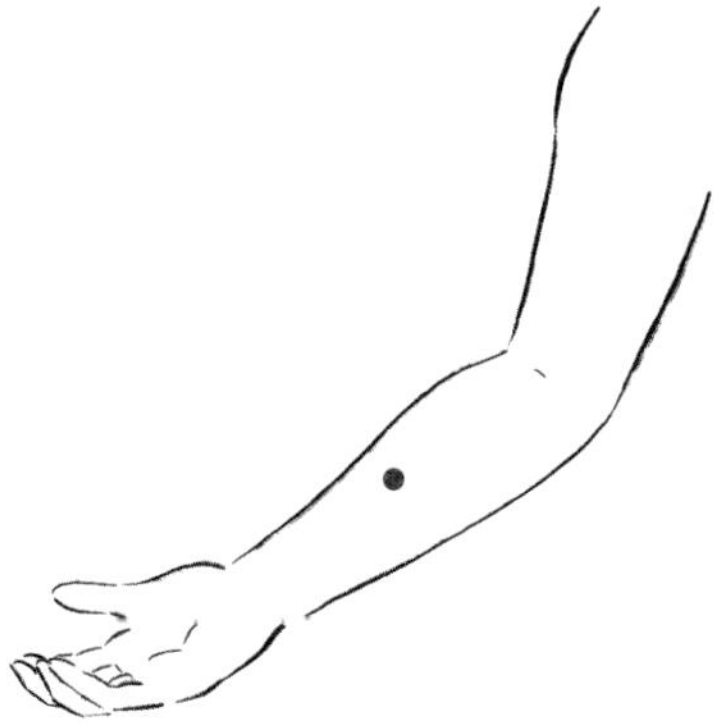

腕の内側、手首とひじのちょうど中央で2本の腱の間にあるツボ。心の熱を冷ましてリラックスさせ、気持ちを落ち着かせる効果があります。

【上半身の不調】症状 9

のぼせ

顔まわりがカッと熱くなるのぼせは、更年期の女性によく見られる不調です。
水の不足、血行不良、気の詰まりなどがのぼせの原因になります。

関連症状 肩こり・首こり➡P94　更年期障害➡P130

発汗や頭重感、動悸などの症状をともなうこともある

のぼせは顔や頭の周辺が熱っぽくなる症状です。のぼせと同時に汗が吹き出したり、頭がぼんやりしたり、動悸がすることもあります。気温の熱さ、入浴での温まりすぎ、運動の直後など一過性の場合もありますが、体内バランスの乱れによって慢性化している場合もあります。

体内の水分が不足する津液不足や、血の巡りが悪い瘀血、気の詰まりなど、原因に合わせて対策しましょう。

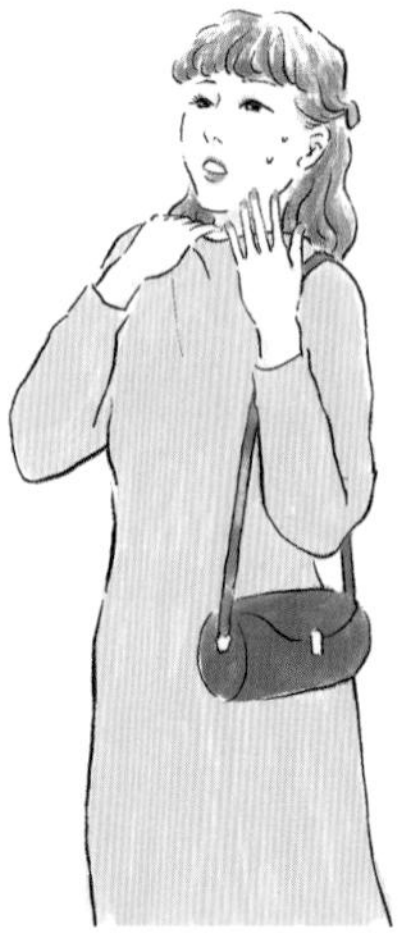

養生のポイント

のぼせが起こったら、頭を冷やしてゆっくり休みましょう。このとき下半身は冷やさないように注意してください。

漢方薬を選ぶなら

女神散《にょしんさん》

気・血・水の巡りをよくする漢方です。頑固なのぼせのほか、月経トラブルや更年期障害にも効果を発揮します。

のぼせのタイプを知ろう

1
のどの渇きのある
水の不足タイプ

水分が不足して熱がこもる津液不足の人は、のぼせやすい傾向があります。水分補給と体を潤す食材の摂取で解消できます。

2
足腰が冷える
冷えのぼせタイプ

顔がのぼせる一方、足腰は冷えているタイプ。血の巡りが悪い瘀血の状態です。肩こりや頭痛をともなうことが多いのが特徴です。

3
不安感のある
気の詰まりタイプ

気の巡りが悪くなり、体の上の方で詰まっているタイプです。不安や緊張を感じやすい人や、高血圧の人に多く見られます。

4
閉経前後に起こる
更年期タイプ

のぼせは更年期の代表的な症状として知られ、ホットフラッシュとも呼ばれます。ホルモンバランスの乱れが原因で起こります。

食べて改善

セロリの香りで気をスムーズに

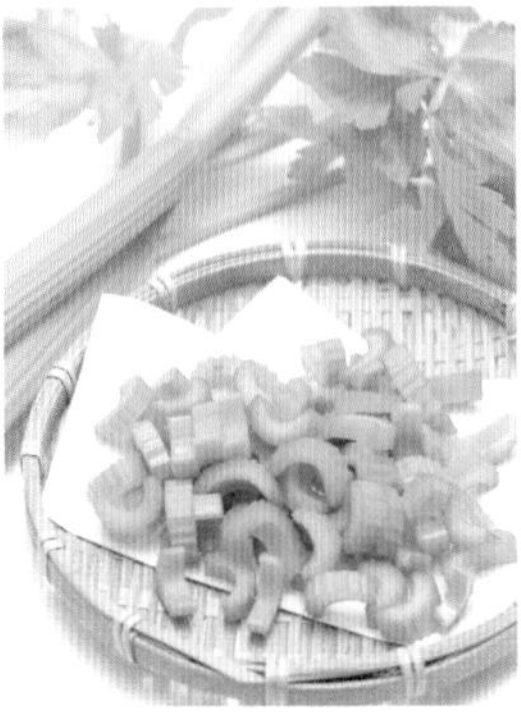

気の巡りが悪いタイプなら、気の流れをよくしてくれるセロリを食べましょう。香菜やみかんにも同様の作用があります。

サフランごはんで瘀血を解消

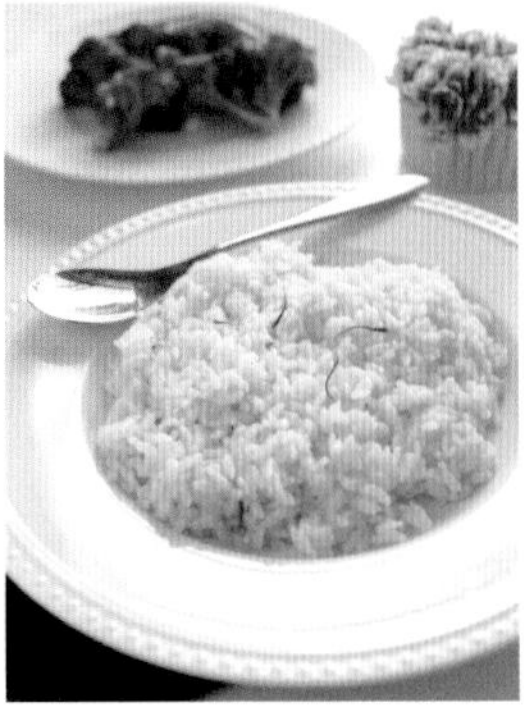

瘀血タイプには血の巡りをよくするサフランがおすすめ。ごはんを炊くときにひとつまみ加えてサフランライスにしてみましょう。

アサリかシジミをスープで食べる

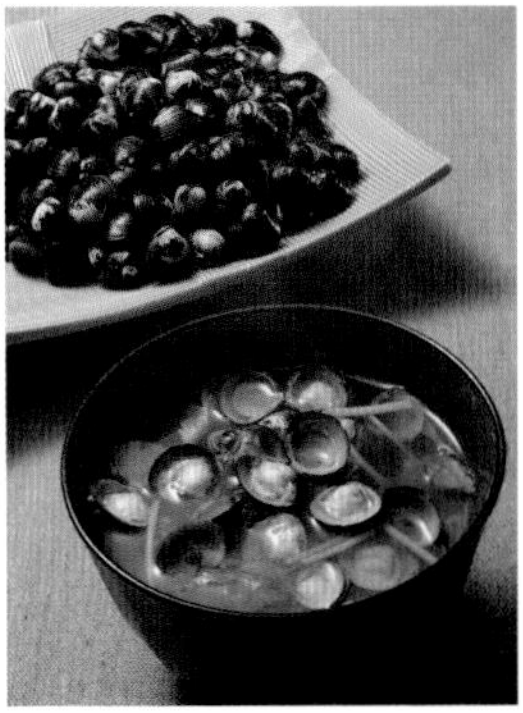

のぼせの解消には、アサリやシジミなどの貝類が効果的。エキスが染み出た煮汁ごと食べるスープや味噌汁が最適です。

暮らしで改善

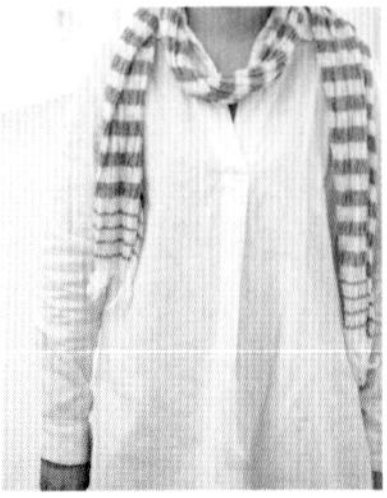

ゆったりとした服を選んで

締めつけの強い服を着ると、気の詰まりの原因に。のぼせやすい人はゆったりした服や下着を身につけるようにしましょう。

刺激を避けて安静に

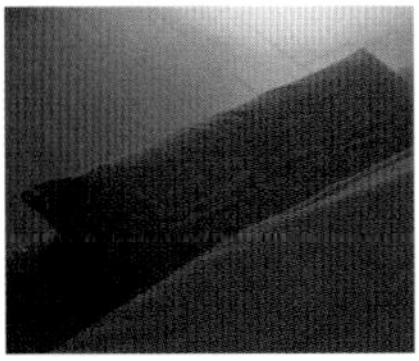

のぼせが出たら、症状がなくなるまで休みましょう。電気を消し、テレビやスマホは見ないようにして、安静にすると回復が早まります。

ツボ押しで改善

「百《ひゃく》会《え》」を押して気・血・水を巡らせる

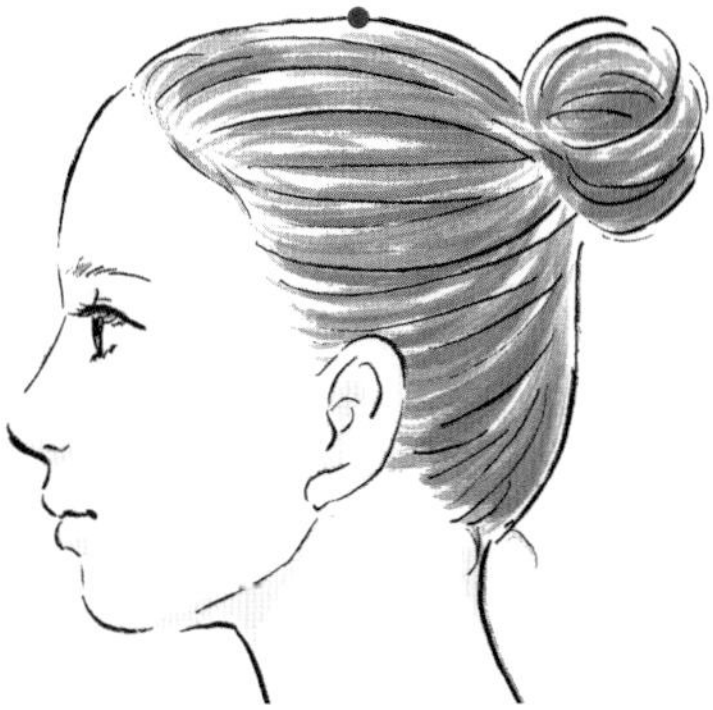

頭のてっぺんの、体の中心を縦に走る線と、両耳を結んだ線が交差する部分にあるツボ。気や血の巡りをよくする作用があります。

【上半身の不調】症状 10

口内炎

食べ物や飲み物をとるたびに痛みを感じるつらい症状。
口の中だけの問題ではなく、体全体の熱が引き起こすと考えます。

関連症状 胃痛・胃もたれ➡P108

暴飲暴食や肝の弱りで体に熱が生じるのが原因

口の中の粘膜がただれる口内炎。うっかり噛んでしまったり、矯正器具が当たったりしてできる場合と、突然できる場合があります。外部の刺激が原因でない口内炎は、体に熱がこもっているサインです。

よく見られるのは、暴飲暴食や油分の多いものの食べすぎで胃腸に熱がたまっているタイプ。食生活の見直しが効果的です。また、ストレスや過労で肝が弱り、熱が生じるタイプもあります。

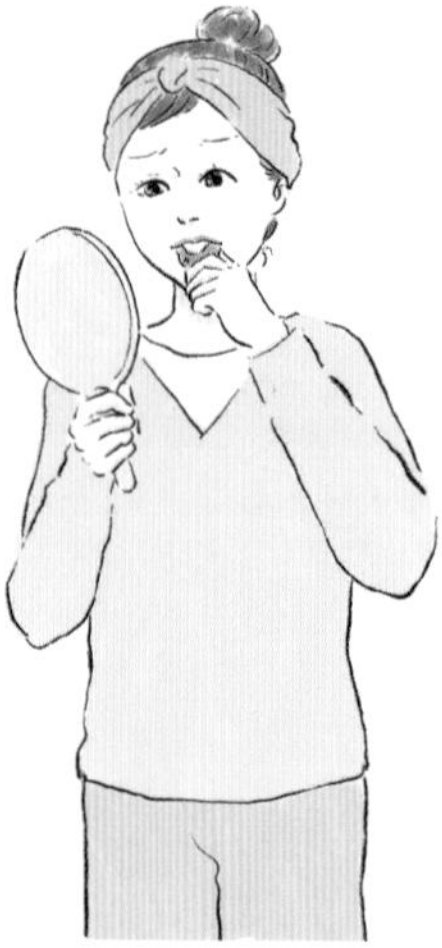

暮らしで改善

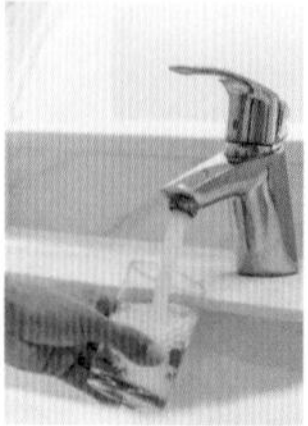

うがいで口内を清潔に

口内炎の予防には、口内を清潔に保つのが大切。食後の歯磨きが効果的ですが、できないときはうがいだけでもかまいません。

おやつの食べすぎに注意

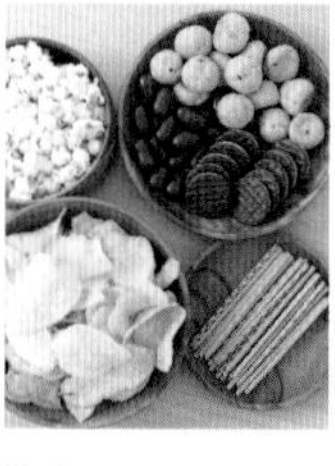

甘いものの食べすぎは熱のこもりの原因に。食事と食事の間のダラダラ食べや、夜遅い時間のおやつタイムは厳禁です。

食べて改善

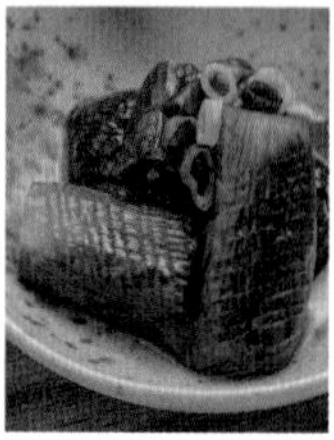

なすを食べて熱を冷ます

涼性のなすは体の熱をとるのに適した食材。胃に熱がこもっているタイプにおすすめです。油を吸いやすいので調理法には要注意です。

薬味にはみょうがを活用

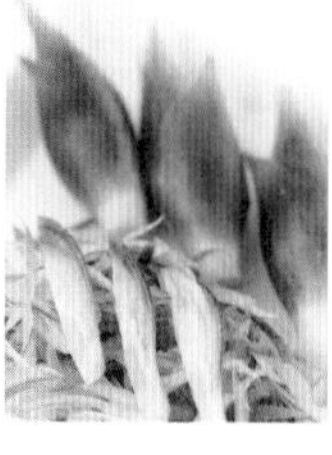

みょうがには熱をとるはたらきや抗菌作用があり、口内炎やのどの痛みによいとされてきました。薬味として活用しましょう。

【上半身の不調】症状 11

くしゃみ

くしゃみが止まらないときは、鼻水や鼻粘膜の炎症をともなうことがほとんどです。水の巡りをよくしたり、炎症をとる養生を行いましょう。

関連症状 花粉症➡P89　鼻水・鼻詰まり➡P96

鼻水・鼻詰まりを併発することがほとんど

くしゃみは鼻水や鼻詰まりと切っても切れない関係にあります。どんなタイプの鼻炎・鼻詰まりと一緒に起こるかによって、対応が変わります。

サラサラした鼻水が出るときは、体が冷え、水がたまった状態です。鼻の中のむずむず感が強いときは、粘膜の炎症が引き金になっています。目のかゆみをともなったり、寒暖差のある季節の変わり目に出やすいなら、アレルギーの可能性があります。

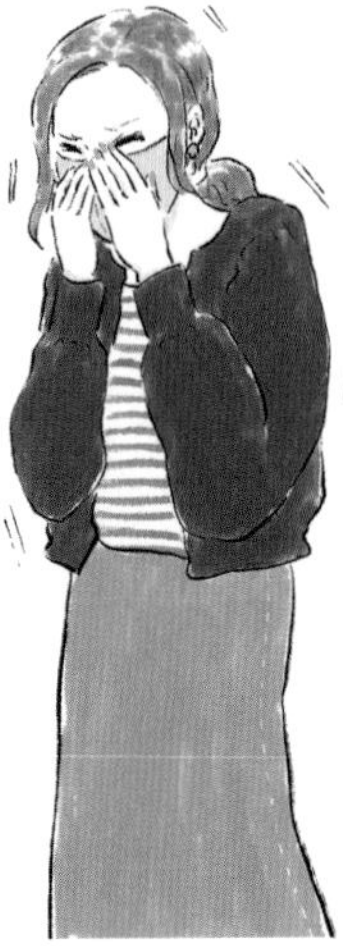

ツボ押しで改善

くしゃみや鼻詰まりには小鼻脇の「鼻通点《びつうてん》」

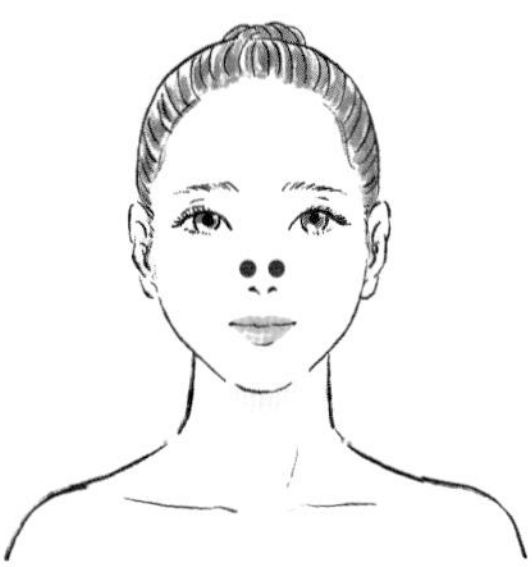

左右の小鼻の上のくぼみにあるツボ。押すと痛みを感じます。鼻粘膜の炎症を抑える作用があり、くしゃみ、鼻水・鼻詰まりによく効きます。

食べて改善

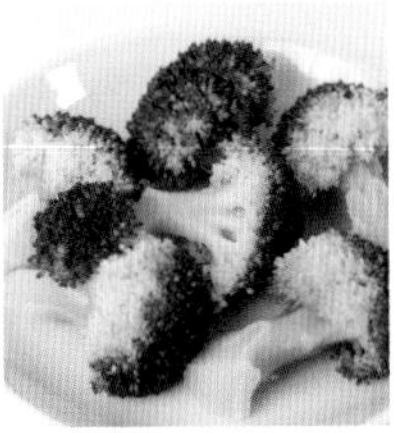

ブロッコリーを蒸して食べる

ブロッコリーは粘膜の炎症や腫れを抑えるのに役立ちます。栄養が流出しないよう、ゆでずに蒸して食べるのが◎

ジンジャーティーで鼻詰まり解消

冷えによるくしゃみや鼻水なら、しょうががぴったり。温め作用で鼻の通りをよくします。ジンジャーティーがおすすめです。

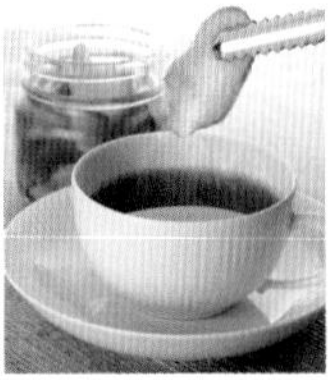

【上半身の不調】症状 12

胃痛・胃もたれ

胃がキリキリ痛んだり、ムカムカして気分が悪くなったりするときは
暴飲暴食やストレス、気の詰まり、冷えなどの原因が考えられます。

関連症状 食欲不振➡P86　吐き気➡P110　冷え➡P122

胃に負担をかけない食生活を目指そう

胃の痛みやもたれは、何らかの原因で胃の機能が低下しているサイン。いろいろな原因が考えられます。

もともと胃腸が丈夫でない人は、少しの食べすぎでも胃に不快感を感じやすい傾向があります。一方、胃腸が強い人は暴飲暴食のダメージが蓄積して不調につながります。野菜サラダや生ものなどをよく食べる人は、冷えによる胃痛・胃もたれの可能性があります。

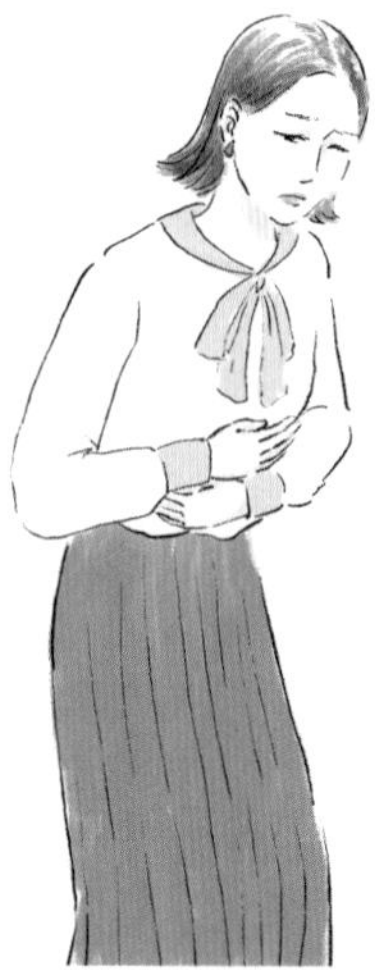

養生のポイント

胃腸の負担をなるべく減らすことが肝心。無理をせず、消化にいいものを少量ずつ食べてください。

漢方薬を選ぶなら

六《りっ》君《くん》子《し》湯《とう》

胃腸が弱く疲れやすい人に最適な漢方薬。気を補い水の巡りを正してくれます。胃もたれや消化不良に使われます。

胃痛・胃もたれのタイプを知ろう

1 おなかが冷たい 冷えタイプ

おなかを触ってみて冷たいなら、冷えが原因。冷たいもののとりすぎなどで起こり、下痢をともなうことが多いのが特徴です。

2 キリキリ痛む ストレスタイプ

キリキリと痛むならストレス性の胃痛が考えられます。胃は緊張や不安、過労などの影響を受けやすいので、ストレス対策を。

3 ゲップが出る 胸のつかえタイプ

胸やおなかに張りを感じ、よくゲップが出るタイプ。気の詰まりや水の停滞が原因です。胃酸が逆流してムカムカすることも。

4 胃腸が疲れている 消化不良タイプ

もともと胃腸が弱いケースと、不摂生によって消化吸収を司る胃と脾が弱っているケースがあります。消化によいものを食べましょう。

食べて改善

胃の冷えには にんじんが◎

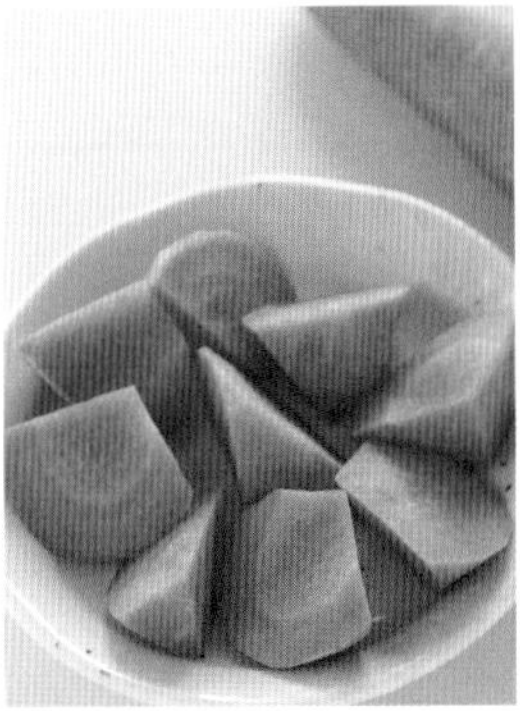

にんじんには消化器系を整えるはたらきがあります。とくに、冷えを感じるタイプの胃痛・胃もたれに向いています。

大根を食べて 消化を助ける

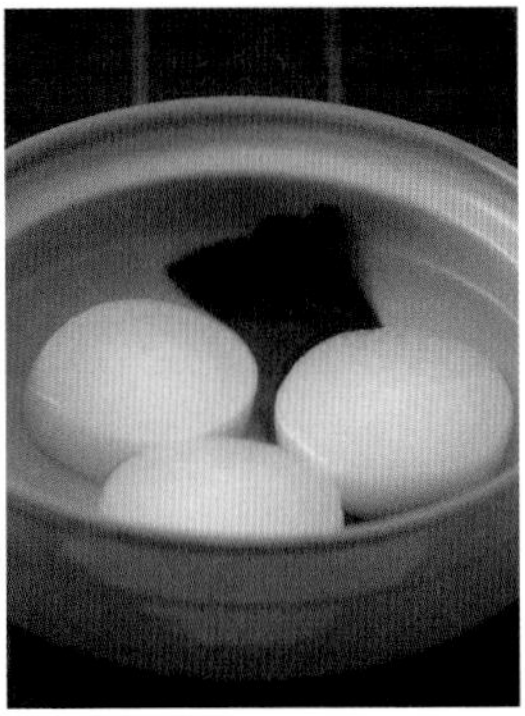

大根には消化を助ける酵素が含まれているので、消化不良の予防や改善にぴったり。生だと体を冷やすので、加熱して食べましょう。

温キャベツで 胃粘膜を守る

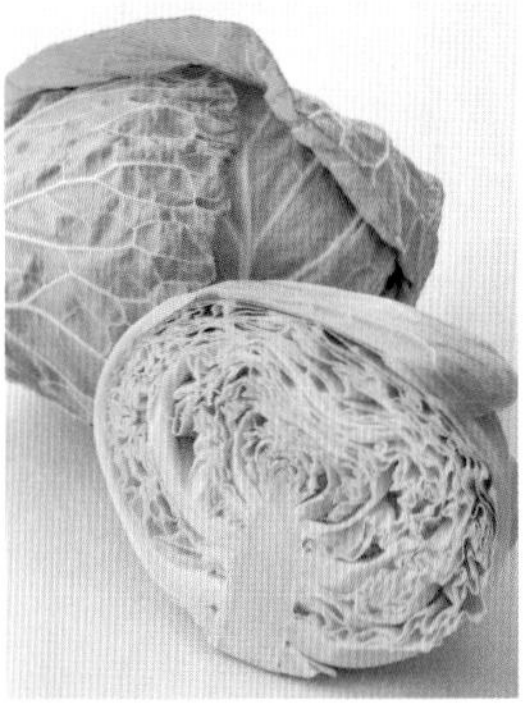

胃酸の分泌を抑え、胃粘膜を保護してくれます。栄養を無駄にしないよう電子レンジで蒸したり、スープにするのがおすすめです。

暮らしで改善

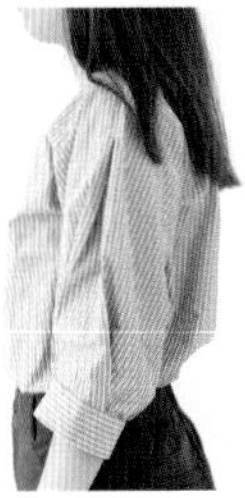

前かがみの 姿勢は避けて

前かがみの状態だと胃に負担がかかります。猫背の人は意識的に背中を伸ばすようにしましょう。食後すぐのゴロ寝もNGです。

食べすぎたら リセットする

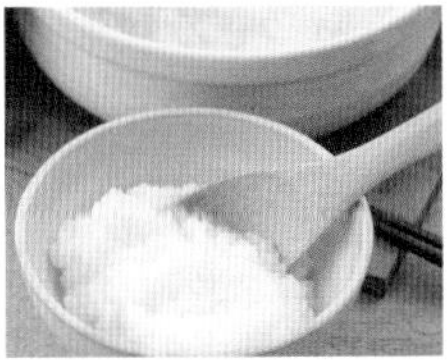

胃に負担をかけたと感じたら、次の食事はおかゆなど消化のいいものにして、胃を休ませて。ちょっとの負担も数回続くと大きなダメージになります。

ツボ押しで改善

胃の真上にある 「中脘《ちゅうかん》」でトラブル解消

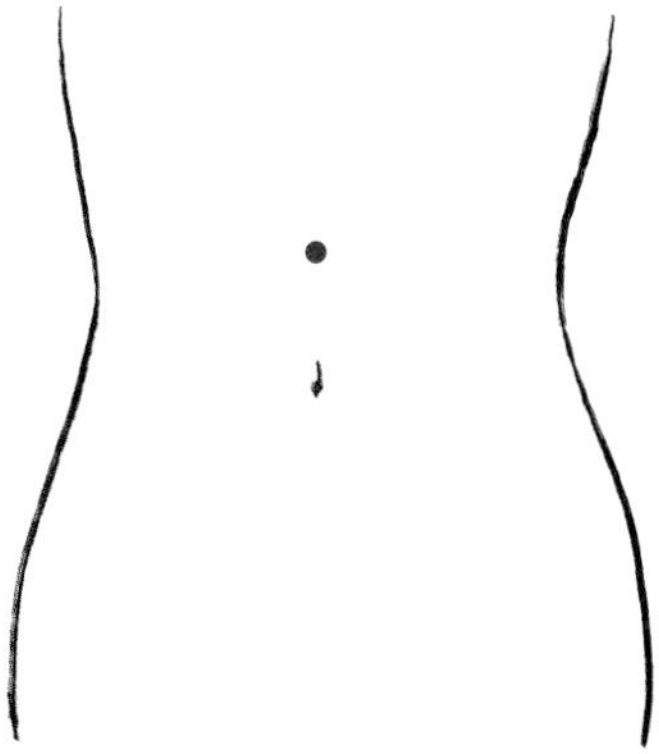

みぞおちとへそを結ぶ縦線のちょうど中間にあるツボ。胃の真上にあたる位置にあり、胃や脾の機能を高めて胃のトラブル全般を改善します。

【上半身の不調】症状 13

吐き気

吐いたほうが楽になることが多いので、我慢せずに吐いてしまって。
その後しばらくは胃を休めて、体力を回復させましょう。

関連症状 頭痛➡P90　胃痛・胃もたれ➡P108　つわり➡P132　二日酔い➡P150

胃にたまった気や水がつきあがることで起こる

吐き気には、胃腸のかぜや二日酔い、つわりなど原因がはっきりしているものと、そうでないものがあります。原因不明の場合には、気や水の巡りが悪くなって起こる胃腸の弱りが考えられます。

また、のどがつかえるような違和感があるケースは、胃腸の機能自体は問題なく、気が詰まったり逆流したりするのが原因です。ストレスや緊張があるときに起こりやすい吐き気です。

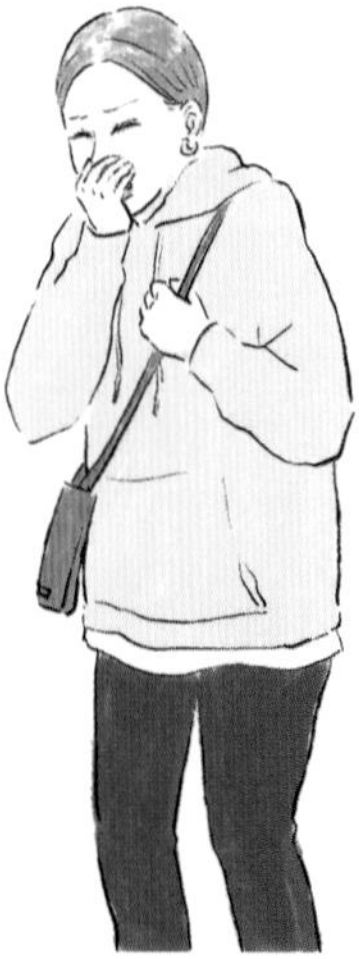

養生のポイント

普段から胃に負担をかけないよう食生活に気をつけて。症状が出たら、我慢せず吐いて構いません。

漢方薬を選ぶなら

茯《ぶく》苓《りょう》飲《いん》

胃にたまった水分の排出を促し、吐き気や胸やけ、おなかの張りなどに効果的。体力がやや低下した人に向きます。

吐き気のタイプを知ろう

1
頭痛をともなう
偏頭痛タイプ

偏頭痛の際に吐き気があるタイプ。症状が出たら動かず安静に。手や足などの末端が冷えていることが多いので、温めましょう。

2
下痢と一緒に起こる
吐き下しタイプ

嘔吐と同時に下痢の症状が出るときは、ウイルス性のかぜや食当たりの可能性があります。脱水状態にならないよう水分を補給して。

3
胃がムカムカする
胃腸の弱りタイプ

胃のはたらきが悪くなると、消化不良から吐き気につながります。気や水の停滞が原因です。まずは胃の機能回復に努めましょう。

4
のどに違和感のある
ストレスタイプ

ストレスや緊張による吐き気は、胸がつかえたりのどが詰まったような感じがするのが特徴。気の詰まりや逆流が考えられます。

食べて改善

キウイで胃の気をおろす

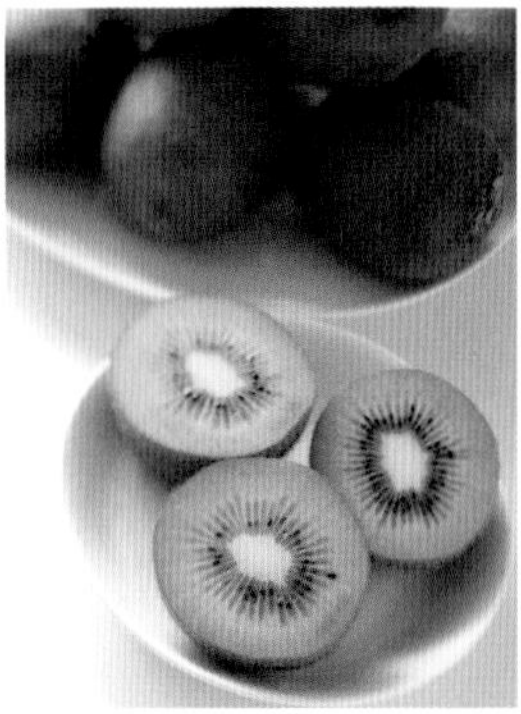

キウイにはつきあがってくる胃の気を下す作用があります。胃腸の炎症を抑えてくれるグレープフルーツやアロエも効果的です。

しょうが湯で吐き気を抑える

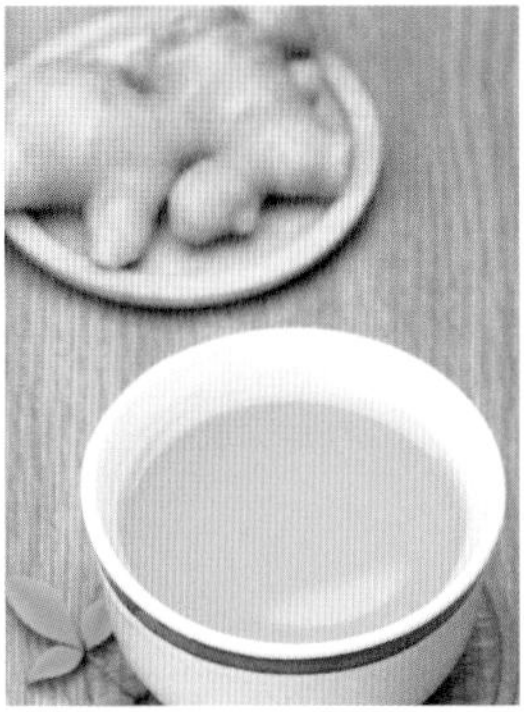

しょうがは胃腸の不調による吐き気に効果のある食材です。湯にすりおろししょうがを混ぜてしょうが湯にするのがおすすめです。

おじややスープで胃をいたわる

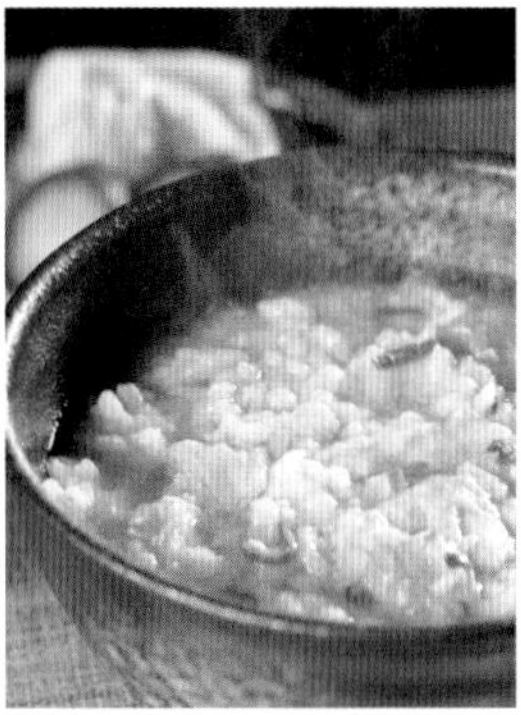

慢性的に吐き気を感じやすい人は、消化によく食べやすいものでエネルギーをとりましょう。おじややスープがおすすめです。

暮らしで改善

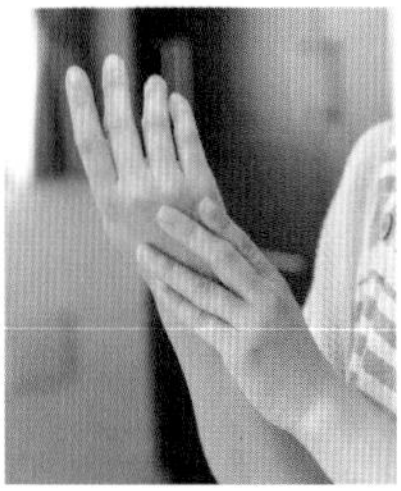

手や足を温める

吐き気につながる偏頭痛を予防するには、手足の冷えを防ぐことが大切です。指先や足先が冷えないように、温めましょう。

タバコやお酒は控えて

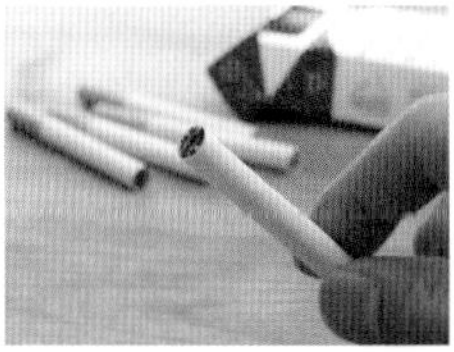

タバコは胃の血流や胃酸を逆流させるのでNG。慢性的な吐き気があるなら禁煙しましょう。アルコールなどの刺激物も控えてください。

ツボ押しで改善

足指の「厲《れい》兌《だ》」を押して胃の熱をとる

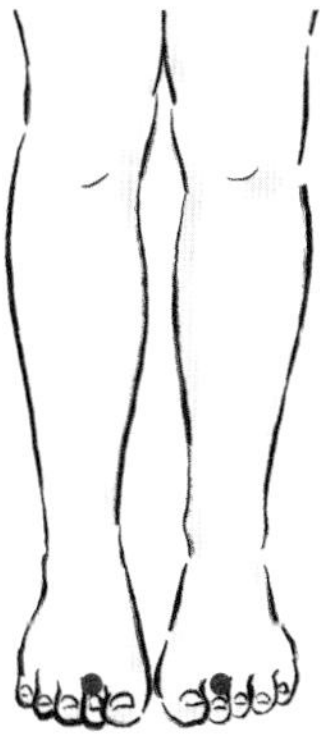

足の人差し指の爪の生え際から2mmほど下にあるツボ。胃の熱をとる作用があり、吐き気や胃もたれにおすすめ。便秘解消効果もあります。

腰痛

雨や急な寒さで腰痛がひどくなってつらいという人は多いもの。
加齢はもちろんですが、冷えや全身の血行不良が原因なことも。

関連症状 冷え➡P122

体を温めて水分を排せつ 痛みの急性期は安静にする

腰痛の主な原因は、寒さや冷えによる血行の悪化や、加齢からくる筋肉の衰えなどです。頭や上半身を支える腰椎は体の要。調子が悪いときは早めの対処が必要です。

冷えからくる腰痛なら体を温めて筋肉や関節の痛みを緩和し、水の滞りが原因なら水分排せつを心がけるとよいでしょう。ストレッチや体操も効果はありますが、ぎっくり腰など急に痛みが出たときは安静にしましょう。

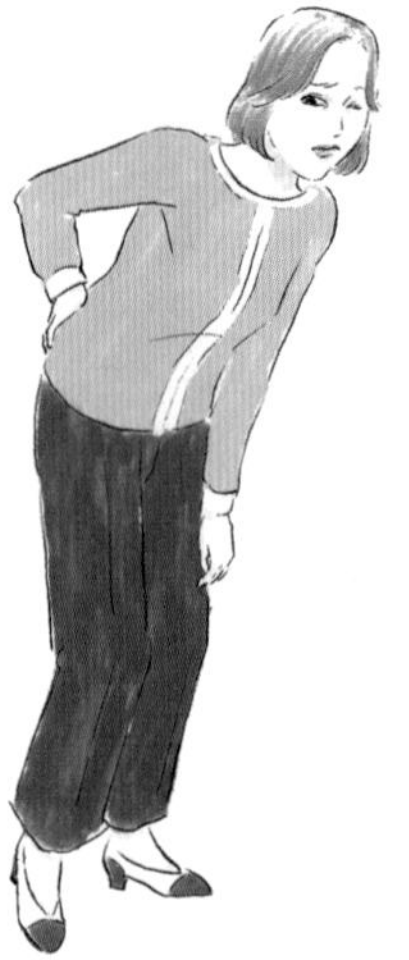

養生のポイント

体を冷やすと腰痛はひどくなりがち。冬はもちろん、夏も冷房による冷えに注意し、浴槽につかって体を温めましょう。

漢方薬を選ぶなら

八《はち》味《み》地《じ》黄《おう》丸《がん》

腎の弱りからくる腰痛に効果的。足腰を丈夫にし腎機能をアップします。ただし、胃腸の弱い人は要注意です。

腰痛のタイプを知ろう

1

寒さや冷えが原因の
血行悪化タイプ

冬場や夏のクーラーで冷えたときに痛みが増すタイプ。使い捨てカイロなどをうまく使って体を冷やさないように注意しましょう。

2

腎の弱りからくる
老化タイプ

加齢からくる腎の弱りで足腰が衰えて、腰痛が起こりやすくなります。腎の気を補うためには足腰をしっかり動かすことが重要です。

3

湿気からくる
水分過多タイプ

梅雨時など湿気が多いときに腰痛がひどくなるなら、水の巡りが悪くなっている証拠。水分代謝をよくすることが大切。

4

外的要因の
ぎっくり腰タイプ

重い荷物を持ち上げたり、急に腰を伸ばしたときに痛みが走ったりしたら、無理に動かさないこと。温めつつ安静にしましょう。

食べて改善

腎の弱りには黒豆

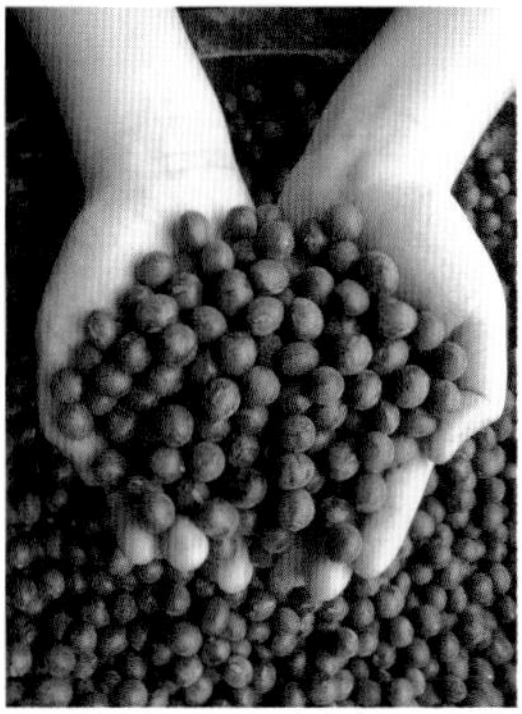

腎を強化する代表的な食べ物が黒豆。皮がはじけるまで炒ってから煮出して黒豆茶に。残った豆も食べられます。

冷えで悪化するなら体を温める香辛料を

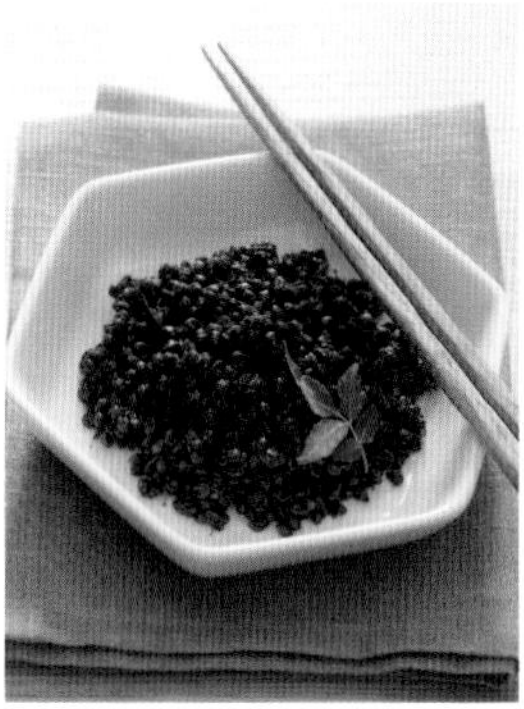

体を温める作用のある香辛料を積極的に食べましょう。山椒やウイキョウ、クローブなどがおすすめです。

ハトムギ茶で水分代謝を促す

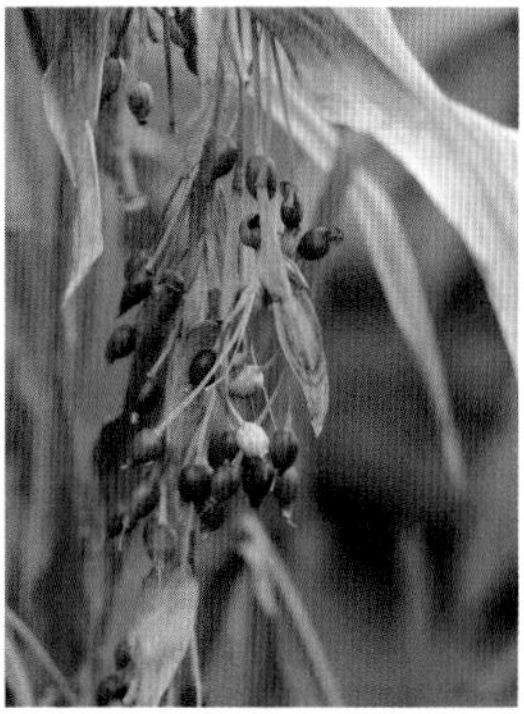

湿気が多いときに悪化する腰痛は水の滞りが原因のひとつ。ハトムギ茶などで余分な水分を体外に排出させましょう。

暮らしで改善

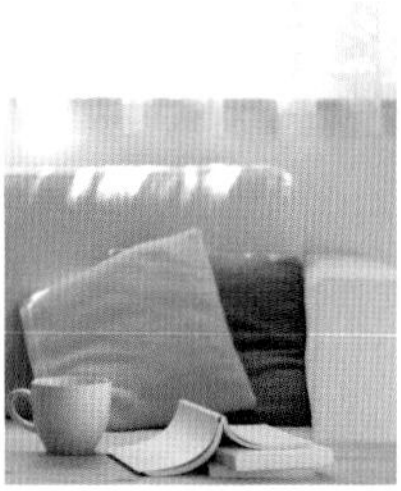

疲れる前に休むこと

なんとなく腰が重いと感じたら、悪化する前に休んで。腰痛もちの人は、腰の負担が蓄積しないよう休息日を設けましょう。

体を温め発汗を促す

汗が出るまでお風呂につかったり、スパイス料理を食べて汗をかいて体を温めましょう。発汗後に冷えないよう注意して。

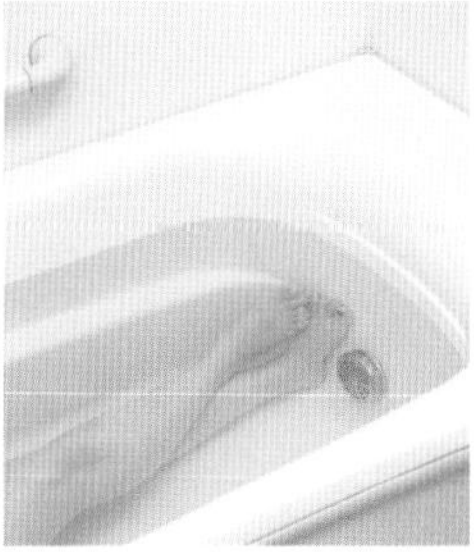

ツボ押しで改善

加齢や疲れからくる腰痛には「腎兪《じんゆ》」

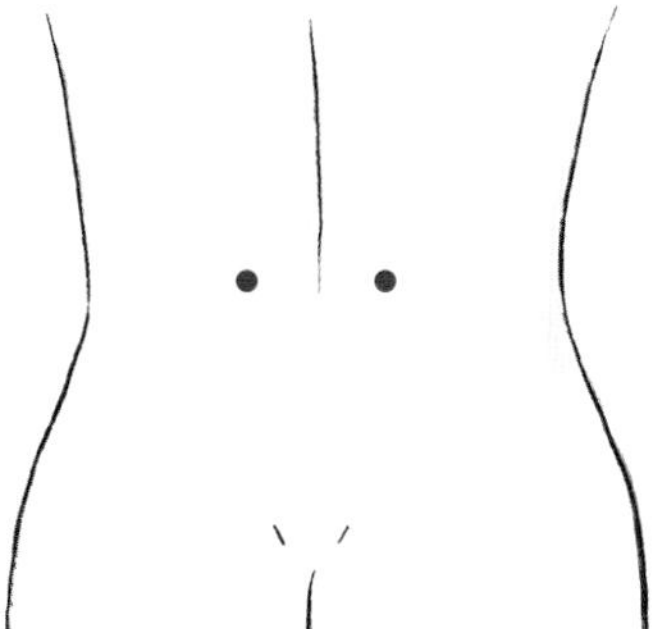

おへその裏側にあり、ちょうどウエストのくびれ部分の背骨から指2本分外側にあります。腎の弱りや疲れからくる腰痛の改善に役立ちます。

【下半身の不調】症状 2

足の痛み・関節痛

関節痛は靭帯のすり減りや、肥満による負荷が考えられます。
冷えたり湿度が高かったりしても痛みが増すことがあります。

関連症状 肥満➡P84 冷え➡P122

加齢による酷使などが原因 体重増加と冷えに注意を

ひざ関節の痛みは、ひざを酷使したり、老化で関節の周囲の軟骨の弾力性がなくなったりして起るほか、関節リウマチなどが原因の場合もあります。腰痛と同様に寒さやクーラーの風にあたったとき、湿気の多い日などに痛みがひどくなりがちです。

なお、20代に比べて体重が10キロ以上増加したという人はひざ関節に大きな負担がかかっていることが多いので、体重コントロールを心がけましょう。

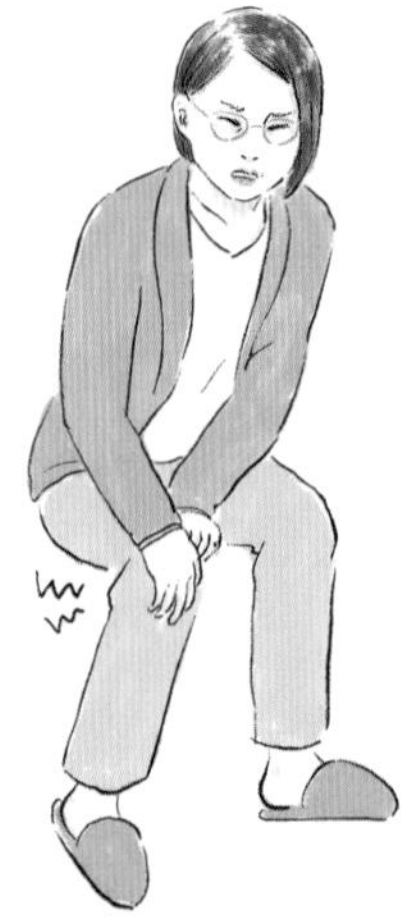

足の痛み・関節痛のタイプを知ろう

1
体重増加が原因の
肥満タイプ
ひざには歩くときに体重の4倍、階段を上るときは7倍の負荷がかかります。5キロ増えれば、その何倍も負荷がかかるのです。

2
水分代謝が悪い
湿邪《しつじゃ》タイプ
梅雨や秋の長雨など湿度が高い季節に症状が出るタイプ。水の巡りが悪くなっています。水分代謝を促進させましょう。

3
冷えが原因で起こる
寒邪《かんじゃ》タイプ
寒さや冷気で痛みが悪化するタイプ。冷房の風も関節痛の原因に。温めること、冷やしすぎないことが大事です。

4
ケガなどが原因の
炎症タイプ
関節が熱をもったように腫れたり、ひざに水がたまったりして痛みが出るタイプ。無闇に動かさず、炎症をとる薬や食材をとって。

養生のポイント

足の関節は負荷を減らすことでずいぶんと症状がやわらぎます。太らないことが養生ともいえるのです。

漢方薬を選ぶなら

越《えっ》婢《び》加《か》朮《じゅつ》湯《とう》

関節が炎症で熱をもって腫れているときなどに効果があります。むくみの症状もある人に向いています。

食べて改善

関節を強化する 鶏の手羽元スープ

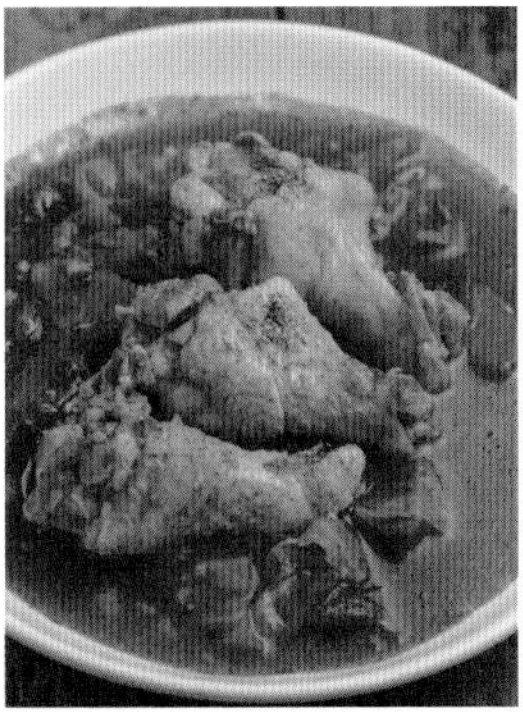

温め効果のあるにんにく風味の鶏手羽元スープがおすすめ。関節の靭帯を強化するためにも良質なたんぱく質をたっぷりとりましょう。

体を温める ジンジャーティーを

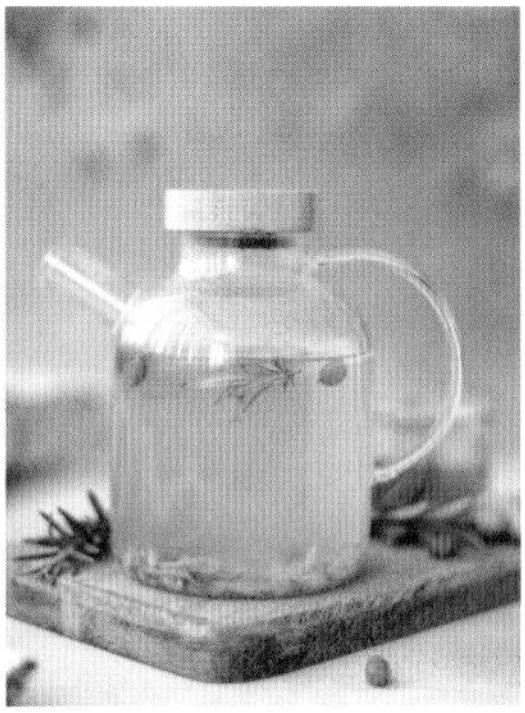

しょうがを入れたハーブティーで体を温めましょう。はちみつなどの甘みは最小限に。酸味のあるレモンを加えるとよく合います。

水分代謝を促す 煮小豆

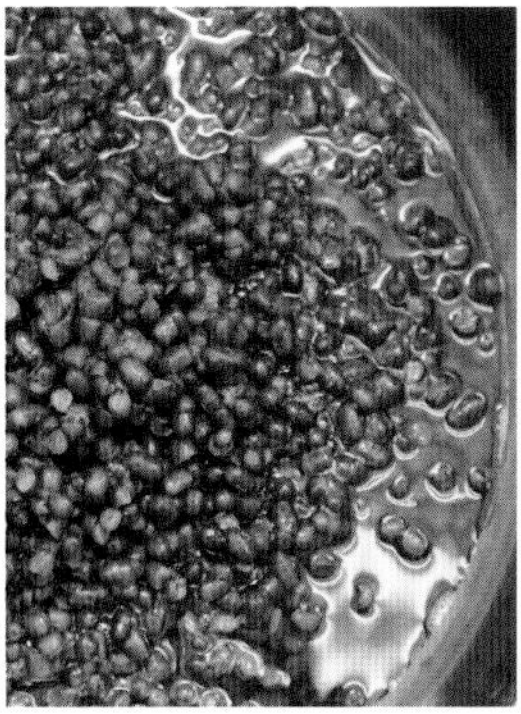

小豆には優れた利尿作用とともに炎症を抑える作用も。小豆をゆでて、砂糖を入れずに食べればダイエットにもおすすめ。

暮らしで改善

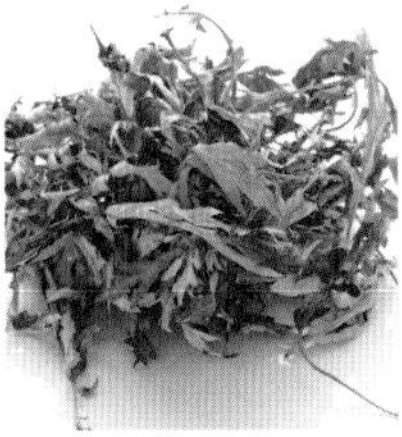

乾燥よもぎを 使った薬湯を

保温効果の高い薬湯がおすすめ。乾燥よもぎ2つかみほどを布袋で包んだものをお風呂に入れて、少し置いてから入ります。

日ごろから 汗をかく生活を

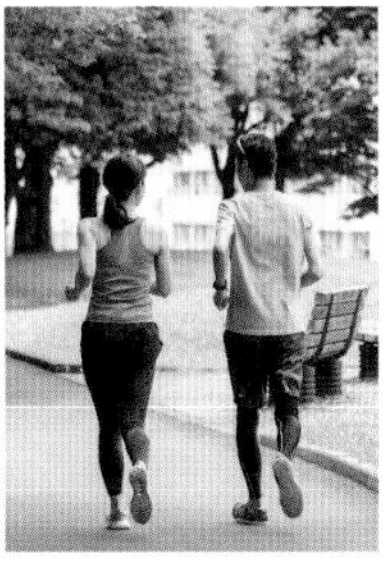

水分代謝が原因の場合は、発汗で改善が期待できます。汗をかくくらいの有酸素運動を1日1回はするようにしましょう。

ツボ押しで改善

ひざのお皿のすぐ下の 「膝眼《しつがん》」を押す

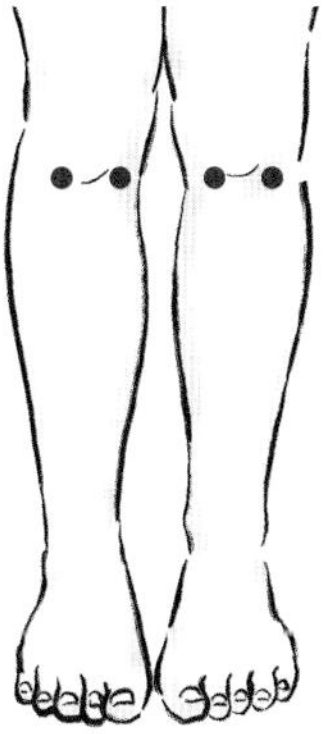

ひざをのお皿のすぐ下にある両側のくぼみにあるツボ。ひざのまわりにはたくさんのツボがあるので周辺全体をマッサージするのも効果的です。

【下半身の不調】症状 3

下痢

下痢の原因は冷えや冷たいもの、油脂のとりすぎ、過剰なストレスなど。
胃腸の弱い人がなりやすく、腸の状態をよくすることがとても大切です。

関連症状 冷え➡P122

冷えからくる下痢は夏の防寒を心がけて

いつも下痢気味という人は、体が冷えて胃腸がうまく動いていないことが多いようです。まずは体を温めることから始めましょう。夏でも素足ですごさない、冷房の風が直接当たるところを避けるなど、現代では夏の防寒がとても大切です。

最近増えている過敏性腸症候群は、神経質でストレスを受けやすい人に多く見られます。自分を追い込まず、心身ともにリラックスしてすごすようにしましょう。

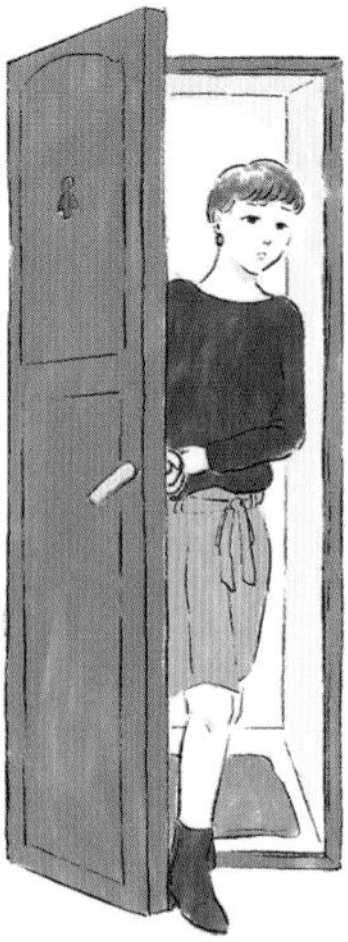

ツボ押しで改善

「次《じ》髎《りょう》」を押して胃腸の力を高める

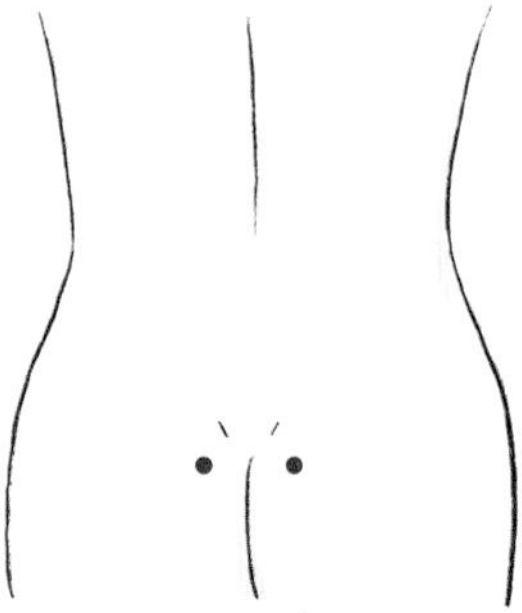

骨盤の中央の仙骨にあるくぼみの、上から2番目の左右のくぼみ部分です。冷えを改善するツボで、低温やけどに注意しつつカイロで温めるのもおすすめ。

食べて改善

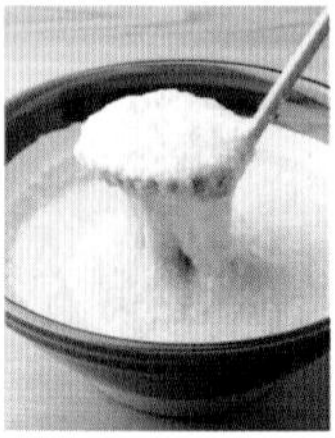

滋養強壮作用のある山いもを

下痢は腎が弱っている虚弱タイプの人によく見られる症状でもあります。滋養強壮に優れる山いもで、腎を強化しましょう。

乳製品のとりすぎに注意

牛乳やヨーグルトなど乳製品をとりすぎは下痢気味の人はNG。揚げ物などの油っこいものや、氷入りのドリンク類も控えめにしましょう。

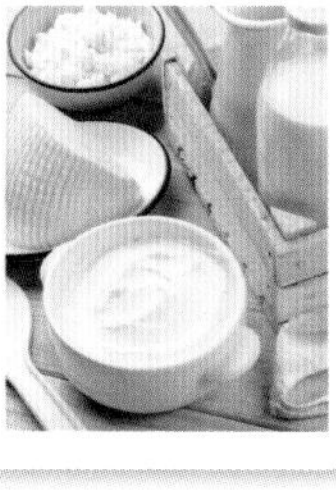

【下半身の不調】症状 4

便秘

健康な便は水分をしっかり含み、水に沈みません。
便が沈んだら水が不足している証拠です。排便後の状態もチェックしましょう。

関連症状 疲労・倦怠感➡P80

1週間以上間隔があいている人が便秘

毎日排便がなくても、2~3日に1回、一定のサイクルであれば通常の範囲です。1週間以上間があいていたり、便が出きっていない感じがあるときが便秘とされます。体力がない人に多く見られる下痢に対して、便秘は体力のあるなしに関わらず見られる症状です。体力がある人が便秘になると硬くてコロコロタイプになりがち。一方、体力のない人は残便感があることが多いようです。

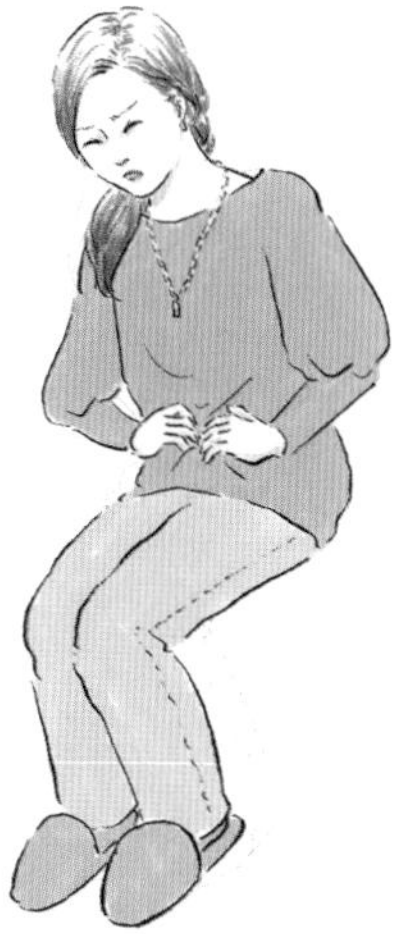

暮らしで改善

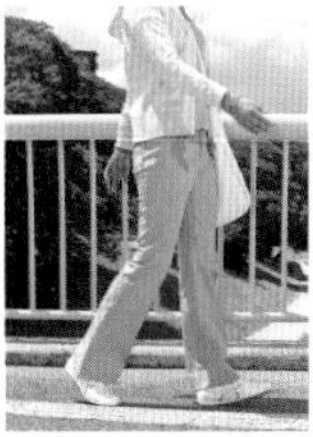

車をやめてウォーキングを

近くのコンビニに行くにも車で行く人はあきらかに運動不足。体を動かすことで腸も動くので歩く量を増やして。

体を冷やさず温める

残便感がある人は体が冷えて便秘になっているのかも。カイロや湯たんぽを使って、おなかを物理的に温めてみましょう。

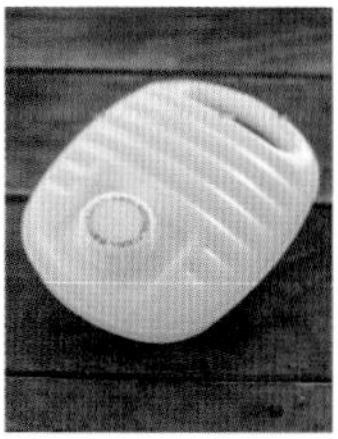

食べて改善

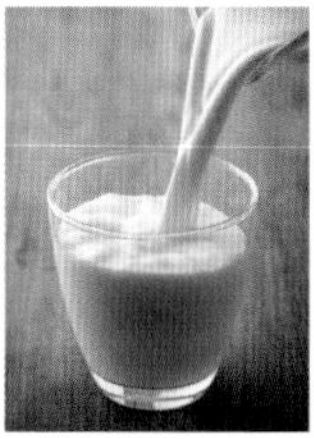

朝1杯の牛乳で腸を動かす

便秘を解消するためには朝から腸を動かすことが大切です。朝起きたらまず、牛乳を1杯飲みます。朝食をしっかりとることも大切です。

食物繊維をしっかり摂取

食物繊維を多く含む玄米やごぼう、にんじん、さつまいも、ひじき、こんにゃくなどをしっかりとって。納豆も食物繊維を多く含みます。

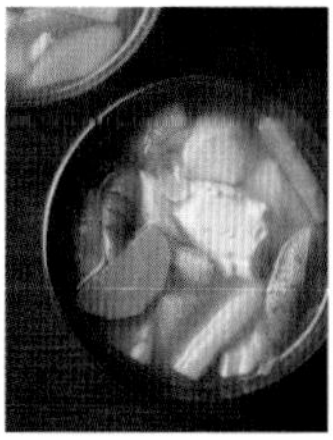

【下半身の不調】症状 5

むくみ

体が冷えたり、水分をとっているのに尿の量が少なかったりしたら
むくみのサイン。体内の余分な水分を排出することが改善につながります。

関連症状 頭痛➡P90　肩こり・首こり➡P94　めまい➡P98　冷え➡P122

水分のとりすぎに注意し体を温めることが肝心

東洋医学でむくみは、体のあちこちで水が滞っている状態です。尿として体外に排出すべき余分な水分が体内にたまっていたり、心臓病や腎臓病など病気による場合もあります。むくみに加えて、疲れやすい、体がだるい、動悸がするなどの症状があるときは必ず専門医を受診してください。

むくみを解消するには体力をつけること、体を温めることが大切で、水の循環がよくなればむくみも解消していきます。

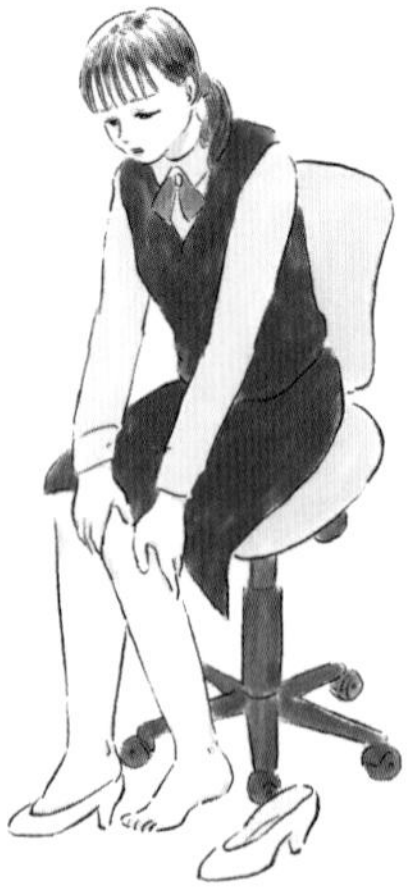

養生のポイント

むくみは体の中に水がたまった状態です。冷たい飲みものはもちろん、生野菜などのとりすぎもむくみの原因に。

漢方薬を選ぶなら

五《ご》苓《れい》散《さん》

むくみがあるときにまずためしたい漢方薬。尿量が少なく、頭痛やめまい、吐気があるタイプに最適です。

むくみのタイプを知ろう

1 よく水分をとる割に 尿量が少ないタイプ

のどが渇きがちで水分を多くとっているのに、尿量が少ないタイプ。低気圧接近で頭痛やめまいが起こりやすい人に多いです。

2 血の巡りが悪い こりタイプ

水だけでなく血の流れも悪く、肩こりや首こりもひどいタイプ。胃腸が弱って、血や水を全身に運べなくなっているのかもしれません。

3 エネルギー不足からくる 虚弱タイプ

水分をそれほどとっていないのにむくむ人はエネルギー不足の可能性あり。気の不足で尿をつくりにくくなっているのかも。

4 腎臓や心臓の病気が原因の 急性タイプ

重大な疾患が隠れている可能性あり。心臓病がある場合は下肢が、腎臓病の場合はまぶたなど顔がむくむことが多いようです。

食べて改善

エネルギー不足には いも類を

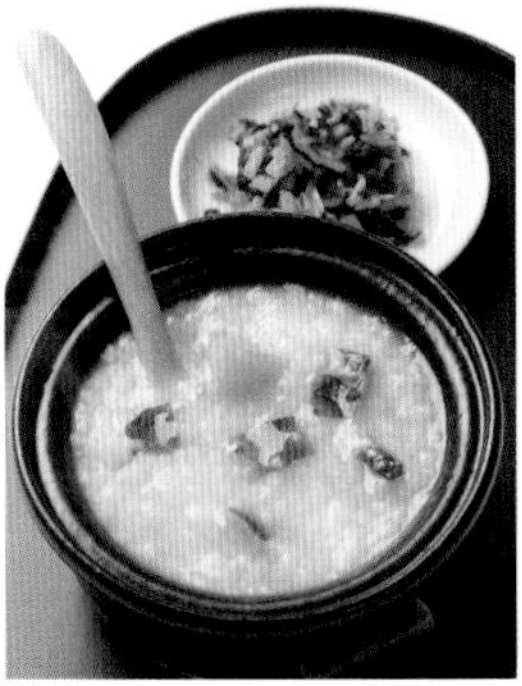

脾が弱ると気・血・水をつくり全身に運ぶ力が弱くなります。体を温め、脾を強化してくれるさつまいもがゆでエネルギー補給して。

冬瓜の 利尿作用に注目

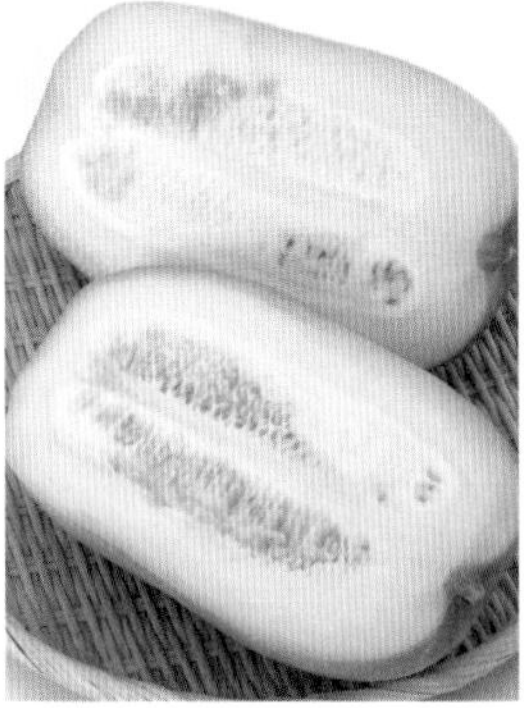

冬瓜やすいかには利尿作用があります。皮をむいて麺棒などでくずしてから布でしぼった汁を飲むとむくみ解消に効果的です。

麻婆豆腐で 発汗を促す

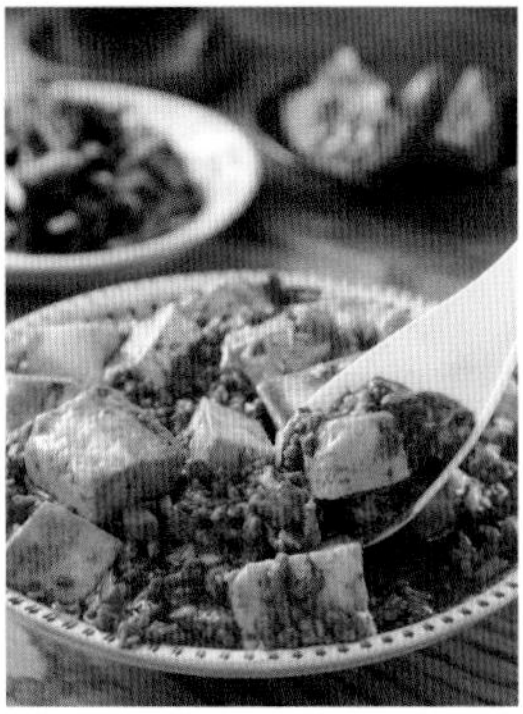

水分のとりすぎでむくんでいるときは発汗を促すものをとりましょう。豆腐が入っていて潤いもプラスしてくれる麻婆豆腐がおすすめ。

暮らしで改善

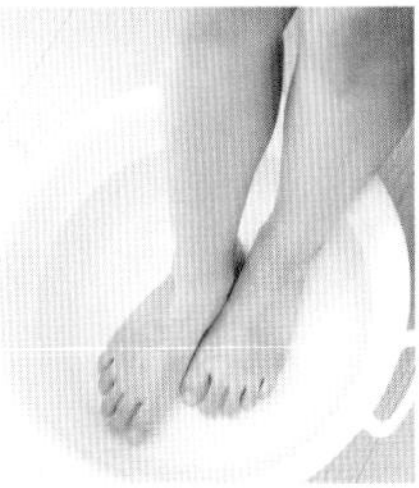

足を水と湯に交互につける

足がむくんでいるときは、水と湯に足を交互につけて血行をよくするのがおすすめ。軽くマッサージすればなお効果的です。

ぬるめの湯につかって発汗を

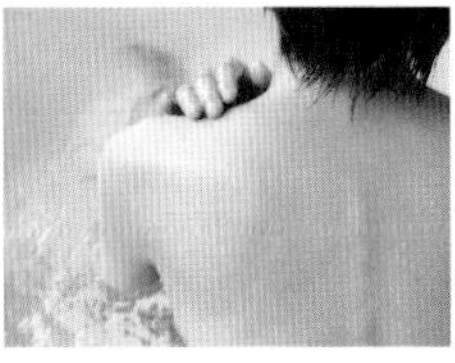

39度くらいの湯に半身浴するのも水の滞りを改善するのに役立ちます。また、毎日1回はじわっと汗をかくくらいの運動を。

ツボ押しで改善

「湧泉《ゆうせん》」を押して 水の巡りをよくする

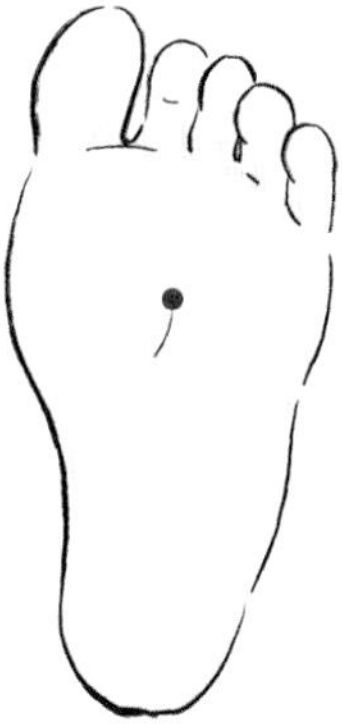

足の指を曲げて、足裏がもっともくぼんだところが湧泉。体内の水の巡りをよくし、余分な水分を排出させる作用があります。

【下半身の不調】症状 6

頻尿

加齢や冷えなどが原因でトイレに行く回数が増える頻尿。
膀胱炎や糖尿病などの病気が隠れていることもあるので注意が必要です。

関連症状 冷え➡P122

加齢による腎の弱りや冷えが大きな原因

頻尿の大きな原因のひとつに冷えがあります。冷えやすい人はトイレが近いことが多いようです。また、加齢とともに頻尿になるのは、腎臓や膀胱が弱ってくるからです。これを東洋医学では腎虚といいます。

トイレの回数や尿量の増加以外に、排尿痛や血尿がある、のどが渇くなどの症状があるなら膀胱炎や糖尿病かもしれません。こうした症状があるときは早めに専門医を受診しましょう。

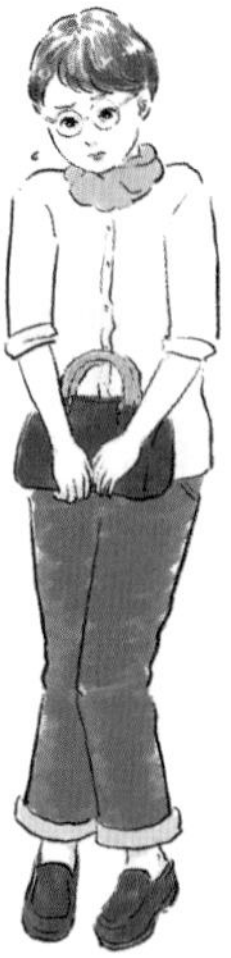

頻尿のタイプを知ろう

1 下半身が冷たい 冷えタイプ

体が冷えるとどうしてもトイレが近くなります。体の内側からの冷え（冷たいもののとりすぎ）と外側の冷え(薄着など)があります。

2 加齢などが原因で起こる 腎虚タイプ

高齢者に多い夜間に何度もトイレに行くタイプ。頻尿でよく眠れない場合も。腎や膀胱の弱りが原因なので、腎をいたわりましょう。

3 細菌感染したことが原因の 膀胱炎タイプ

排尿痛や残尿感、血尿があるときは細菌感染が原因の膀胱炎のおそれがあります。膀胱が炎症を起こしているので専門医の受診を。

4 のどが渇く 糖尿病タイプ

尿量が増えてのどが渇き、いつもより食欲が増す頻尿は糖尿病の可能性あり。自覚症状が出にくい病気なので気づいたら専門医へ。

養生のポイント

加齢による頻尿は腎を強化することが養生の基本です。また、若くて頻尿な人は体を冷やさないよう注意します。

漢方薬を選ぶなら

猪苓湯《ちょれいとう》合《ごう》四物湯《しもつとう》

頻尿の中でも膀胱炎が長引く場合や、繰り返しやすい人に向いている漢方薬。炎症を鎮める効果があります。

食べて改善

尿トラブルに効くキウイフルーツ

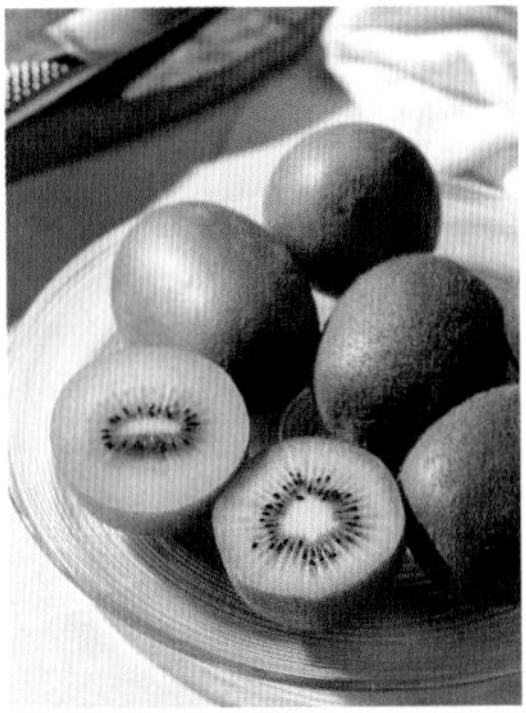

尿量が少なく残尿感がある人におすすめなのが、気や水の巡りを正してくれるキウイフルーツ。1日1個のキウイフルーツを習慣に！

ぎんなんで尿漏れも防ぐ

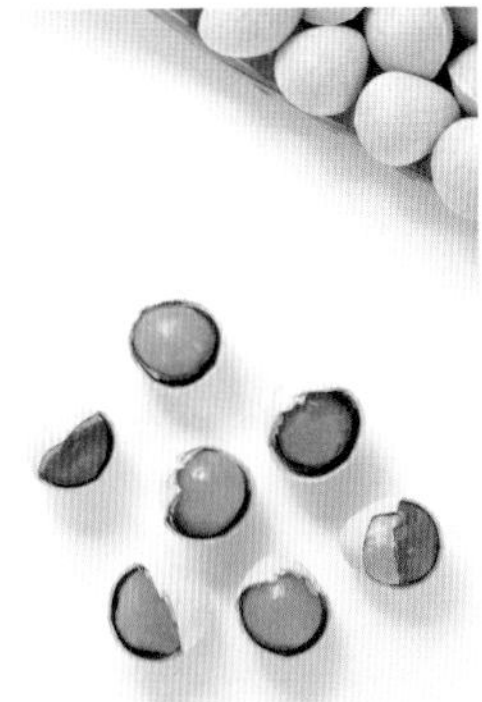

中国ではトイレを我慢しなければならないときにぎんなんを食べるという習慣が。ぎんなんは腎を助けて尿漏れを防ぐ作用があります。

山いもや黒ごまなどで腎を助ける

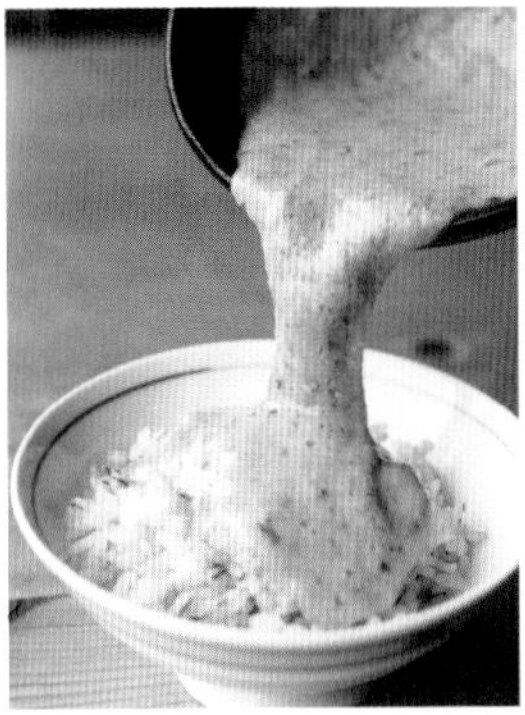

加齢が原因の腎の弱りからくる頻尿には、腎のはたらきを助け、精をつくる山いもを。そのほか、栗や黒ごまなども腎に効きます。

暮らしで改善

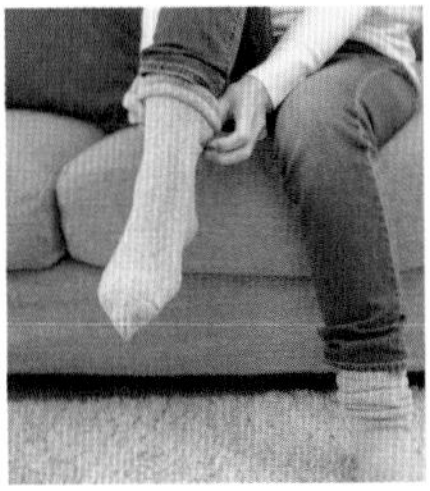

家の中でも裸足はNG

頻尿の大きな原因のひとつが冷え。家の中で暖房が効いていても裸足ではなく靴下を。夏場も靴下は必須です。

暖房に頼らず厚着をする

どんなに部屋を暖かくしていても、肌を直接空気にさらすと冷えのもととなります。寒い時期は厚着をして冷え対策をしましょう。

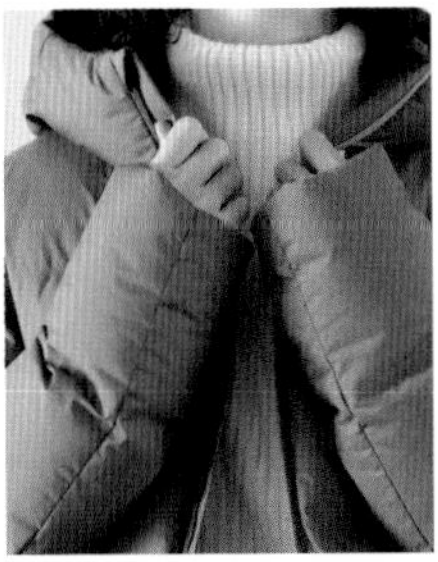

ツボ押しで改善

「曲泉《きょくせん》」を押して肝のはたらきを助ける

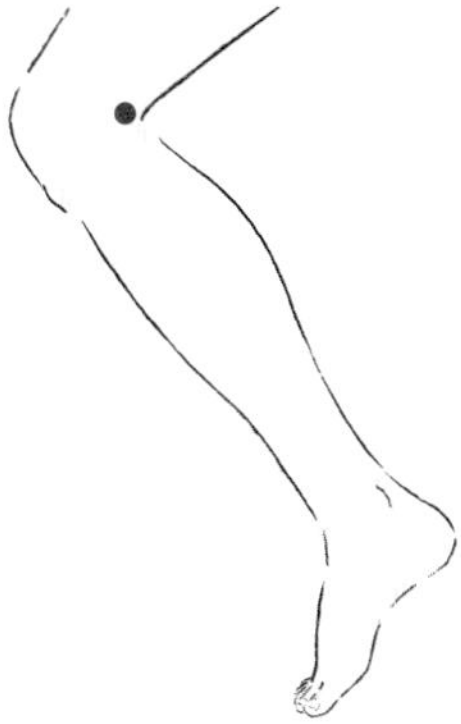

ひざの内側にあり深く曲げたときにできるしわの内端。肝のはたらきを助けて気の滞りを改善し、自律神経のバランスも整えてくれます。

【女性特有の不調】症状 1

冷え

「足が冷たくて夏でも靴下をはかないと眠れない」など冷えで悩む女性は多いもの。放っておくとほかの病気につながることもあるので改善しましょう。

関連症状 肩こり・首こり➡P94　腰痛➡P112

気血の不足と水の滞りが冷えの大きな原因

冷えは女性に多く見られ、全身が冷える場合と、手や足、腰など部分的に冷たさを感じる場合があります。主な原因は気・血の不足と水の滞りです。気や血が十分に行きわたらない部分や、水が停滞しているところに冷えが生じます。

冷えはいわば万病のもと。冷えている部分を温めるだけでなく、気と血を体のすみずみまで行きわたらせる生活習慣を身につけることが大切です。

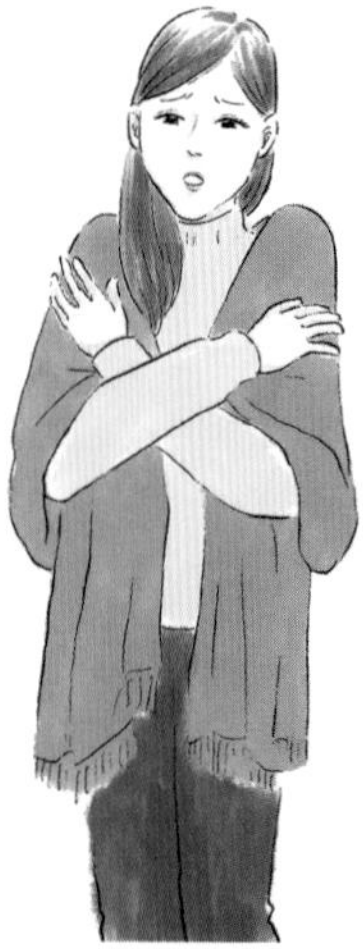

養生のポイント

外からの冷え(風や寒さに当たること)、内からの冷え(冷たいものの摂取)の両方に気をつけましょう。

漢方薬を選ぶなら

当帰芍薬散《とうきしゃくやくさん》

水分代謝を活発にして水の滞りを解消します。冷えがあり貧血の傾向があり疲れやすい人におすすめです。

冷えのタイプを知ろう

1 貧血気味で元気がない 足腰冷えタイプ

血は全身を巡りながら熱を配ります。貧血で血が足りなくなると体が冷え、とくに足腰に冷たさを感じます。

2 気の巡りが悪い 末端冷えタイプ

緊張したときなどに手足の末端が冷えたり、しもやけができたりするタイプ。気(エネルギー)の巡りが悪いことが原因です。

3 こりや痛みがある 血行障害タイプ

血の滞りが原因で起こるタイプ。血がスムーズに流れず、肩こりや生理痛などの痛みが強く出る人も多いです。血流改善が大切。

4 エネルギー不足からくる 全身冷えタイプ

気は全身を巡るエネルギー源。気が足りないと疲れやすかったりだるかったりするだけでなく、全身が冷えて元気がなくなります。

食べて改善

血を増やす レバーの香味煮

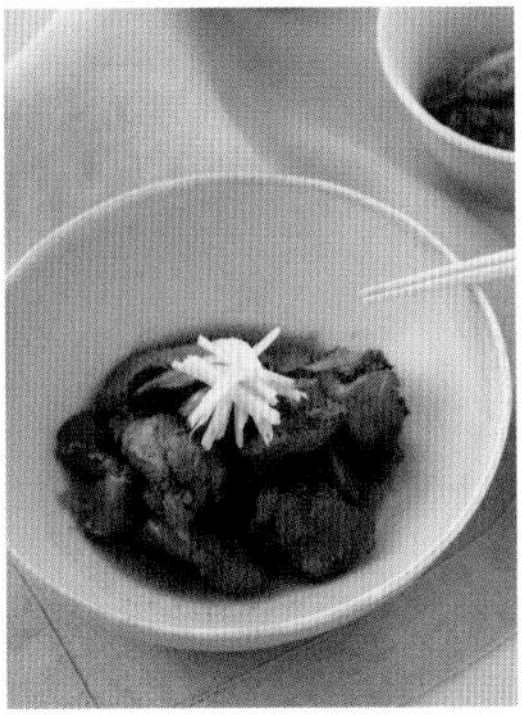

血を増やし体を温める作用があるのがレバーやラム肉。レバーのしょうが煮は冷えの改善にぴったりなつくり置きおかずです。

血の滞りを解消する サフランライス

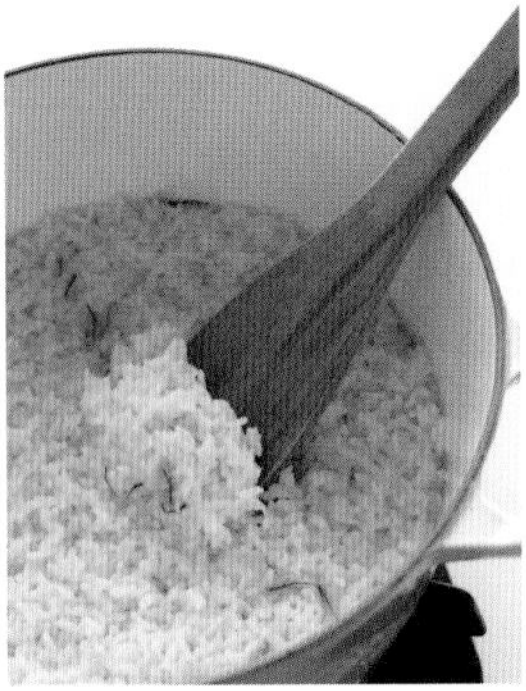

冷えがあり、かつ生理痛がひどい人は血の滞りをよくして体を温めるサフランを。少量のサフランを入れたサフランライスがおすすめ。

気や血の流れを よくする大根

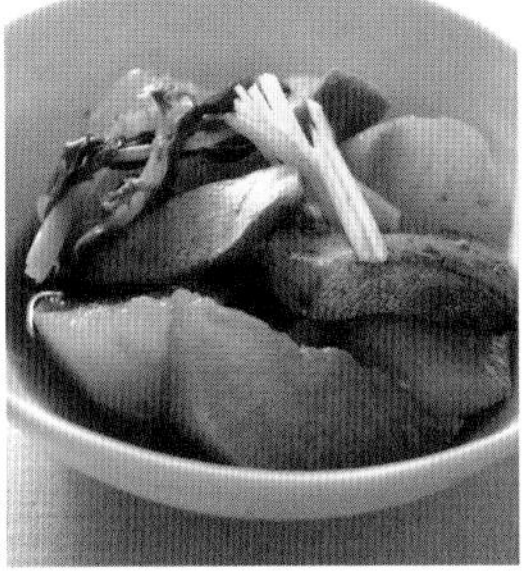

大根には気・血の流れをよくする作用が。消化・吸収をよくする効果もあります。体を温めてくれるしょうがも入れてぶり大根に。

暮らしで改善

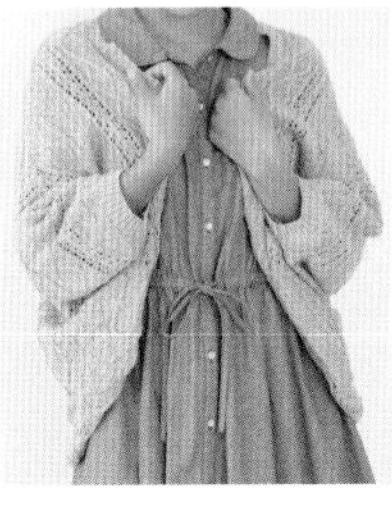

夏でも素肌はさらさない

冬は防寒している人でも夏場は素足やノースリーブで出歩きがち。でも、夏は冷房の風にさらされやすいので薄着は厳禁です。

深呼吸を日常的にする

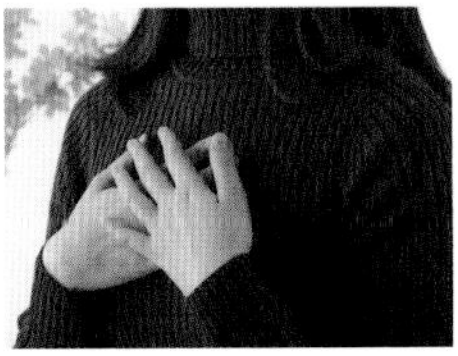

気血の不足や滞りを解消するには肝のはたらきをよくすることが大切。鼻から息を吸い、口から深く吐く深呼吸は、自律神経を整え肝を助けます。

ツボ押しで改善

「膝陽関《ひざようかん》」を押して 下半身の冷えをやわらげる

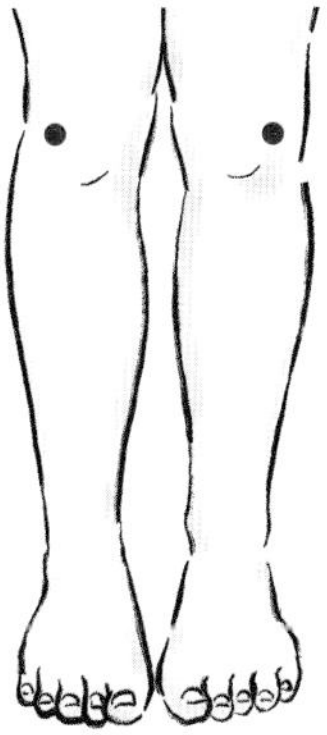

ひざのお皿の上部外側から2寸上、そこから外側にひとつ筋肉を越えたくぼみ。腹部から足腰が冷えているタイプの冷えによく効きます。

貧血

貧血は東洋医学では血の不足や滞り原因と考えます。
疲れやストレスから血があまりつくられていないときに起こりやすくなります。

関連症状 疲労・倦怠感➡P80　めまい➡P98　冷え➡P122

病気がないなら血の不足を改善しよう

めまいや倦怠感、動悸、息切れなど貧血の症状が強いときは、まず専門医の診断を受けましょう。婦人科系や消化器系の病気が隠れていることがあります。また、血液検査で鉄分の不足と診断されたら薬や注射で補うことも可能です。

病気が原因でないときは漢方での治療が有効です。東洋医学では貧血の原因は血の不足や滞りが原因と考えます。血を司る肝の弱りにも注意が必要です。

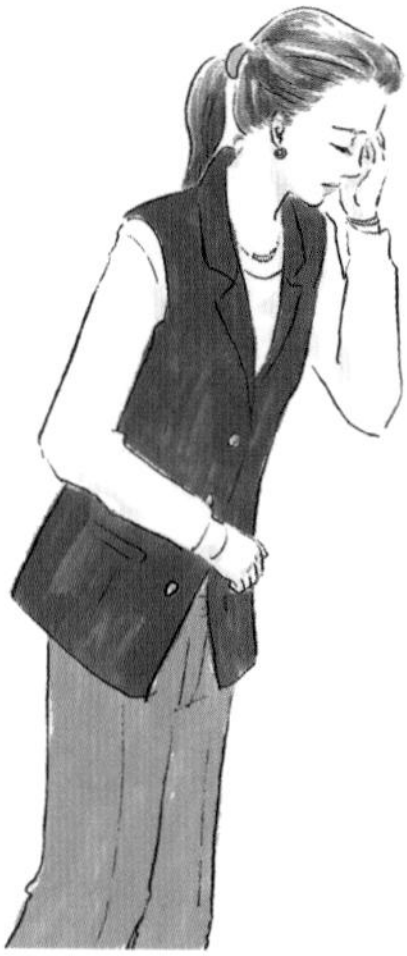

貧血のタイプを知ろう

1 月経量が多く冷えもある 血不足タイプ

顔色が白い、月経量が多い、体が冷えるなどの症状をともなう貧血は、血が慢性的に不足している人に多いタイプの貧血です。

2 月経で血の塊が出る 血の滞りタイプ

頭痛や肩こりがあったり、月経のときにレバー状の塊が出る人はこのタイプ。血の滞りからくる貧血です。血の流れをよくしましょう。

3 虚弱体質の 気血不足タイプ

エネルギーが不足して気や血が全身にまわっていないタイプ。胃腸のトラブルも起こりやすく、体力低下や疲労症状も見られます。

4 病気が原因の 外的要因タイプ

貧血は消化器系や婦人科系の病気が原因の場合があります。大きな病気が隠されていることもあるのでまずは病院で相談してみましょう。

養生のポイント

レバー、マグロ、サケ、牛肉、卵、ほうれん草、小松菜などの血を増やす食べものを積極的にとりましょう。

漢方薬を選ぶなら 当帰芍薬散《とうきしゃくやくさん》

当帰芍薬散は生理不順など女性の悩みに効く漢方薬。血行をよくし血の不足を補う作用があります。

食べて改善

鉄分豊富な金針菜《きんしさい》をスープに

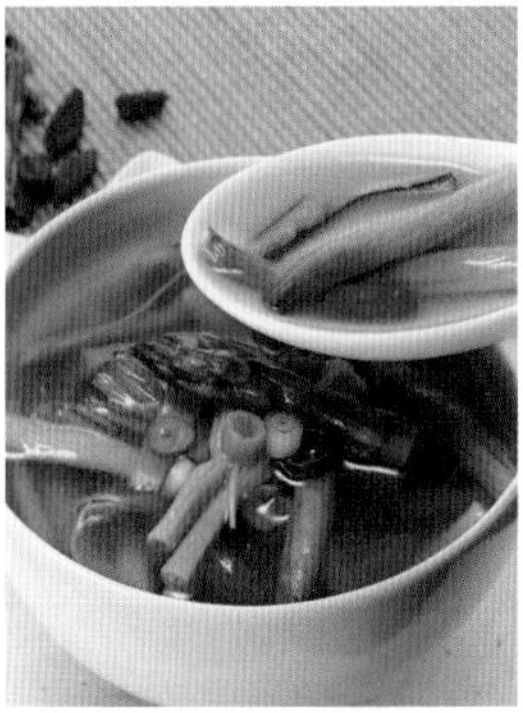

金針菜は薬膳料理によく使われる食材で、ほうれん草の20倍の鉄分を含みます。中華食材店で乾物が手に入るので戻して使って。

月経量が多い人はおやつにプルーン

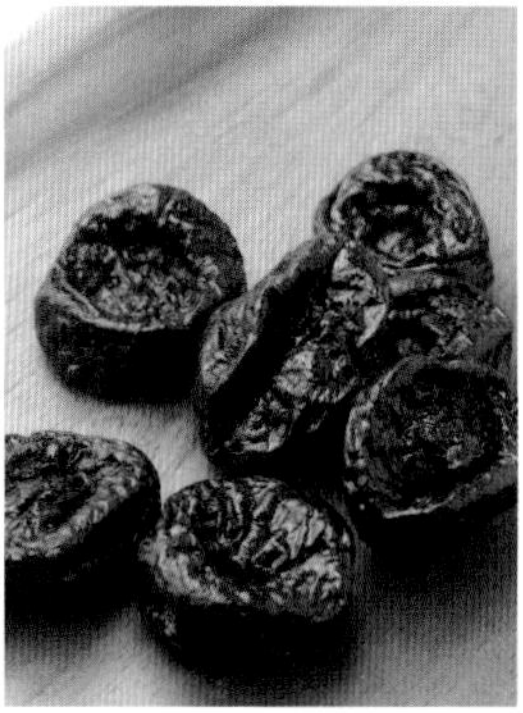

月経時に貧血を起こしやすいという人はおやつにプルーンを食べましょう。鉄分が豊富で鉄欠乏性貧血にも効果があります。

切り干し大根で消化を助ける

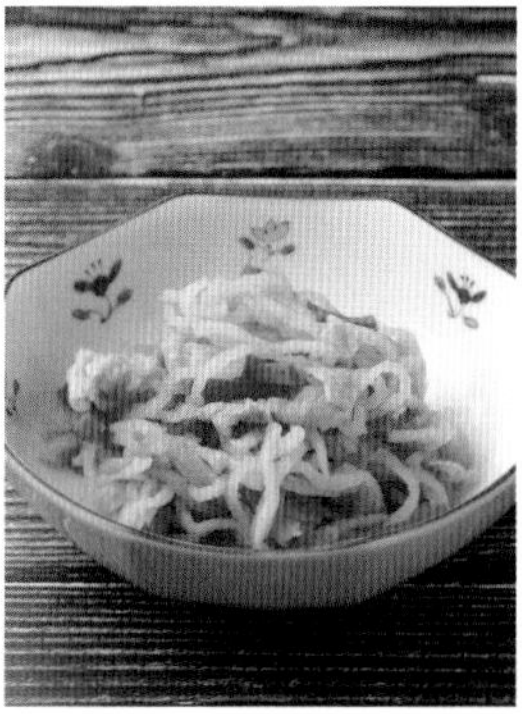

消化吸収を助ける大根やにんじんが入った切り干し大根の煮物、鉄を増やす作用のあるほうれん草のおひたしを副菜に選びましょう。

暮らしで改善

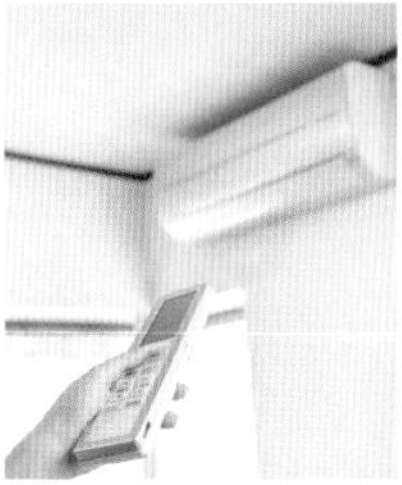

エアコンの風に直接当たらない

血不足は肝の弱りが大きな原因。足腰の冷えは肝を弱らせるので、エアコンの風が直接当たるような場所は避け、設定温度も高めに。

ゆったりすごしよく眠る

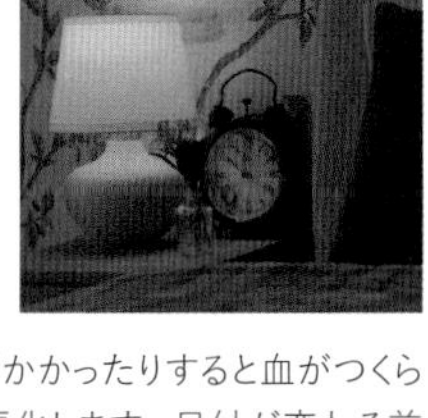

忙しかったりストレスがかかったりすると血がつくられにくくなり、貧血が悪化します。日付が変わる前には眠り、時には何もしない日をつくりましょう。

ツボ押しで改善

エネルギー不足からくる貧血は「足三里《あしさんり》」を押す

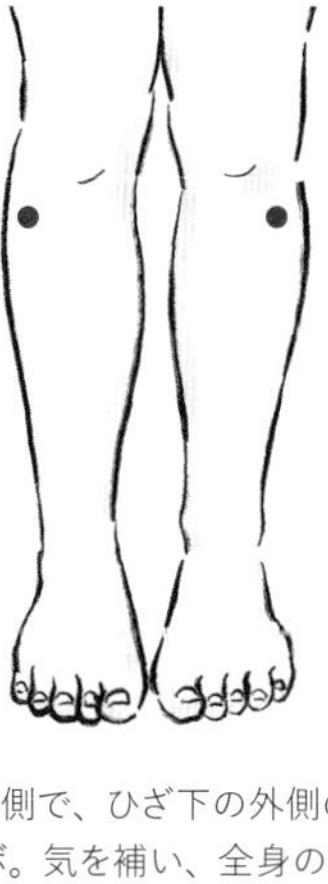

向こうずねの外側で、ひざ下の外側のくぼみから3寸下にあるツボ。気を補い、全身のエネルギー不足に効きます。

【女性特有の不調】症状 3

月経トラブル

月経時に下腹部や腰が痛む月経痛、加えて頭痛や吐き気、イライラが強いのが月経困難症です。東洋医学では血の乱れが主な原因と考えます。

関連症状 冷え➡P122　貧血➡P124　PMS➡P128

血の停滞や不足を改善して症状をやわらげる

月経痛がひどすぎて日常生活に支障が出たり、月経周期が不安定になったりする場合は、まず婦人科の診断を受けましょう。子宮や卵巣の病気、女性ホルモンの分泌異常があれば治療が必要です。

婦人科的な異常がないなら、食事やツボなど漢方的な対処法が有効です。血が滞る瘀血や不足する血虚を改善すれば、多くの場合症状を緩和できます。血の乱れを招く冷えを防ぐことも大事なポイントです。

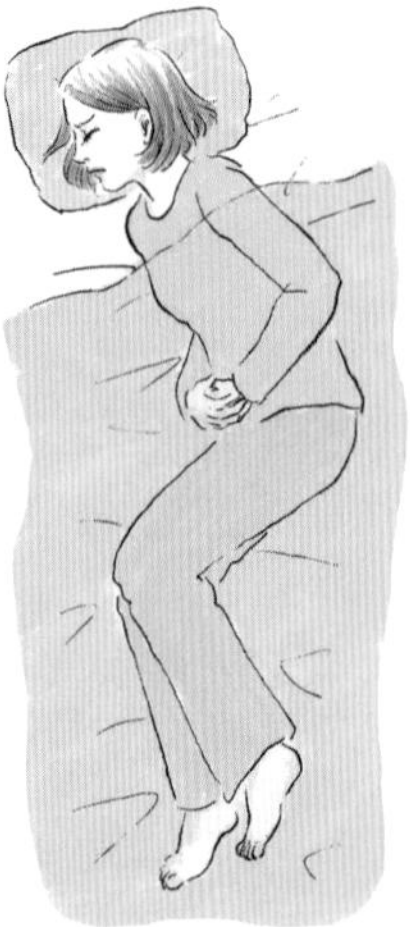

養生のポイント

血の不足や滞りに冷えは大敵。体温より低いものは食べない、夏でも素肌はさらさないなど冷え対策を。

漢方薬を選ぶなら

桂《けい》枝《し》茯《ぶく》苓《りょう》丸《がん》

血流をスムーズにする漢方薬。月経のときに頭痛や肩こりを起こしやすい人、ストレスで月経不順になる人にも。

月経トラブルのタイプを知ろう

1
ストレスや体力不足からくる
月経不順タイプ

エネルギー不足で気が滞っていてスムーズに月経がこない状態。血の量が足りず、そもそも月経がこない人もこのタイプです。

2
血の滞りが主な原因の
2日目に痛むタイプ

経血の色が黒っぽくレバー状の塊があり、2日目に痛みが強いタイプ。血の滞りが主な原因なので血流をよくする食材をとって。

3
だるさや眠気もともなう
鈍痛タイプ

月経の間ずっと鈍痛が続いたり、だるさや眠気、気分の落ち込みがあるタイプ。血だけでなく気の流れもよくするよう心がけて。

4
吐き気やイライラもある
月経困難症タイプ

痛みに加えて頭痛や吐き気、イライラ、不安感もあるタイプ。子宮筋腫や子宮内膜症などの病気が隠れていないか、まずは診断を。

食べて改善

なつめでイライラ防止

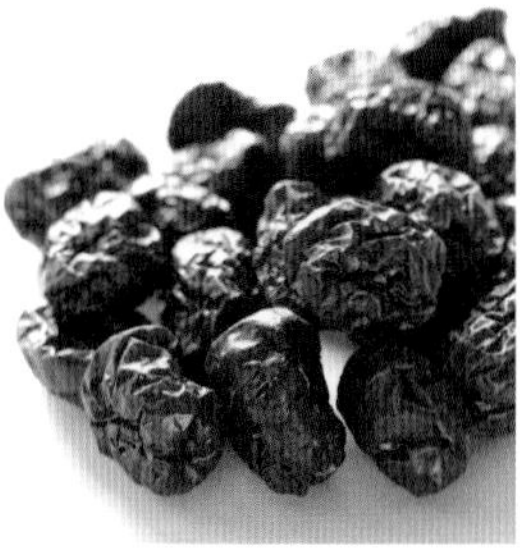

なつめは体を温め、血を増やす食材。月経中はどうしてもイライラしますが、そうした不安定な心も鎮めてくれるのでおやつにおすすめ。

貧血や冷えにも効く紅花茶

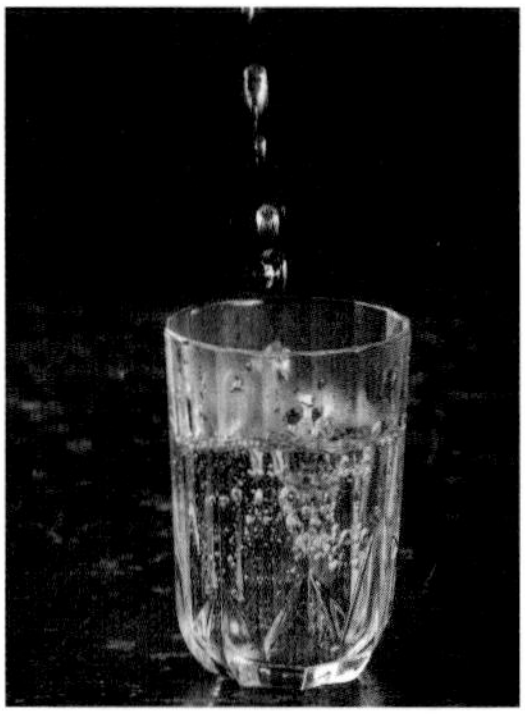

紅花は血液循環を改善させるだけでなく、冷えや貧血にも効果あり。乾燥紅花に湯を注いだ紅花茶を飲んでみましょう。

黒ごまなど血を増やす食材を

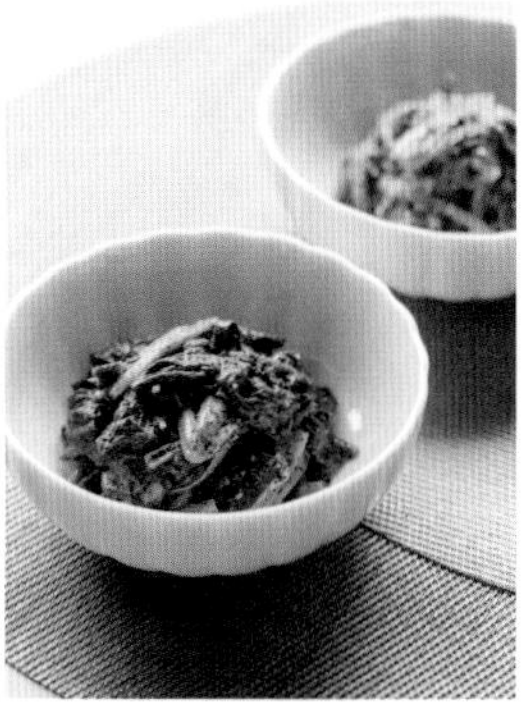

黒ごま、黒豆、黒きくらげ、ひじき、ほうれん草、イカ、ウナギなど血を増やす食材をとって。ほうれん草の黒ごま和えはぴったりな料理。

暮らしで改善

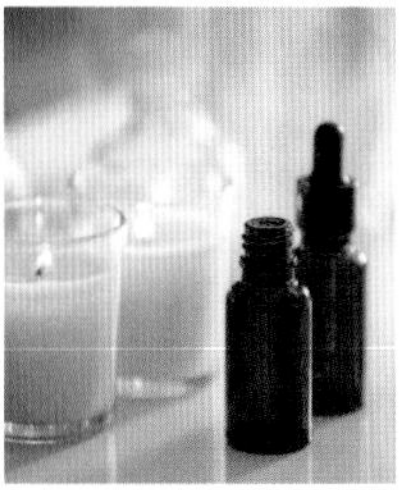

ハーブの香りで気を巡らせる

気が滞ると月経痛はひどくなります。ラベンダーやローズマリーなどハーブのアロマオイルの香りで気を巡らせましょう。

腹巻や靴下を上手に利用して

体を温めることで痛みが減るようなら、使い捨てカイロなどで温めます。腹巻や靴下などを上手に利用することが大切です。

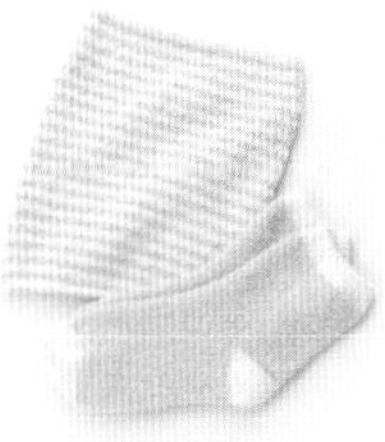

ツボ押しで改善

「大巨《だいこ》」を押して月経痛を緩和する

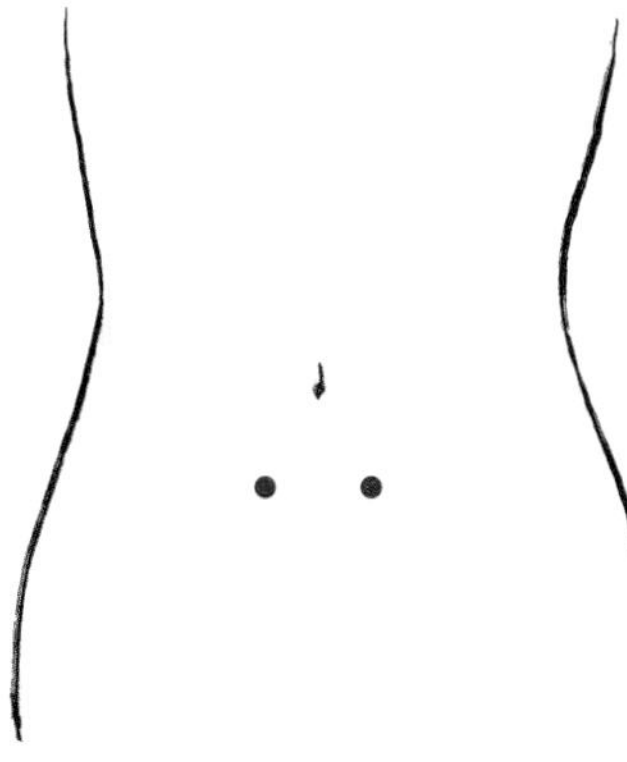

へそから両外側へ2寸のところへ仮点をつけ、そこからさらに2寸下。月経不順や痛みを改善してくれるツボで、下痢や便秘の改善にも効果があります。

【女性特有の不調】症状 4

PMS（月経前症候群）

PMSとは月経前に起こるさまざまな不調の総称です。
気・血・水の不足や滞りから起こり、体調の乱れで悪化します。

関連症状 月経トラブル➡P126

気・血・水のはたらきを正し腎の弱りにも気をつける

月経が始まる3～14日前に起こる、胸の張り、イライラ、下腹部痛などの不調をPMS（月経前症候群）といいます。

東洋医学では、PMSは気・血・水のいずれかの不足や停滞が原因と考えます。生殖機能と関連が深い腎の弱りや、症状を悪化させる冷えに注意し、その期間は無理をせずゆっくりすごすのがベストです。

あまりに症状がひどい場合は、専門医を受診し治療を受けましょう。

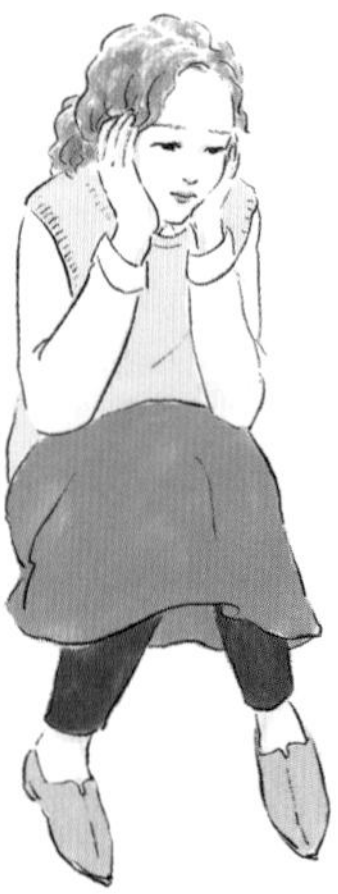

養生のポイント

どんな症状でも冷えは厳禁です。冷たい飲み物だけでなく、生野菜サラダも体を冷やすので控えて。

漢方薬を選ぶなら

桂枝茯苓丸《けいしぶくりょうがん》

血流をよくして、上半身ののぼせや手足の冷えを改善してくれます。痛みの症状が強い人におすすめです。

PMSのタイプを知ろう

1 精神的に不安定になる イライラタイプ

気の巡りが悪いことで精神的に不安定になるタイプ。精神的な症状だけでなく、胸が張る、めまいなどが起こることもあります。

2 エネルギー不足の 胃もたれタイプ

エネルギーが不足すると胃腸の調子も悪くなり、胃もたれや吐き気などが起こります。食欲が落ち、便秘や下痢になることも。

3 体の潤い不足が原因の ほてりタイプ

潤い不足からほてりやのぼせが起こるタイプ。月経前になると肌が乾燥してカサカサしたり、髪の毛がパサパサになったりします。

4 体が冷えて疲れやすい むくみタイプ

エネルギー不足に加えて、体内に水がたまって冷えやむくみが起こるタイプ。足腰の冷えがひどく疲れやすいのが特徴的です。

食べて改善

パワーがつく しょうが焼き

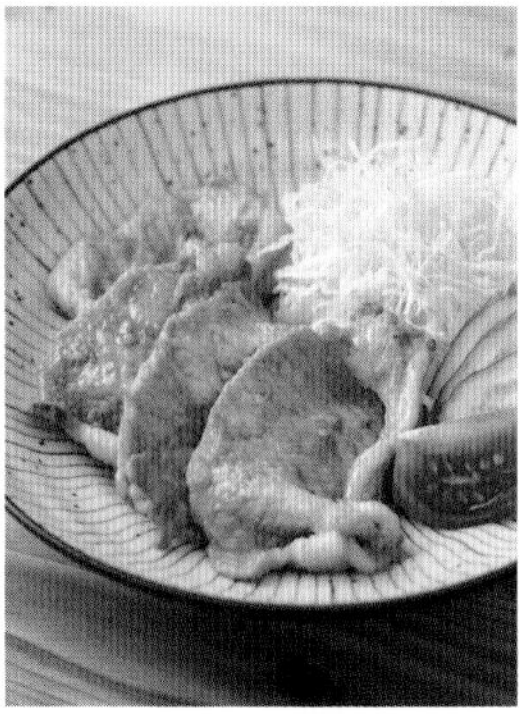

ランチにはぜひ豚肉のしょうが焼きを。しょうがは体を温めてくれます。豚肉は弱った腎を強化しエネルギーチャージしてくれる食材です。

潤いをあたえる アサリと豆腐の味噌汁

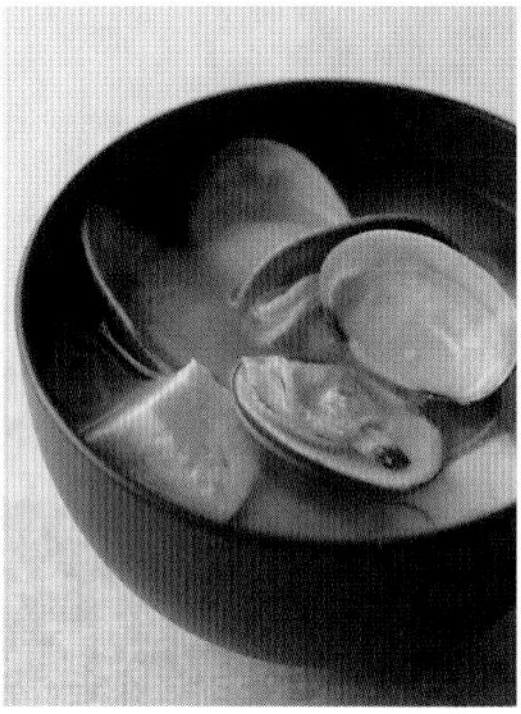

水の不足で乾燥している人はアサリと豆腐の味噌汁を。アサリにはリラックス効果もあり、不安定になりがちな気持ちを整えてくれます。

気の巡りを整える ハーブティー

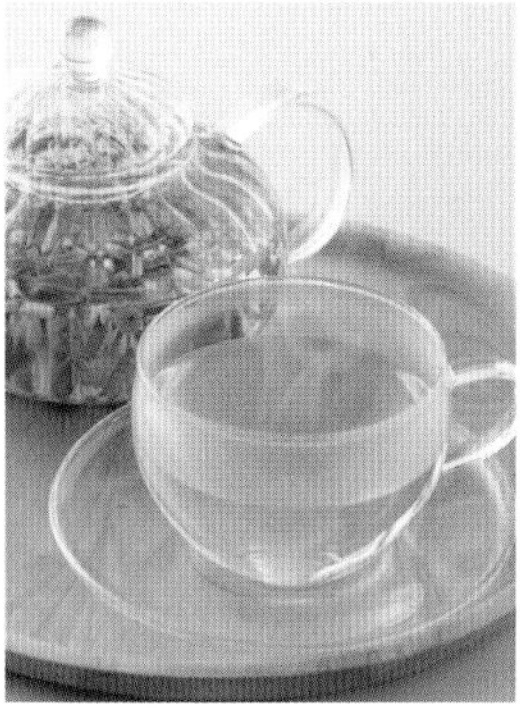

カモミールやジャスミンなどのハーブティーでひと休み。ハーブの香りは気持ちを落ち着け、気の巡りをよくします。

暮らしで改善

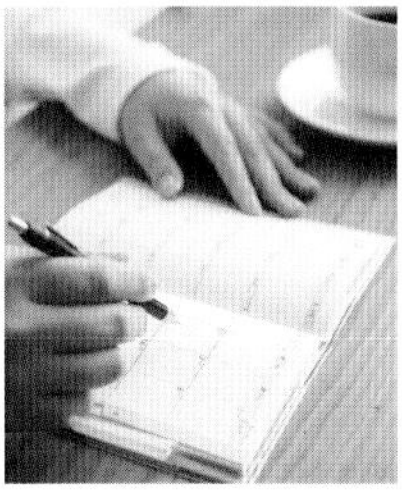

スケジュールは詰め込まない

月経前に調子が悪くなる人は、その期間はあらかじめゆったりめのスケジュールに。無理をせずゆっくりすごすようにします。

デスクワークの間に大きく伸びを

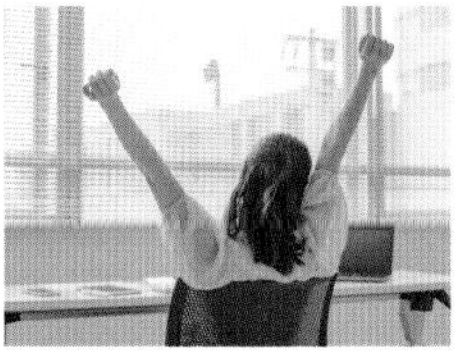

気や血の滞りはPMSの大きな原因。運動不足になりがちなデスクワークの人は、1時間に1回は大きく伸びをして、体を動かしましょう。

ツボ押しで改善

「次《じ》髎《りょう》」を押して 気と血の滞りを正す

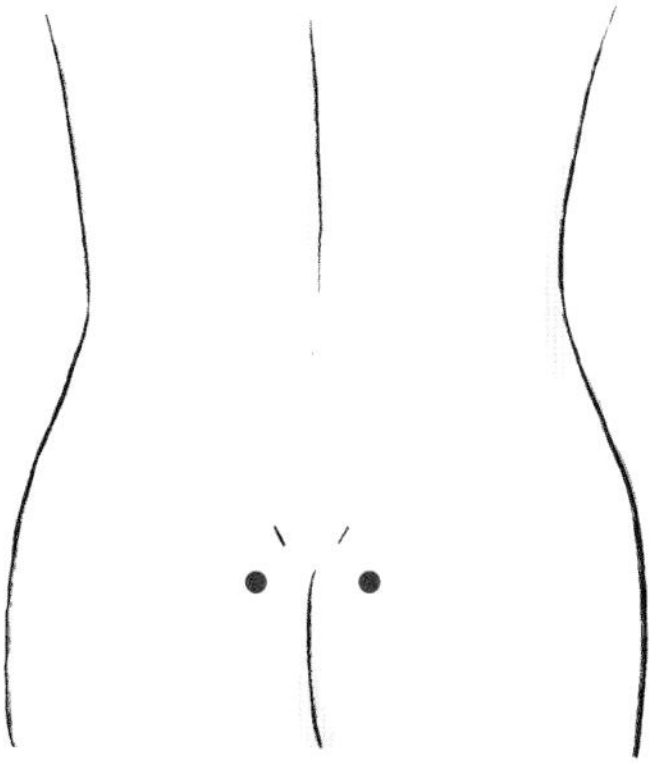

骨盤の中央の仙骨にあるくぼみの、上から2番目の左右のくぼみ部分です。気と血の流れを整え、頭痛や肩こりにも効きます。

【女性特有の不調】症状 5

更年期障害

閉経前後に、女性ホルモンの減少によって起こる不調が更年期障害。
症状はひとりひとり違い、精神的にも不安定になる時期です。

関連症状 のぼせ➡P104　イライラ➡P136

更年期をきっかけに生活習慣を見直そう

女性は50歳前後に閉経を迎えます。その前後のそれぞれ5年程度が更年期で、のぼせやほてり、イライラ、情緒不安定、不眠、めまい、肩こりなどの不調が出ます。

更年期の症状や重さは人によって違い、中には変化がない場合もあります。ですが、女性ホルモンの量はどんな人でも閉経前後で変化し、目立った症状はなくても体は変わっています。食事や生活習慣を見直すいいチャンスでもあるのです。

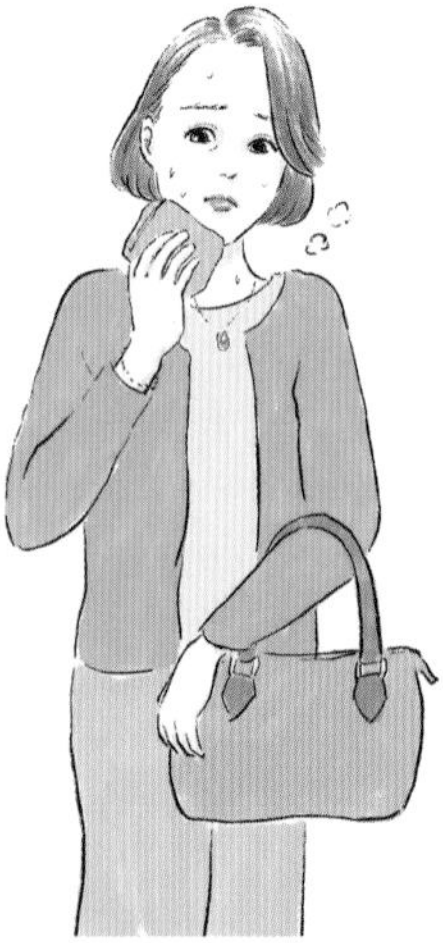

養生のポイント

加齢からくる腎の弱りも更年期障害の原因のひとつ。腎を強化する山いも、キャベツ、むかごやうなぎを食べて。

漢方薬を選ぶなら

加味逍遙散《かみしょうようさん》

血行を正し、上半身の熱を冷まして不安を鎮めます。のぼせと冷えに作用し、イライラしているときに効果的。

更年期障害のタイプを知ろう

1 エネルギー不足の ぐったりタイプ

体力がなくエネルギー不足なタイプ。疲れやすくなりぐったりして、気分的にも不安定になります。不眠に悩まされることも。

2 血が不足した 冷え乾燥タイプ

血が不足して乾燥した状態。冷えがひどくなったり乾燥から皮膚トラブルが起きたりします。潤いを補充することが大切です。

3 気の滞りによる 落ち込みタイプ

気の巡りが悪くなると、気持ちが落ち着かずイライラしたり憂うつになります。のどに何かが詰まったような感じになることも。

4 血液循環が悪い のぼせタイプ

血が滞るとのぼせやほてりといった症状が。ホットフラッシュと呼ばれるもので更年期の代表的な症状です。ひどいこりも起こります。

※加味逍遙散は、長期間服用すると副作用が起こる可能性があるので、医師や薬剤師の指示に従いましょう。

食べて改善

血液をサラサラにする オニオンスライス

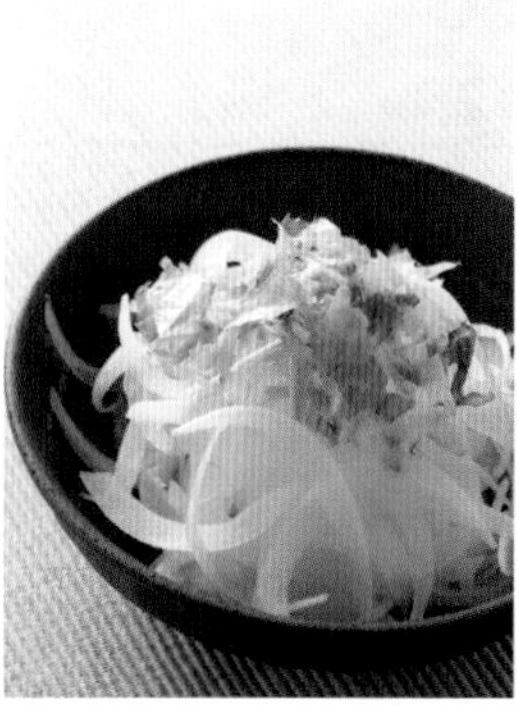

たまねぎやにら、パセリなどは血液をサラサラにする食材です。オニオンスライスやにらのおひたしなどを積極的に食べましょう。

イライラを鎮める ゆり根

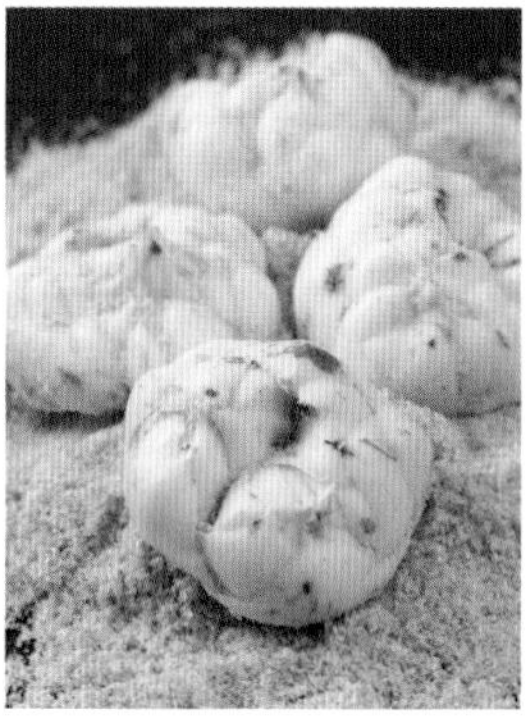

お正月の食材として有名なゆり根。肺を潤し気の巡りを正してイライラを鎮めてくれます。乾物をおかゆやスープなどに入れても。

血の巡りをよくする 黒い食材

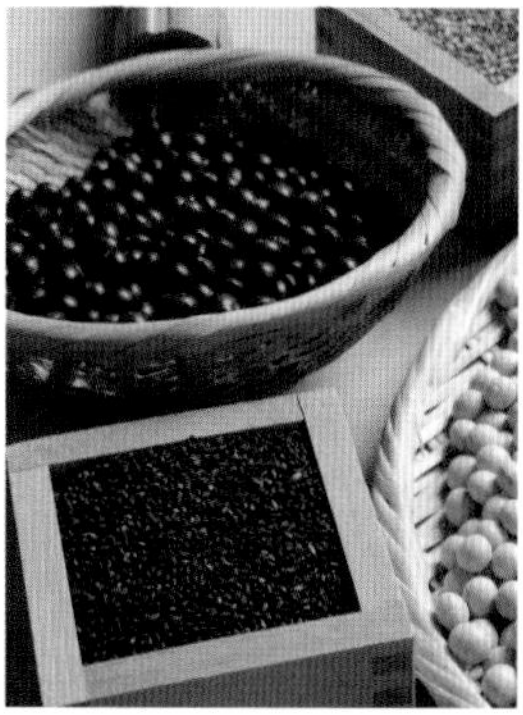

黒ごまや黒豆、黒きくらげ、黒米、わかめ、ひじき、のりなど黒い食材は血を増やし、血の滞りを正してくれる更年期の必須食材です。

暮らしで改善

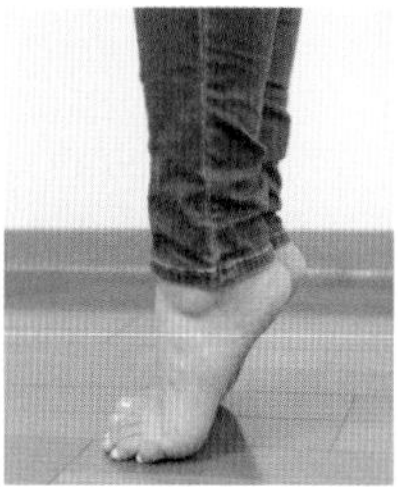

空き時間に つま先立ち

腎を強化するには足腰を鍛える体操が効果的です。信号待ちやちょっとした空き時間につま先立ちするだけでもOKです。

無理をして でかけるのを やめる

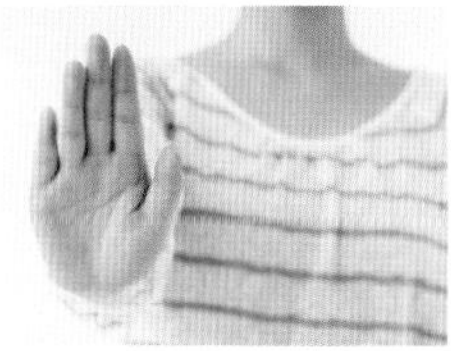

気分がふさいでいるときに、気晴らしにと友人が誘ってくれたとしても、行きたくないと思ったら無理せずに断り、ゆっくりすごしましょう。

ツボ押しで改善

「関元《かんげん》」を押して 体力&気力をアップさせる

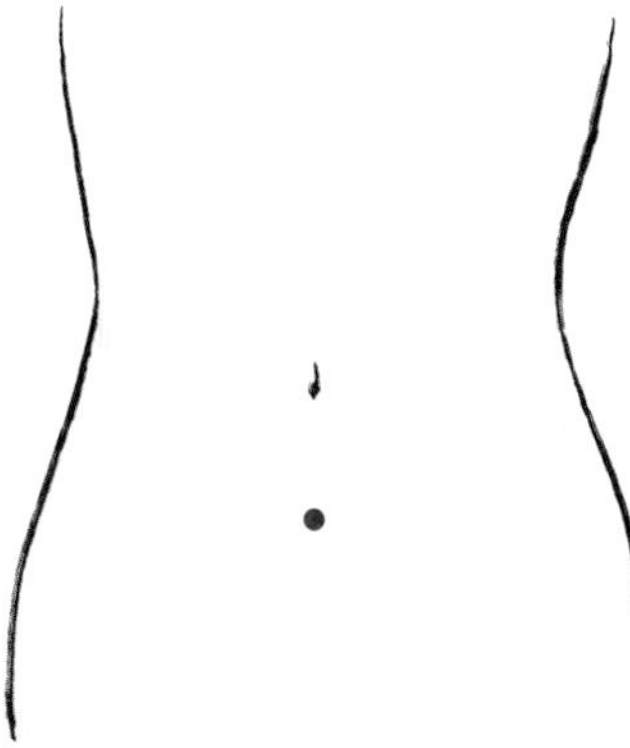

へその真下3寸のところにあるツボ。ここを押すと腎や脾の機能を高めて、元気になれるといわれています。婦人科系の症状にもよく効きます。

つわり

妊娠の前半期に多く起こるつわり。つわりの改善は
実は東洋医学の得意分野。水分代謝を整えることがポイントです。

関連症状 食欲不振➡P86　胃痛・胃もたれ➡P108　吐き気➡P110

水の滞りや潤い不足を正してつわりを緩和

妊娠6週頃から起こり、16～20週には自然に治まることが多いつわり。病気ではありませんが、吐き気、嘔吐、食欲不振、胃もたれ、頭がなんとなく重いなどの症状が出ます。もともと胃腸が弱い人、冷えやすい人、神経質な人に多いといわれています。

つわりの症状の中でもとくにつらい吐き気は水の滞りや潤い不足が原因。水のバランスを整えることで緩和できます。また、体を冷やさないよう注意するのも大切です。

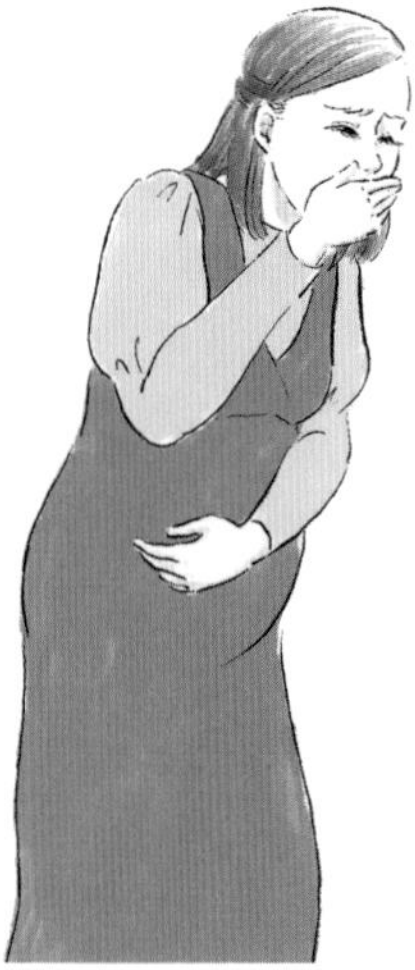

ツボ押しで改善

「中脘《ちゅうかん》」を押して胃腸症状を改善する

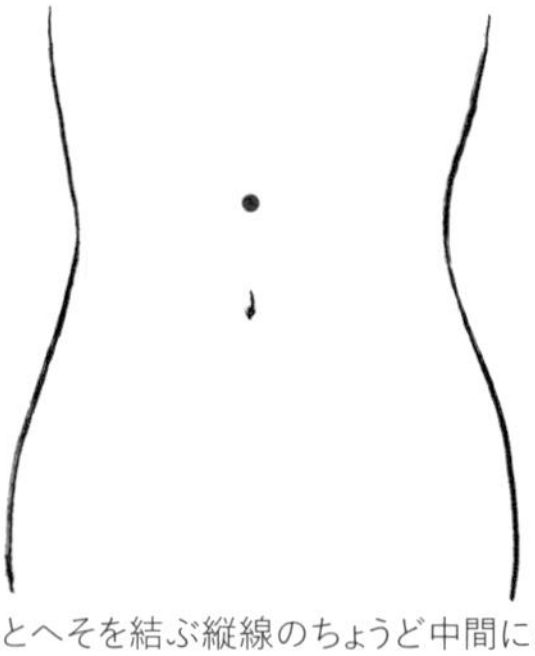

みぞおちとへそを結ぶ縦線のちょうど中間にあるのが中脘というツボ。消化機能をアップし、胃もたれなどを改善します。

食べて改善

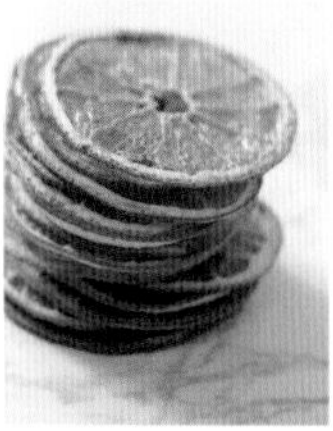

吐き気を抑える乾燥みかん

みかんの皮を乾燥させた陳《ちん》皮《ぴ》が吐き気の解消に役立ちます。輪切りにして乾燥させたものが市販されれているのでそれでもOK。

はちみつ梅を少しずつ

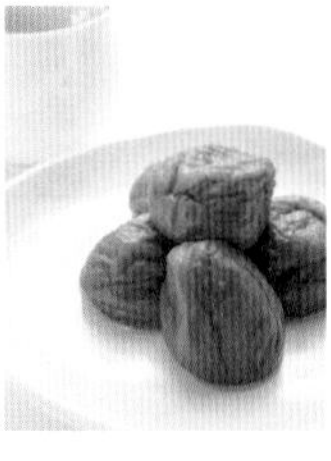

つわりのときは胃がからっぽになるとより気持ち悪くなります。はちみつ梅などを常備して、ちょっとずつ無理せずに食べましょう。

不妊症

不妊は女性だけの問題ではなく、まずは夫婦そろって
検査を受けることが必須。その上で、血流改善などを心がけて。

関連症状 冷え➡P122 月経トラブル➡P126

冷えと血行不良の改善が妊娠への近道

検査をしても原因がなかなかわからないことが多い不妊症。女性の場合は体の冷えによる血流悪化や、胃腸の弱りが不妊の遠因になっていることがあります。また、男女ともに、生殖活動を担う腎が弱ると不妊につながります。

東洋医学では、血の滞りや不足があると妊娠・出産などの妨げにつながると考えます。血流をよくして血を増やすことが、妊娠しやすい体づくりになるのです。まずは体を温めて冷えを改善しましょう。

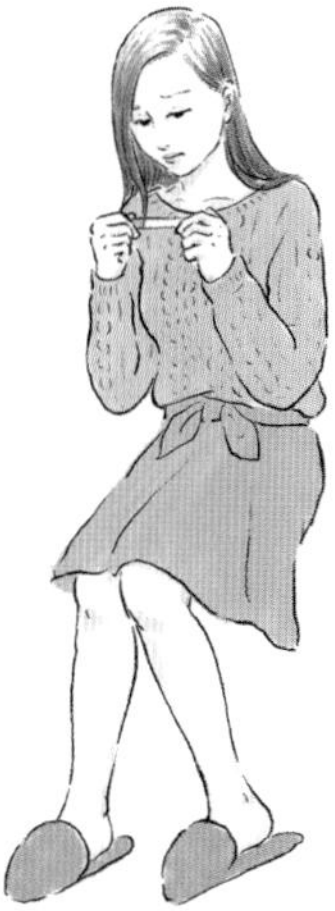

ツボ押しで改善

男女共通の子宝のツボ「三陰交《さんいんこう》」を押す

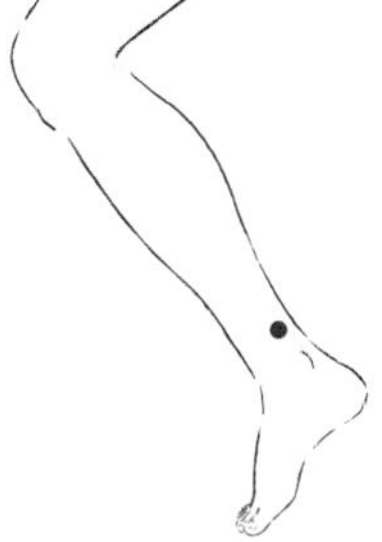

足首の内側のくるぶしから真上に3寸ほどいったところの骨際に位置します。婦人科系に効くツボですが、男性の不妊にも効果が期待できます。

食べて改善

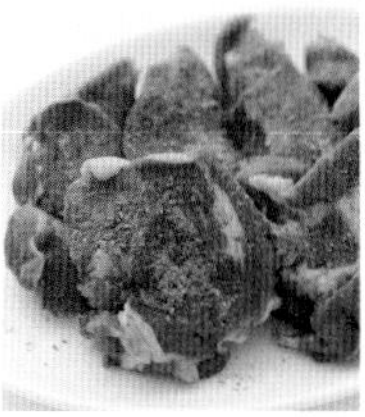

ラム肉で血の不足を補う

ラム肉は血の不足を補い、体を丈夫にする作用のある食材。体を温める作用もあり、冷えやすい人にもおすすめです。

生野菜ではなく温野菜を

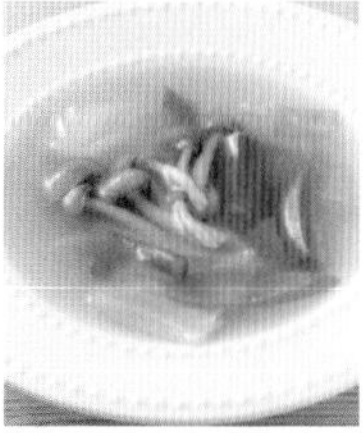

生野菜は体を冷やす作用があるので、なるべく避けましょう。野菜は温かいサラダやスープにしてとるようにします。

【心の不調】症状 1

気分の落ち込み

気分が落ち込んでマイナス思考になったり、やる気がでなかったり。
そんな症状は、気のバランスが乱れているサインです。

関連症状 疲労・倦怠感➡P80　胃痛・胃もたれ➡P108　イライラ➡P136

精神面だけでなく体にも目を向けよう

気分の落ち込みは、心身のバランスが崩れたときに起こる症状です。強いストレスやプレッシャーなど精神的な要因によるものと思いがちですが、それだけではありません。漢方では、精神が不安定になる背景には、気の不足や滞りがあると考えます。

気のバランスは、胃腸の調子が悪かったり、長時間の活動や運動のしすぎで体が疲れると乱れます。体のダメージが、メンタルの不調につながる場合もあるのです。

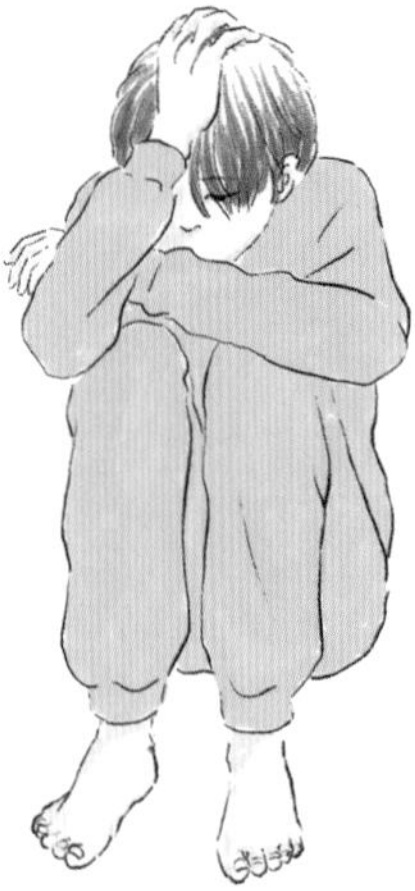

養生のポイント

体の不調がメンタルに影響することも。ストレスをなるべく取り除くと同時に、体のケアも忘れずに。

漢方薬を選ぶなら

帰《き》脾《ひ》湯《とう》

脾胃を補って消化吸収をよくする作用があります。精神が不安定なときや不眠があるときに使われます。

気分の落ち込みのタイプを知ろう

1 エネルギーが足りない 気虚タイプ

エネルギーである気が不足して、ぐったりするのが特徴です。精神的なストレスや体の疲れが原因に。休んで気を補いましょう。

2 胃腸が弱い 栄養不足タイプ

胃腸のはたらきが悪く食欲が出ないタイプ。栄養が足りず、エネルギー不足につながります。まずは胃腸を回復させましょう。

3 イライラもある 気滞タイプ

イライラと落ち込みを繰り返すタイプ。気の巡りが悪くなり、気分が上下しやすい状態です。気の巡りをよくする食材を食べましょう。

4 冬に症状が出やすい 季節性タイプ

日照時間の少ない秋から冬にかけて気分の落ち込みが出て、春になると症状が消えるのが特徴。太陽の光を浴びることで改善できます。

食べて改善

おやつにはなつめを食べる

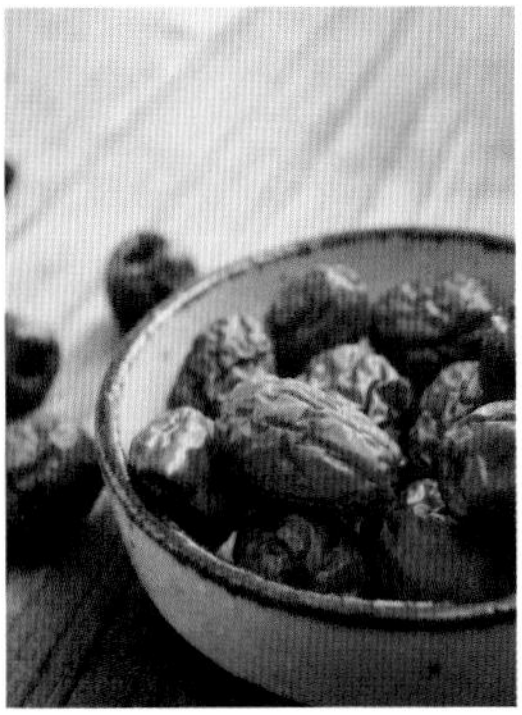

なつめには精神を安定させる作用があり、うつや不眠、強い不安感などによいとされています。気分がふさぐときのおやつに。

ピーマンで気分を安定させる

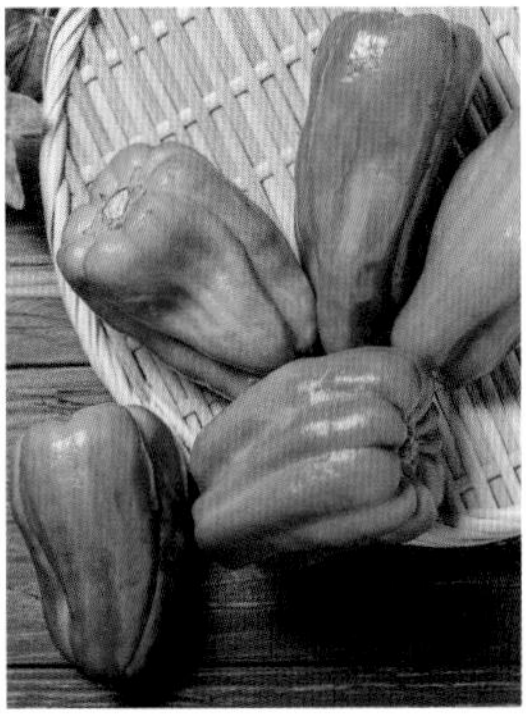

落ち込みとイライラを繰り返すタイプなら、気の巡りをよくしてくれるピーマンやセロリ、ミント、グレープフルーツなどが効果的です。

じゃがいもスープで気を補う

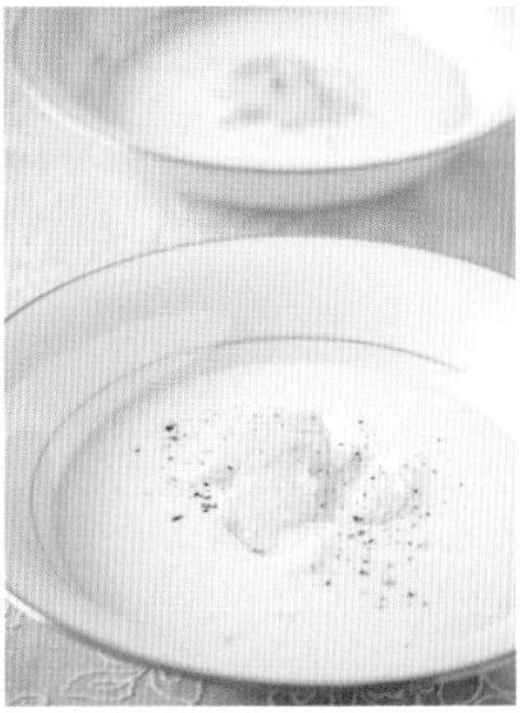

気虚タイプには気を補ういも類がおすすめ。じゃがいもやさつまいもをポタージュにしましょう。スープなら胃腸にも負担をかけません。

暮らしで改善

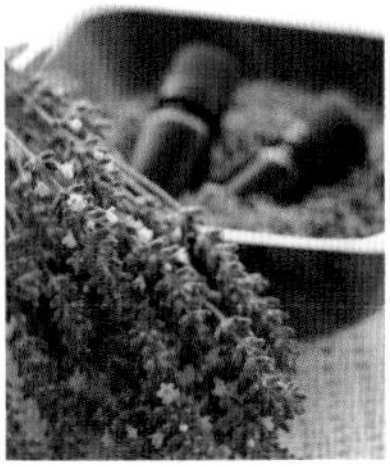

ラベンダーの香りをかぐ

ラベンダーの香りには心身をリラックスさせる作用があり、うつに効果的です。夜寝る前などにアロマを取り入れてみましょう。

外出して気分転換

ストレスからいったん離れて、映画館に出かけたり、ショッピングをしたり、いつもと違うことをして気分転換しましょう。

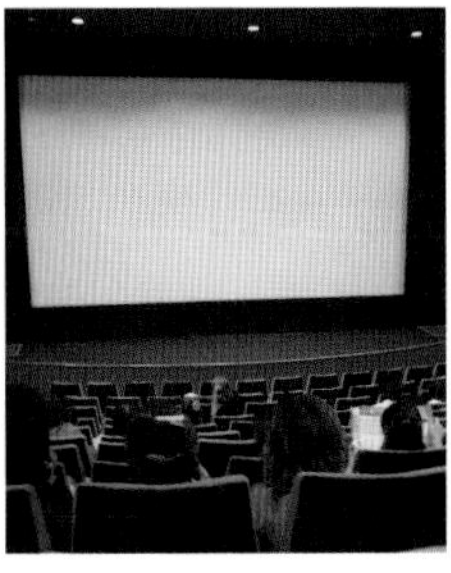

ツボ押しで改善

「膻中《だんちゅう》」を押して気の滅入りを緩和

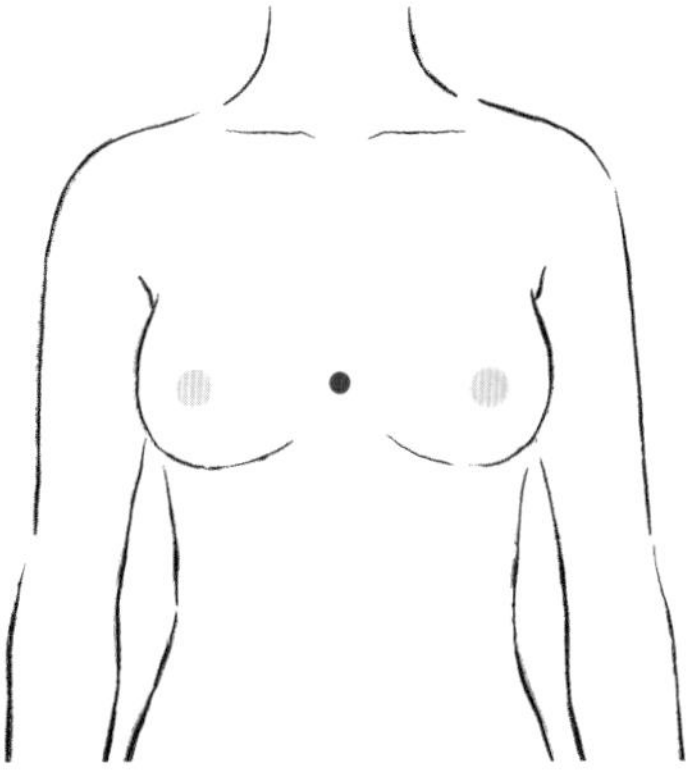

左右の乳頭を結んだ線の中心にあるツボ。精神を安定させる作用があり、抑うつ感や不安感を取り除くのに役立ちます。

【心の不調】症状 2

イライラ

イライラが続いたり怒りっぽくなったり、感情の起伏が激しくなるのは
ストレスを感じているサイン。まずは深呼吸してリラックスを！

関連症状 のぼせ➡P104　更年期障害➡P130　気分の落ち込み➡P134

ストレスによる体内バランスの乱れが原因

イライラして怒りっぽくなってしまう最大の原因はストレスです。仕事や人間関係の精神的なプレッシャー、過労などによる身体的な負担が、肝の弱りや気の滞り、熱のこもりを招くことで起こります。

イライラを抑えるには、ストレスそのものを極力減らすと同時に、これらに対処する必要があります。また、女性の場合は、月経前や更年期のホルモンバランスの乱れもイライラの原因となります。

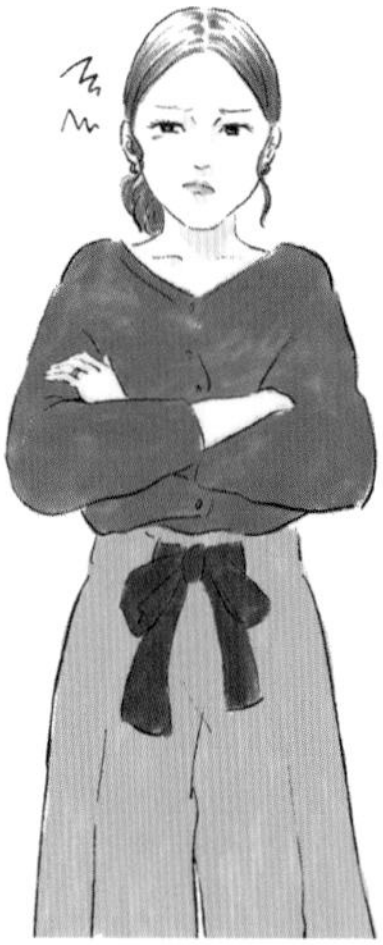

養生のポイント

イライラしてしまう自分を責めないようにします。ストレスの中で頑張っている自分をほめてあげましょう。

漢方薬を選ぶなら

加味逍遙散《かみしょうようさん》

上半身の熱を冷ます作用があり、イライラ感に高い効果があります。PMSや更年期障害の症状改善にも。

イライラのタイプを知ろう

1 ストレスの影響による 肝の弱りタイプ

精神の安定を担う肝が弱っているタイプ。肝はストレスの影響を受けやすく、ストレスをためやすい人、緊張しやすい人に多いです。

2 落ち込みもある 気滞タイプ

イライラと落ち込みを繰り返すのが特徴。不安感や動悸も見られます。気の巡りが悪くなり、気分が上下しやすい状態です。

3 のぼせやほてりのある 熱のこもりタイプ

滞った気が体の上部にのぼって、熱のこもりにつながっているタイプ。怒りっぽくなり、同時にのぼせやほてりもあるのが特徴です。

4 月経前や更年期に多い 女性特有タイプ

月経前や更年期に起こりやすい、ホルモンバランスの乱れからくるイライラです。気・血・水の乱れを正し、冷えを防ぎましょう。

※加味逍遙散は、長期間服用すると副作用が起こる可能性があるので、医師や薬剤師の指示に従いましょう。

食べて改善

生の大根で体の熱をとる

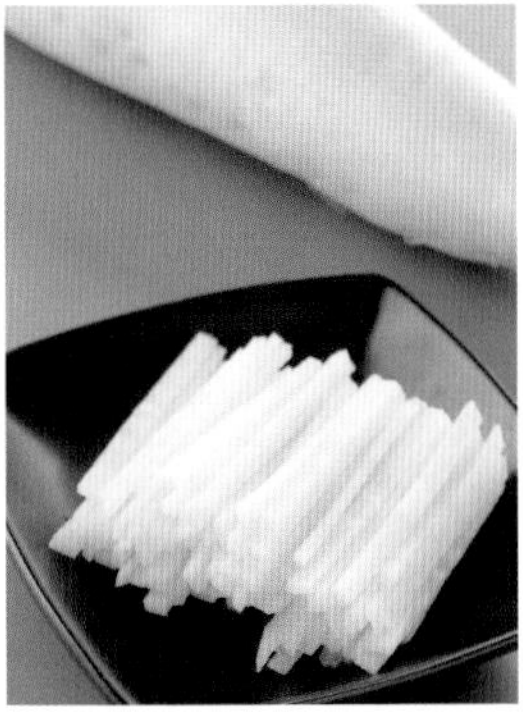

熱のこもりによるイライラには、体の熱をとってくれる大根が最適。加熱すると作用が弱まるので、生のまま食べてください。

香菜のサラダで気を流す

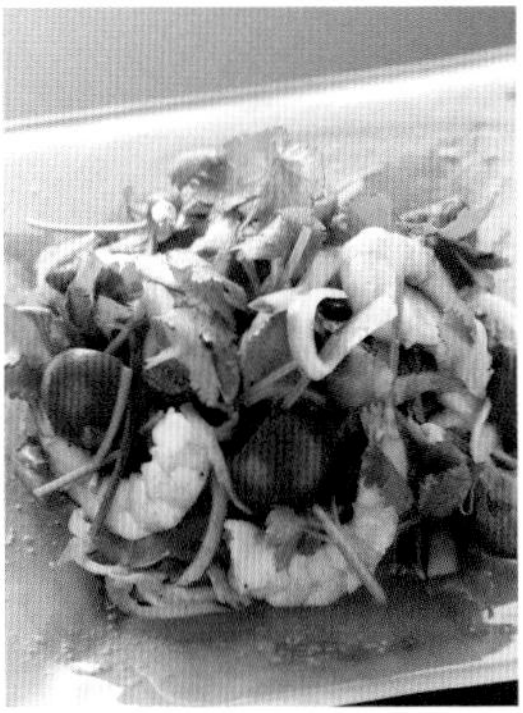

気の流れをスムーズにするハーブはイライラに効果的。香菜のほか、しそやセロリ、セリでもOK。香りを損なわない調理法にしましょう。

酸味のある食材で肝を助ける

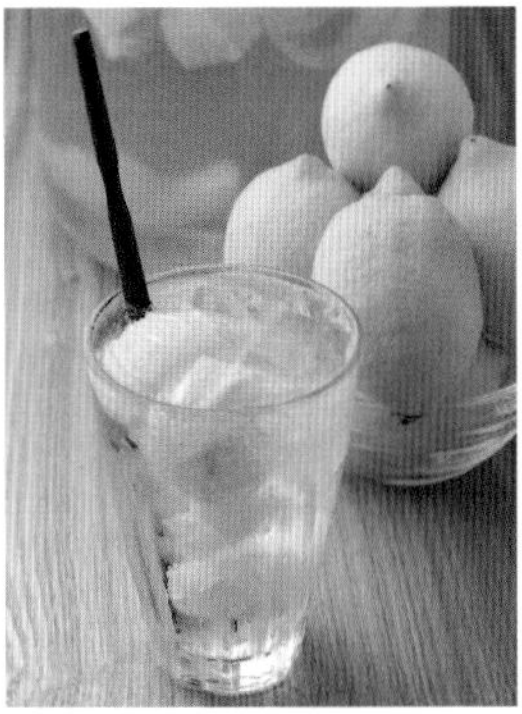

酸っぱい味の食べ物には肝のはたらきを助ける作用があります。酸味の強いフレッシュレモンジュースなどがおすすめです。

暮らしで改善

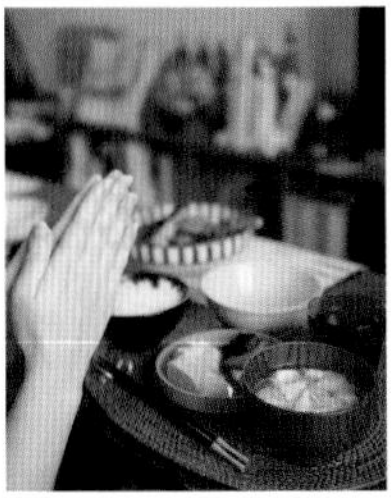

3食きちんと食事をとる

おなかがすくとイライラが増長するので、食事の量を極端に減らすダイエットは不向き。朝昼晩、バランスのとれた食事をとりましょう。

ストレッチで体をゆるめる

イライラを感じたら、手や足を伸ばすストレッチをしましょう。ガチガチにかたまった筋肉の緊張がほぐれ、気や血の流れがスムーズになります。

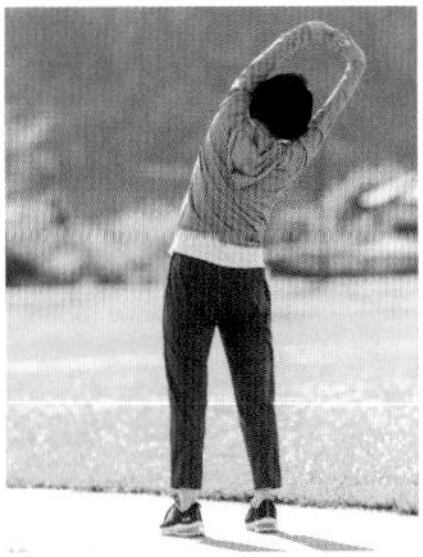

ツボ押しで改善

「太衝《たいしょう》」を押してイライラを抑える

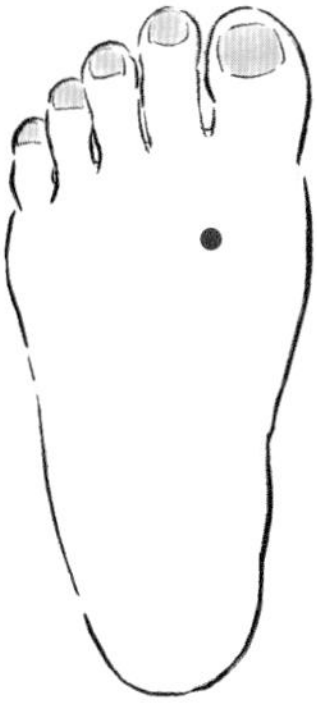

足の親指と人差し指の間を足首側になぞっていき指が止まる部分（骨が交わるところ）にあるツボ。イライラを抑制する効果があります。

【心の不調】症状 3

不眠

不眠が続くとエネルギーを消耗してほかの不調につながります。
心身のバランスを整えて、良質な睡眠を手に入れましょう。

関連症状 疲労・倦怠感➡P80　のぼせ➡P104　気分の落ち込み➡P134　イライラ➡P136

心のバランスと体のバランスを整える

ベッドに入ってもなかなか眠れない、夜中に何度も目が覚める、朝早く起きてしまう、熟睡感がないなど、不眠のパターンはさまざまです。原因はいろいろ考えられますが、極度の疲労や熱のこもりなど身体的なものと、感情の起伏や強い不安感など精神的なものに大別できます。

寝だめや夜更かしを控えて遅い時間の食事を避けるなど、生活リズムを整えることも、改善には大切です。

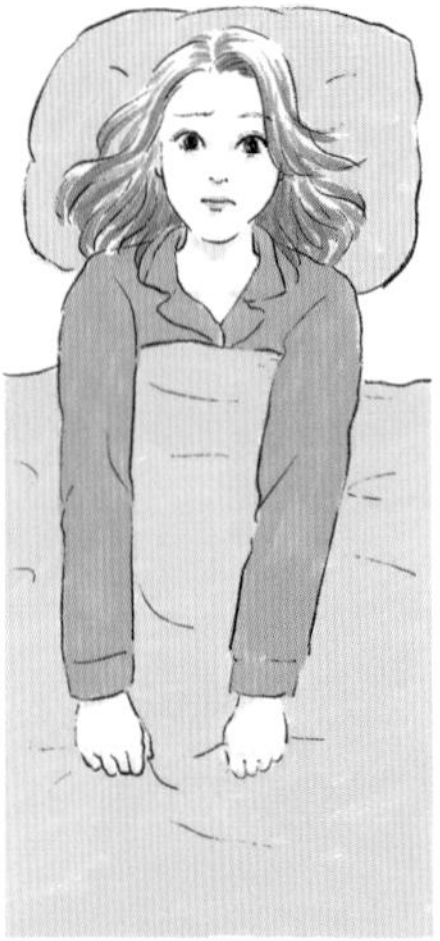

養生のポイント

まずは寝る時間、起きる時間を一定にして、生活リズムを整えることが不可欠。心身のバランスを整えます。

漢方薬を選ぶなら

抑肝散《よくかんさん》

神経の昂りを鎮める作用があり、心身をリラックスさせます。イライラや感情の起伏がある人に向きます。

不眠のタイプを知ろう

1
体力が低下している
疲れすぎタイプ

疲労感があり、眠気もあるのに眠れないタイプ。気力や体力を消耗しすぎるとかえって眠れなくなります。エネルギー補給が必要です。

2
心配事や悩みがある
メンタルの不調タイプ

心配事や悩みなど、気になることが頭から離れず寝つきが悪くなるタイプ。気の巡りをスムーズにすることで改善できます。

3
熱がこもっている
神経の昂りタイプ

神経質な人に多いタイプで、のぼせやほてりがあり、イライラ焦燥感があるのが特徴。気や血の滞りで体に熱がこもっています。

4
不摂生による
生活の乱れタイプ

就寝や起床の時間がバラバラだったり、夜遅くの飲食が続いたりすると、体内時計が乱れます。生活リズムを整えましょう。

食べて改善

疲れがひどいなら温かいうどん

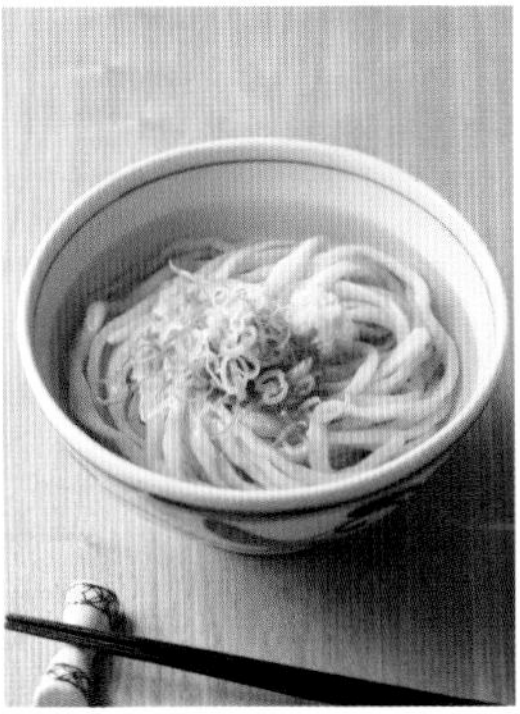

疲労で眠れないタイプの人は、エネルギーになりやすいものを食べましょう。消化によく食べやすい温うどんがおすすめです。

夜はなつめ茶でリラックス

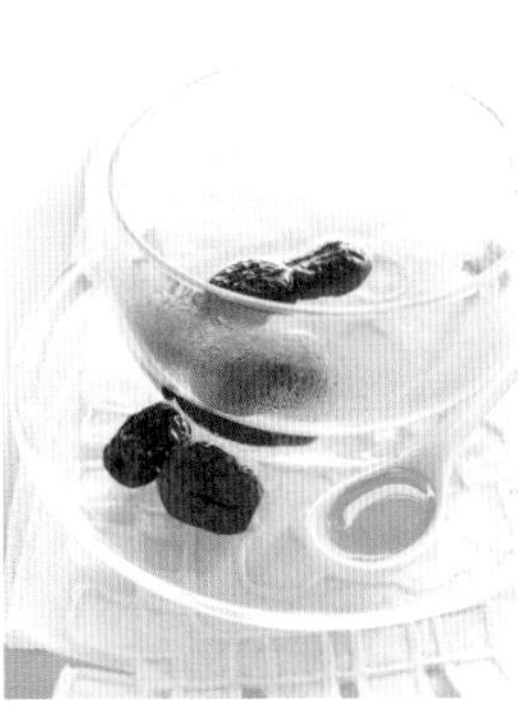

なつめは精神不安をやわらげてくれます。夜はコーヒーや紅茶などのカフェイン飲料を避け、なつめ茶を飲むとよいでしょう。

そばを食べて気を巡らせる

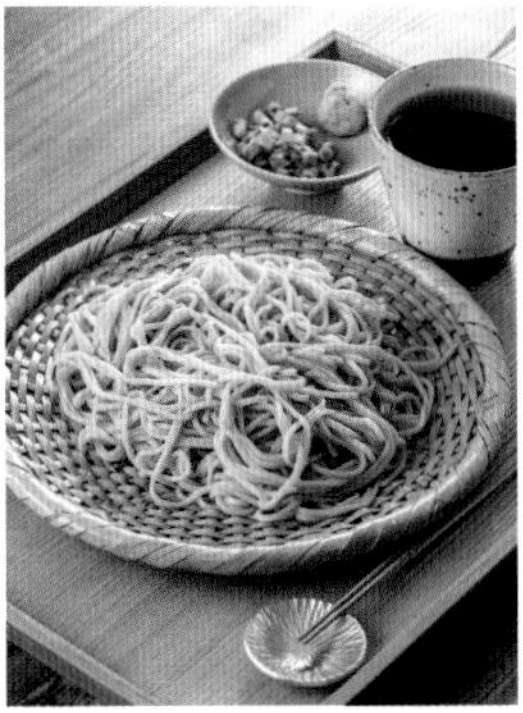

イライラや焦燥感があるときは、気の流れをスムーズにするそばがぴったり。気や血の巡りをよくするねぎを添えると効果が高まります。

暮らしで改善

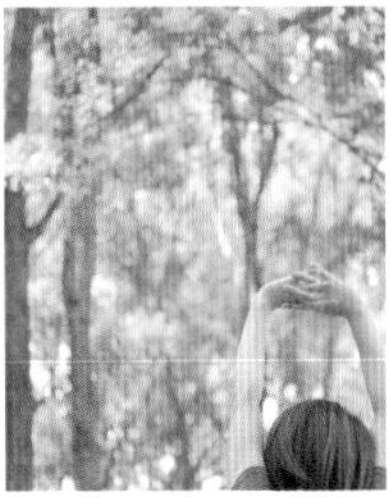

太陽の光を浴びる

日中に日光を浴びることで体内時計がリセットされます。外に出ず、窓のそばで光を浴びるだけでも構いません。

軽い運動で体を動かす

軽いウォーキングなどで適度に体を動かすとストレス発散になり、体のリズムも整います。ただし、疲れすぎで眠れない人には逆効果なので要注意。

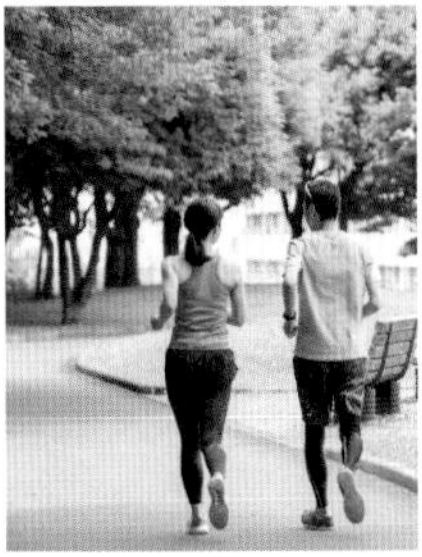

ツボ押しで改善

睡眠の不調には「安眠《あんみん》」を押す

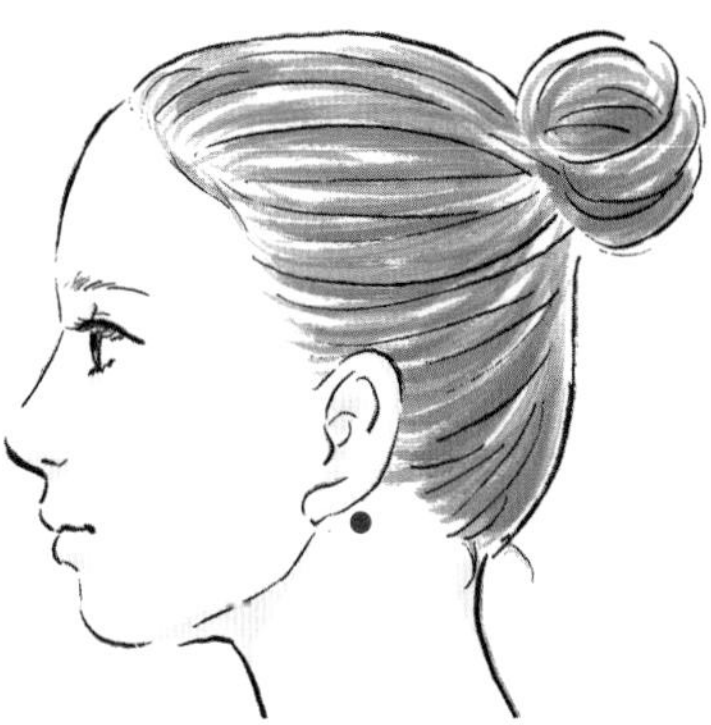

耳の後ろにある出っ張った骨の一寸下にあるツボ。名前の通り安眠を導いてくれます。睡眠の悩み全般によく効きます。

【美容の悩み】症状 1

肌荒れ

肌の不調は体内バランスの乱れのサインです。
にきび、乾燥、湿疹など症状によって原因が異なります。

関連症状 皮膚のかゆみ➡P88　月経トラブル➡P126

体内の原因に目を向けて根本的な解決を

肌トラブルといえば、代表的なのはニキビ。ニキビは毛穴に皮脂が詰まり炎症を起こした状態です。ほかにも、乾燥によるカサつきやかゆみ、湿疹などもあります。

これらの肌トラブルを繰り返すときは、薬を塗るだけではなかなか改善しません。胃腸の弱りや熱のこもり、水の不足など体内に何らかの原因があるからです。根本原因にアプローチするのが、肌トラブル解決への道です。

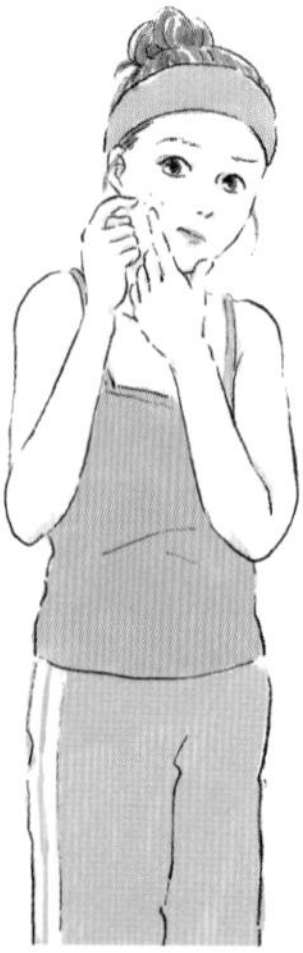

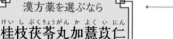

養生のポイント

症状が出たら塗り薬でのケアだけでなく、生活習慣の見直しを。繰り返さないよう根本的な解決を目指して。

漢方薬を選ぶなら

桂《けい》枝《し》茯《ぶく》苓《りょう》丸《がん》加《か》薏《よく》苡《い》仁《にん》

血行をよくして炎症を鎮めるはたらきがあり、ニキビ、皮膚炎、湿疹などに使われます。とくに女性におすすめです。

肌荒れのタイプを知ろう

1 食生活の乱れによる 口元ニキビタイプ

口のまわりにできるニキビは、胃腸のトラブルのサイン。暴飲暴食や甘いもの、油っこいもののとりすぎが考えられます。

2 女性に多い あごニキビタイプ

月経前などによくあるタイプ。ホルモンバランスが乱れています。月経不順やPMSの原因となる瘀血を改善することでよくなります。

3 赤くただれる 湿疹タイプ

皮膚に赤みのある炎症が起こるタイプ。体内に熱がこもっているのが原因です。熱をとって体を冷ます必要があります。

4 カサカサしてかゆい 乾燥肌タイプ

体内の水が不足しています。外側からの保湿に加えて、内側から潤いをプラスすることが必要です。水を補う食材をとりましょう。

食べて改善

月経時のニキビには ジンジャーティー

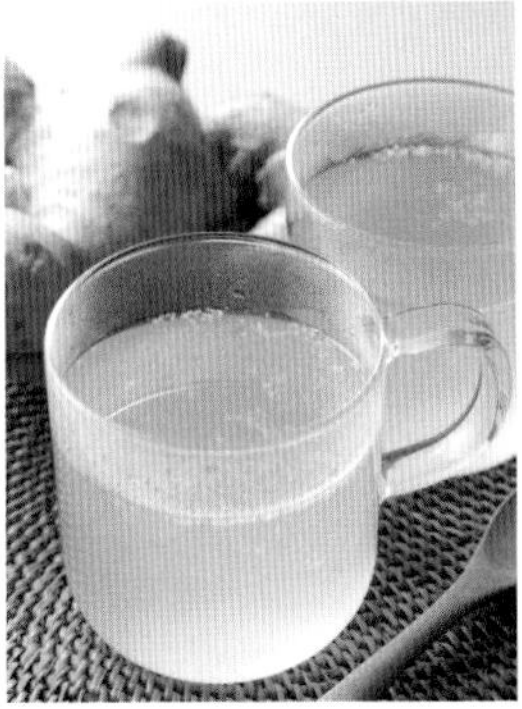

月経にともなうニキビを繰り返すときは、ジンジャーティーで血の巡りをよくしましょう。日頃から飲むと予防にもなります。

乾燥肌なら 山いもを

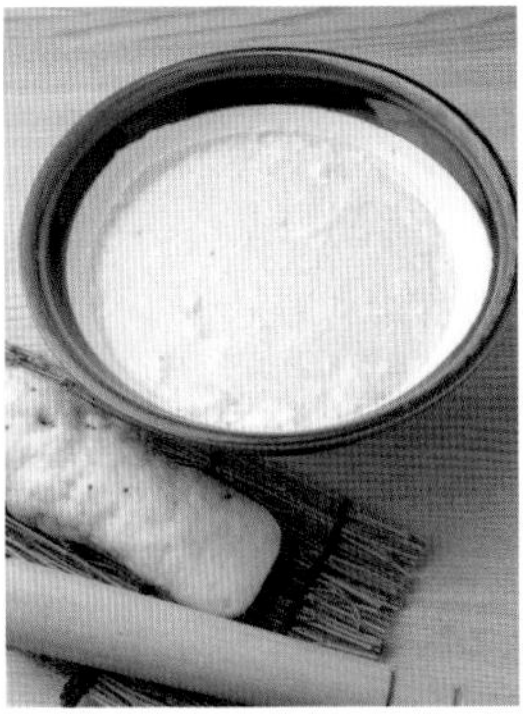

乾燥が気になるときは山いもを食べて潤いを補給。ほかにも、れんこん、大根、豆腐など白い食べ物全般が効果的です。

トマトのサラダで 熱をとる

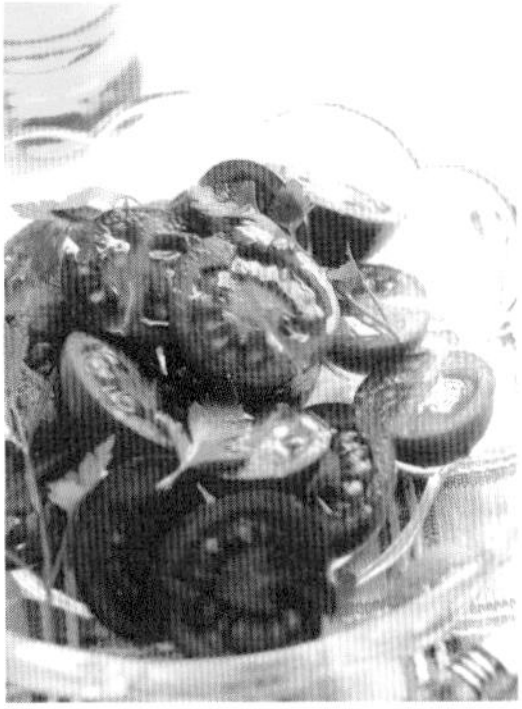

炎症があるときは、余分な熱をとってくれるトマトがおすすめ。抗酸化ビタミンも多く、美肌に欠かせない食材です。

暮らしで改善

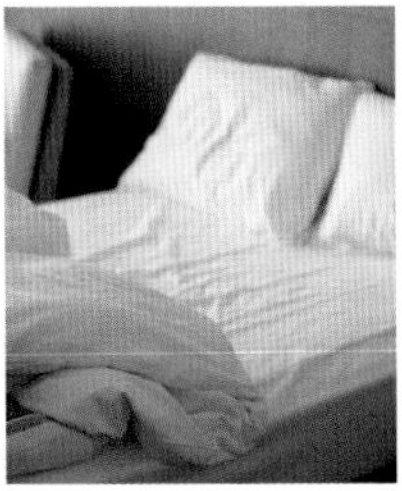

規則正しく 睡眠をとる

夜更かしすると肌のターンオーバーが乱れます。就寝・起床時間はなるべく規則正しくして、日付が変わる前には寝るようにしましょう。

高カロリーの おやつはNG

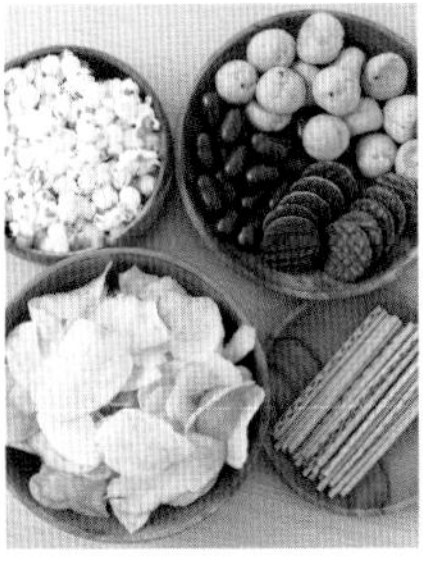

油分や糖分のとりすぎは、皮脂の増加や体内バランスの乱れを招きます。スナック菓子やチョコレートの食べすぎには要注意です。

ツボ押しで改善

「血海《けっかい》」を押して 瘀血を改善

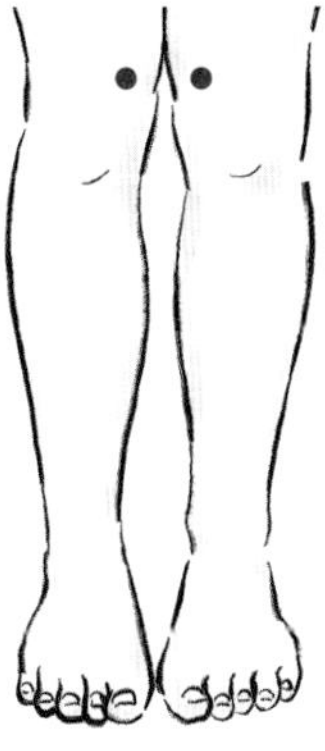

ひざのお皿の上の内側から2寸上にあるツボ。血の巡りをよくする効果があり、瘀血による肌トラブルや婦人科系の症状に使われます。

【美容の悩み】症状 2

目のクマ

目の下の皮膚が青黒く変色するのは、血行不良のサイン。
解消するには、体全体の血の巡りをよくする必要があります。

関連症状 疲れ目➡P92　不眠➡P138

睡眠不足以外の原因でクマができることもある

目の下は顔の中でもとくに皮膚が薄い部分です。そのため毛細血管の状態が透けています。青黒いクマができているときは、血行が悪い状態です。

クマといえば睡眠不足の代表的な症状ですが、過労やストレス、目の疲れ、冷えなども強く関連しています。十分な睡眠をとっているのにクマができるときは、眼精疲労に注意したり、しょうがやねぎなど体を温める食材をとりましょう。

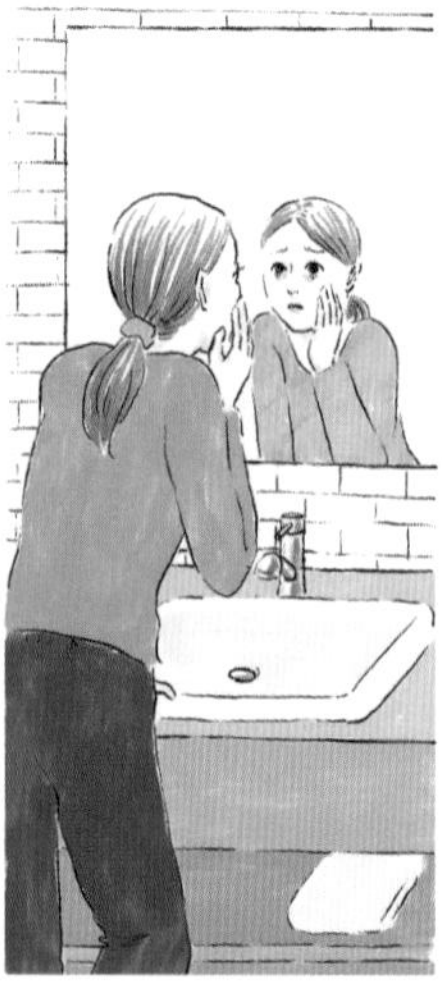

ツボ押しで改善

「攅竹《さんちく》」を押して目の緊張をとる

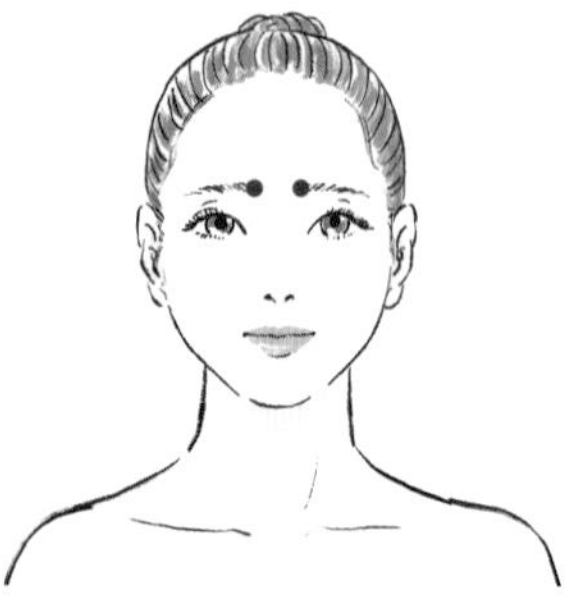

左右の眉毛の目頭側の端のくぼみにある、目のトラブルに効くツボ。目の疲れを軽減して緊張をとることで、目のまわりの血行もよくなります。

食べて改善

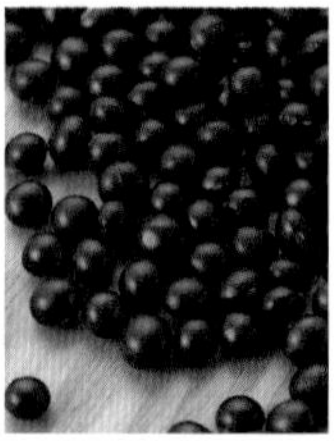

黒色食材で血行をよくする

黒豆、黒ごま、黒きくらげなどの黒色食材には、血行をよくする作用があります。クマだけでなく冷えや婦人科系のトラブルにも有効です。

さばの缶詰を活用する

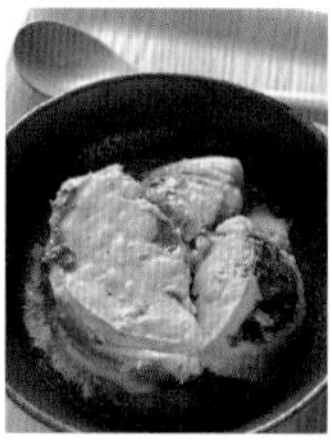

青魚も血行改善に役立つ食材です。さばの缶詰なら、面倒な下ごしらえ不要で手軽に食べられるので、常備しておくと便利です。

【美容の悩み】症状 3

シミ

紫外線によるダメージの蓄積や加齢、ホルモンバランスの乱れによる症状。
血行不良で冷えを感じている人に多く見られます。

関連症状 冷え➡P122　目のクマ➡P142

シミやそばかすは瘀血、肝斑は肝の弱りが原因

肌にメラニン色素が沈着してできるシミやそばかす。漢方では、瘀血による血行不良が原因と考えます。できてしまったシミやそばかすを消すことはできませんが、血の巡りをよくすることで、これ以上の悪化を防ぐことができます。

また、肝斑（両頬に左右対称にできる薄茶色のシミ）は、肝の弱りによる症状です。肝の大敵であるストレスを減らして、気や血の流れをスムーズにすることで対策しましょう。

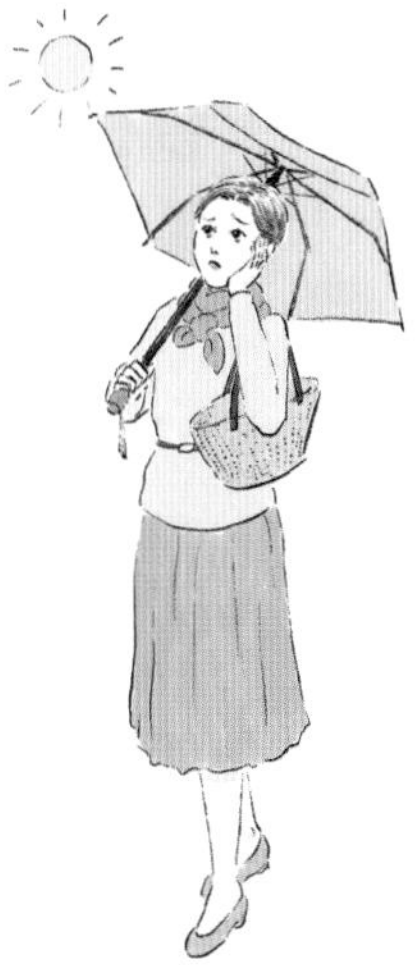

暮らしで改善

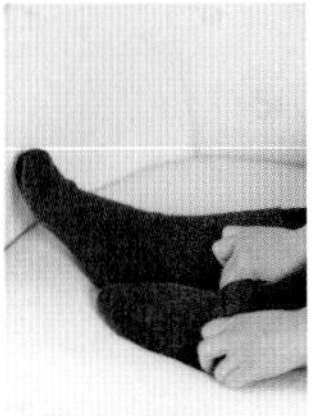

下半身を温めて冷えを防ぐ

瘀血を招く下半身の冷えを防ぐことが大切。とくに、足元から冷気が入りやすい冬は、厚めの靴下をはくなどして対策してください。

手足を振って血行を改善

デスクワークなど座ってすごすことが多いなら、合間に手足を軽く振って動かして。ほんのちょっと動かすだけでも血行を改善できます。

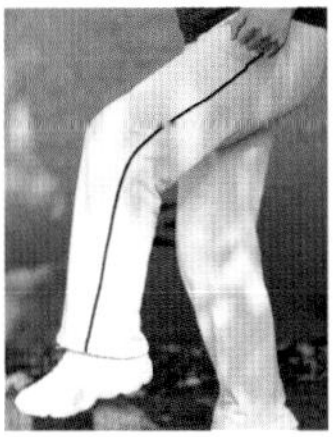

食べて改善

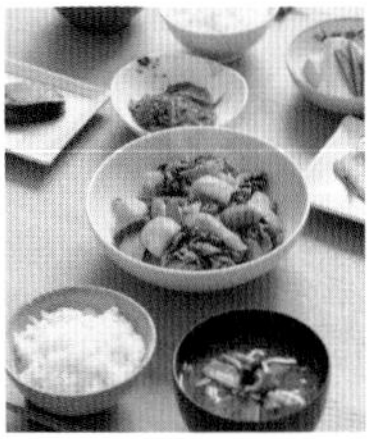

生ものは避け温かい料理を

体を冷やすと血の巡りが悪くなるので、生ものや生野菜など冷たい料理は避けて。温かい料理を献立に取り入れましょう。

レバーを食べて肝を強化

肝斑に悩む人には、肝によいレバーがおすすめ。血の巡りをよくするにらと組み合わせてレバにらにすれば効果アップが期待できます。

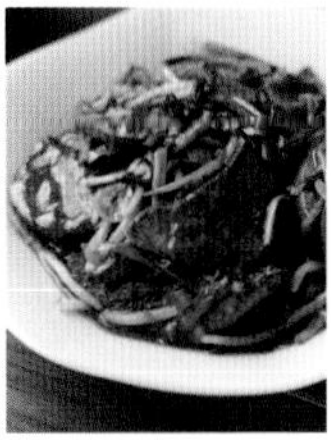

【美容の悩み】症状 4

しわ・たるみ

一度できたらなかなかとれないしわ、毛穴やほうれい線を目立たせるたるみ。
若々しさを保ちたいならどちらも大敵です。

関連症状 シミ➡P143

肌の乾燥や栄養不足がしわにつながる

加齢とともに肌のハリや弾力が失われることで起こるのが、しわやたるみ。しわは、肺が弱って乾燥が進んでいるときや、腎が弱って血や水が不足し、肌に栄養が行き届いていないときに起こります。

たるみは、しわと同じく腎の弱りと関係するほか、脾の弱りも考えられます。脾には内臓や筋肉を引き締めるはたらきがあり、弱ると筋力の低下や弛緩が起こってたるみにもつながります。

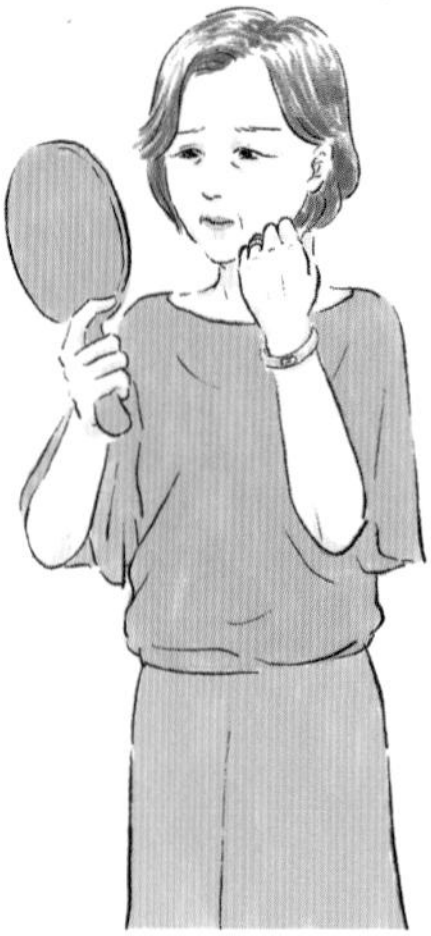

暮らしで改善

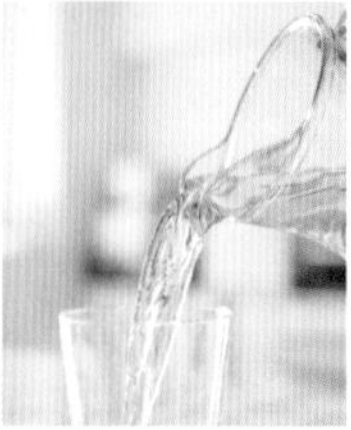

水を飲んで乾燥を防ぐ

肌に化粧水やクリームを塗って外側から保湿すると同時に、しっかり水分をとって内側から乾燥対策をすることも大切です。

朝食を抜かない

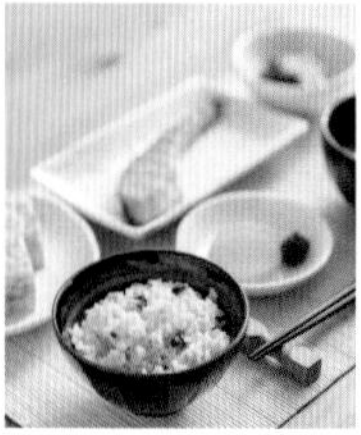

消化吸収を担う脾を健やかに保つには、規則正しい食習慣が大切。朝ごはんをきっちりとることで脾や胃のリズムが整います。

食べて改善

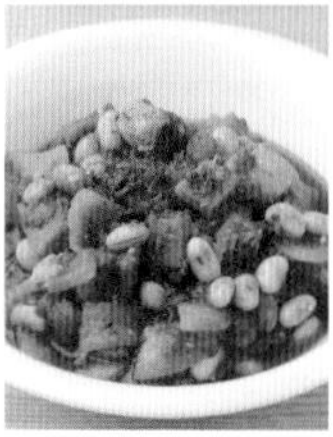

ポークビーンズで脾を助ける

脾によい豚肉と大豆を組み合わせたポークビーンズはたるみの改善にぴったり。高たんぱく質低カロリーのヘルシーな料理です。

牛すじでコラーゲンをとる

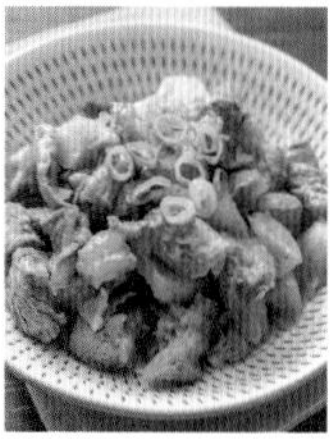

潤い不足によるしわの改善には、コラーゲンの多い食材が最適。牛すじや鶏手羽、レバー、豚足などの煮込みがおすすめです。

【美容の悩み】症状 5

爪のトラブル

割れやすい、二枚爪になる、線が入る、色が変色するなど、
爪にまつわるさざまざなトラブルは、何らかの不調のサインです

関連症状 冷え➡P122　貧血➡P124

爪の異常の陰には別の症状が潜んでいる

爪に異常があるときは、体内バランスが乱れているサインです。たとえば、割れやすい場合は血の不足、線が入る場合は水分や栄養の不足が考えられます。色も変化が起こりやすく、白っぽい場合は貧血、紫っぽい場合は冷えの影響です。

爪のトラブルの陰には、自覚していないほかの不調が隠れています。爪の保湿や手入れだけでなく、根本的な原因を解決しましょう（爪の症状は46ページも参照）。

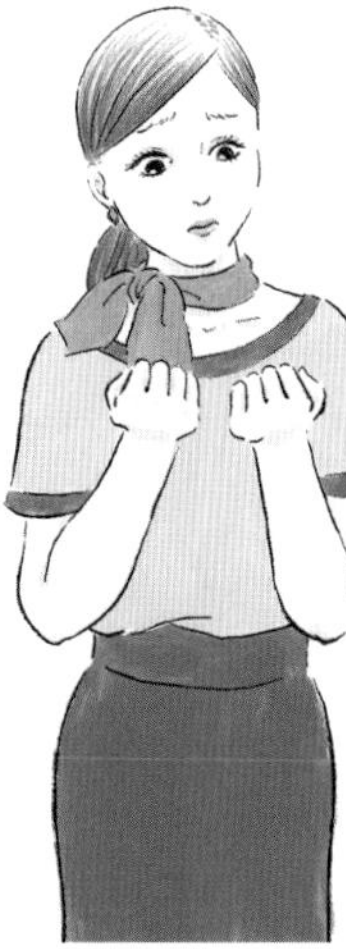

暮らしで改善

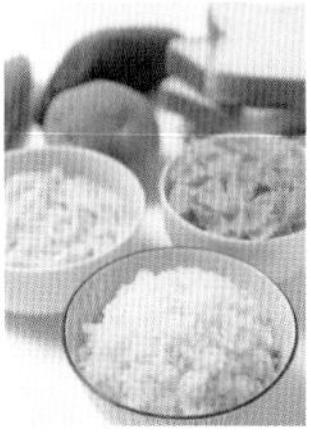

炭水化物のとりすぎに注意

炭水化物に偏った食事をしている人は要注意。爪を健やかに保つ血や栄養が不足します。たんぱく質や野菜もしっかりとりましょう。

指先をマッサージする

指先の毛細血管に血が行き届かなくなると、爪のトラブルの原因に。指先が冷えていたら、優しくもんでマッサージすると◎。

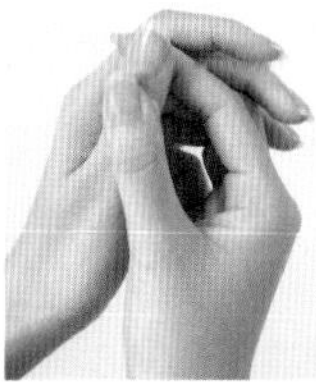

食べて改善

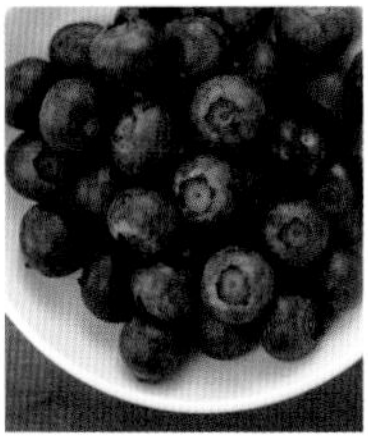

割れやすい爪にはベリー

繰り返し爪が割れるときは、血の不足対策を。ブルーベリーやプルーンなどのベリー類を食べて血を補うのが効果的です。

紫色になったら黒糖をとる

紫の変色は冷えによる血行不良が原因。ホットドリンクに、体を温める黒糖をプラスして内側からポカポカになりましょう。

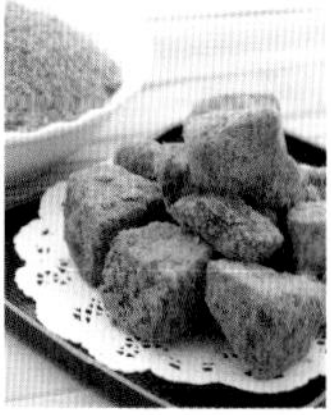

髪のトラブル

白髪、抜け毛、パサつきなど、髪のトラブルにはいろいろなタイプがありますが、
漢方ではいずれも体内バランスの乱れのサインと考えます。

関連症状 イライラ➡P136

気・血・水の不足や腎の弱りが原因

年齢の割に白髪がある、抜け毛が増えて地肌が目立つ、パサついて広がりやすいなどの髪にまつわる症状は、気・血・水の不足や腎の弱りが原因です。気・血・水は生命の維持に必要な器官、活動に優先的に使われ、髪には残った分がまわされるため、十分な量がないと状態が悪くなります。

また、体の成長や発達に関係する腎が弱ると、老化が進んで髪の諸症状につながります。

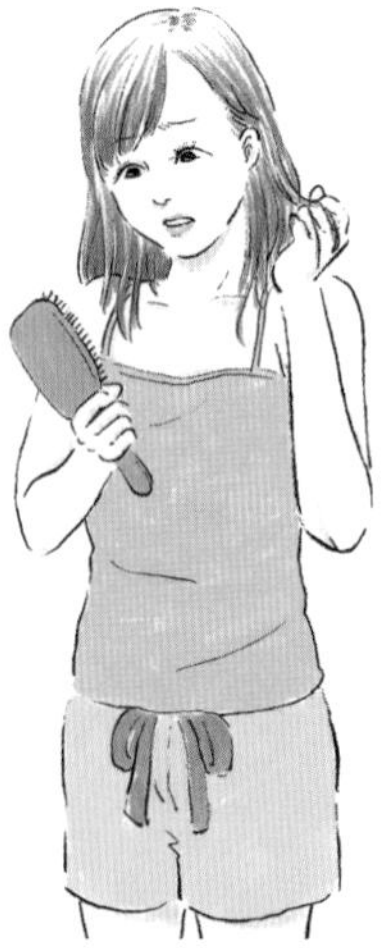

養生のポイント

気・血・水が髪に十分行きわたるよう、過不足なく満たすことを目標にしてバランスを整えましょう。

漢方薬を選ぶなら

八味地黄丸《はちみじおうがん》

腎を強化するはたらきがあり、加齢による髪トラブルに効果的です。ただし、胃腸の弱い人は要注意。

髪のトラブルのタイプを知ろう

1 腎の弱りによる 白髪タイプ

白髪は老化現象のひとつ。若いのに白髪が目立つなら、腎の弱りが考えられます。冷えを防ぎ、山いもなど腎を補うものを食べて。

2 ストレスによる 薄毛タイプ

ストレスで毛が抜けてしまうタイプ。精神的な負担で気のバランスが崩れ、頭皮が元気のない状態。ストレスを取り除く必要があります。

3 潤い・血不足の 枝毛タイプ

枝毛が多いタイプは、水と血のどちらか、または両方が足りない状態です。気虚と血虚のどちらの傾向が強いか見極めて対策します。

4 乾燥による パサつきタイプ

潤い不足による症状。湿度の低下など外部の原因の場合と、体内の血・水の不足が原因が原因の場合があります。乾燥を防ぎましょう。

食べて改善

おやつには なつめを食べる

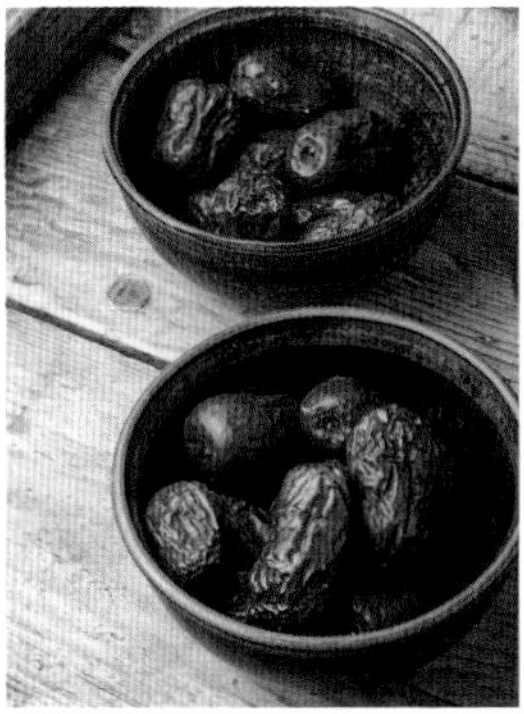

なつめには血を補う作用があり、生薬にも使われます。ほんのり甘みがあるのでおやつにもぴったり。乾燥タイプが一般的です。

血の材料になる 肉や魚を食べる

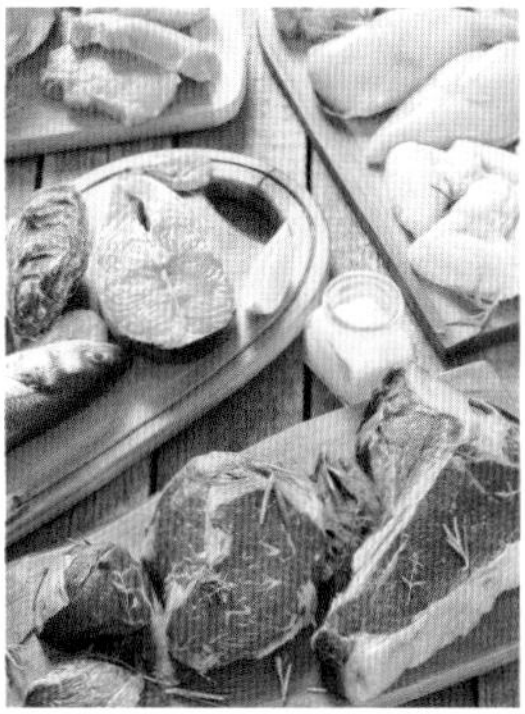

血の原料となるたんぱく質をしっかりとりましょう。脂が多いものは避け、肉なら牛もも肉や豚ひれ肉などの部位を食べるのが最適です。

白髪タイプなら 黒豆ごはん

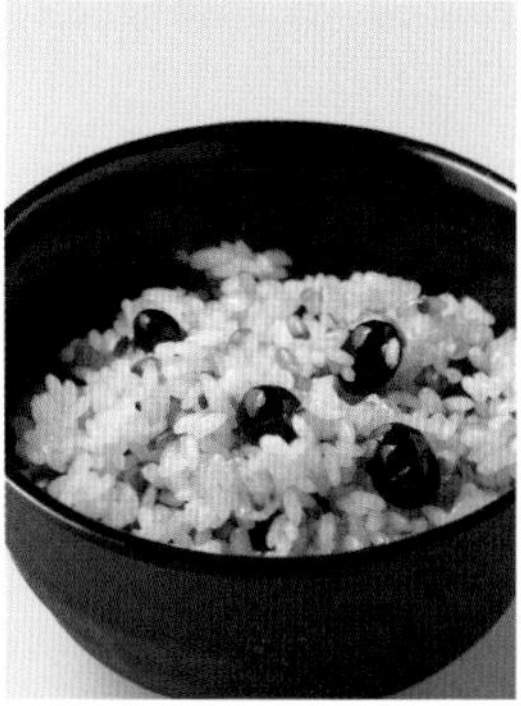

黒豆には成長発育を担う腎を助けるはたらきがあり、アンチエイジングに役立ちます。白髪が気になる人におすすめです。

暮らしで改善

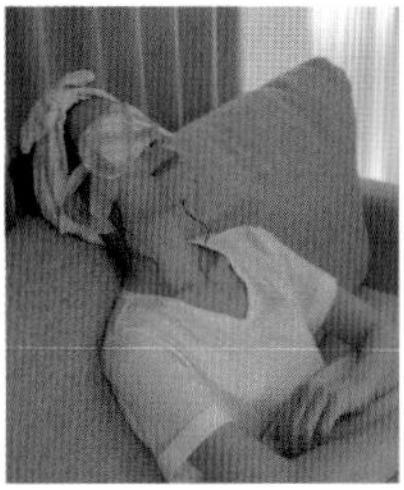

目を休ませる

液晶画面を長時間見るのはNG。目の疲労は血の貯蔵庫である肝にダメージをあたえます。疲れたら温めて緊張をほぐすようにします。

洗髪時にマッサージ

頭皮をマッサージして血行をよくすると髪が元気になります。髪を洗うときの習慣にして毎日続けると予防にもなります。

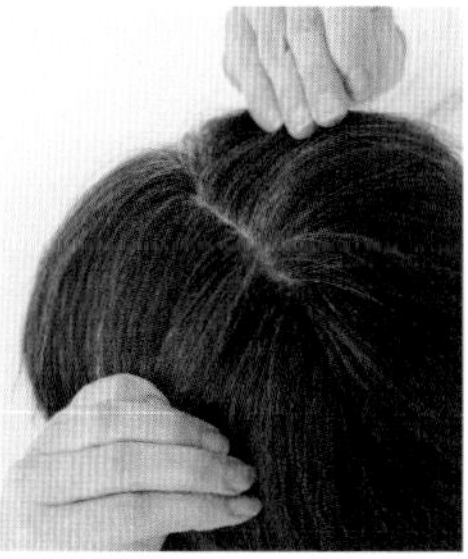

ツボ押しで改善

「腎穴《じんけつ》」を押して 白髪・抜け毛を防ぐ

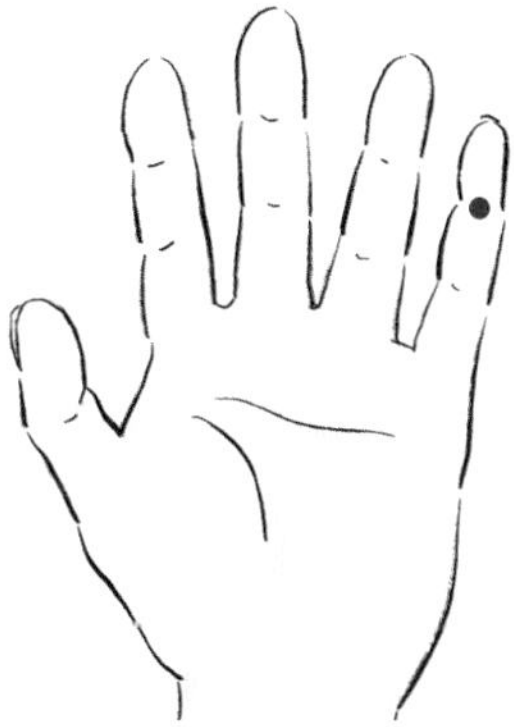

小指の手のひら側の第一関節の真ん中にあるツボ。腎のはたらきをよくする効果があり、髪のトラブルに役立ちます。

物忘れ

人や物の名前が出てこなかったり、今何をしようと思っていたのか忘れたり。
腎の弱りによる老化や、脳のはたらきの低下が原因として考えられます。

関連症状 疲労・倦怠感➡P80

老化にともなう物忘れとそうでない物忘れがある

記憶力の低下は老化現象のひとつ。物忘れは加齢とともに増えていきます。老化にともなう症状を予防・改善するには、腎が弱らないようにしましょう。また、物忘れは気虚や瘀血によって脳のはたらきが低下することでも起こります。

突然物忘れがひどくなった場合や、他人に指摘されるまで気づかなかった場合は、脳の血管障害や認知症の場合もあるので一度病院を受診しましょう。

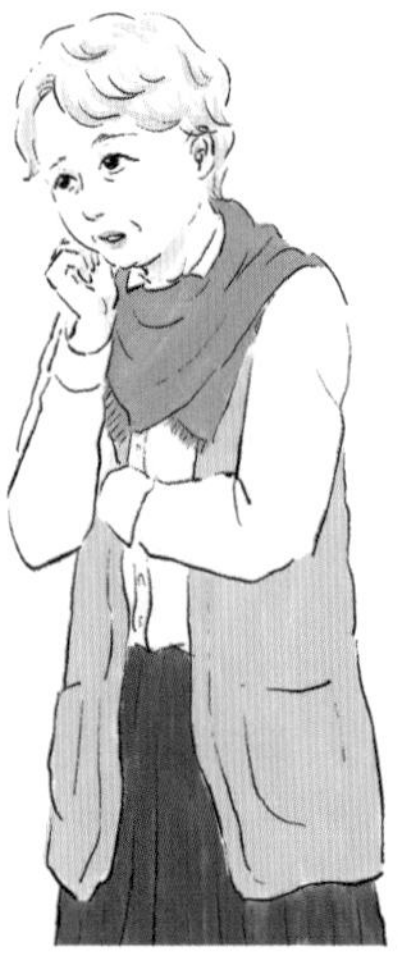

物忘れのタイプを知ろう

1 腎が弱った 老化現象タイプ

加齢によって記憶力が低下したタイプ。老化と密接にかかわる腎をいたわることが対策になります。黒い食材が効果的です。

2 気虚による 思考力低下タイプ

気が不足して脳のはたらきが悪くなり、思考力が落ちているタイプ。疲れをとり、気力を回復させれば改善します。

3 瘀血による 脳の血行不良タイプ

血が滞る瘀血では、脳の血行不良による機能低下から記憶力が低下することも。冷えを防いで血の巡りをよくしましょう。

4 アルツハイマーなどの 認知症タイプ

記憶力の低下とともに興奮やイライラ、妄想、幻覚などの周辺症状が出るのが特徴。周辺症状には漢方薬が役立つこともあります。

養生のポイント

まずは病気による症状でないかを病院でチェック。その上で、脳のはたらきを低下させる要因を取り除きます。

漢方薬を選ぶなら

抑肝散《よくかんさん》

神経の昂りを鎮める作用のある漢方薬。認知症にともなうイライラや感情の起伏にも効果があります。

食べて改善

卵料理で気を補う

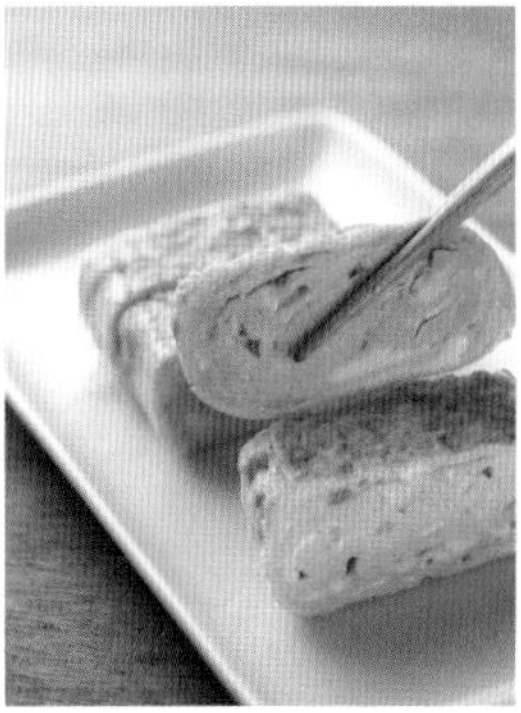

気の不足で脳のはたらきが落ちているタイプなら、卵やいも類などエネルギーになりやすいものを積極的に食べるようにします。

黒ごまで腎を補う

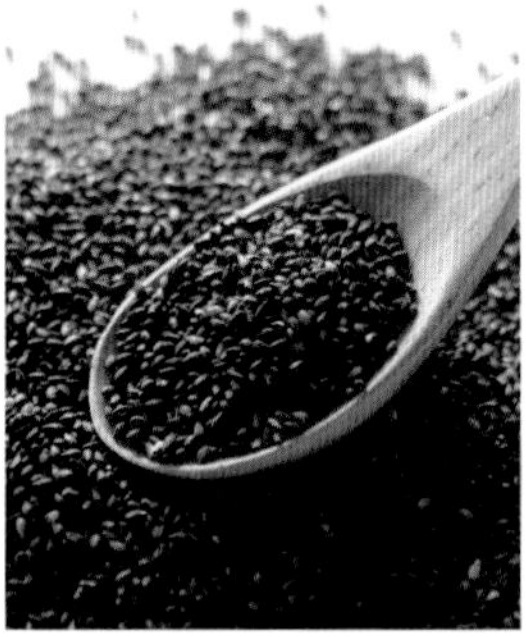

老化対策には腎を強化する黒い食材がおすすめ。料理には白ごまよりも黒ごまを使うとよいでしょう。黒きくらげや黒豆もおすすめ。

くるみを食べてアンチエイジング

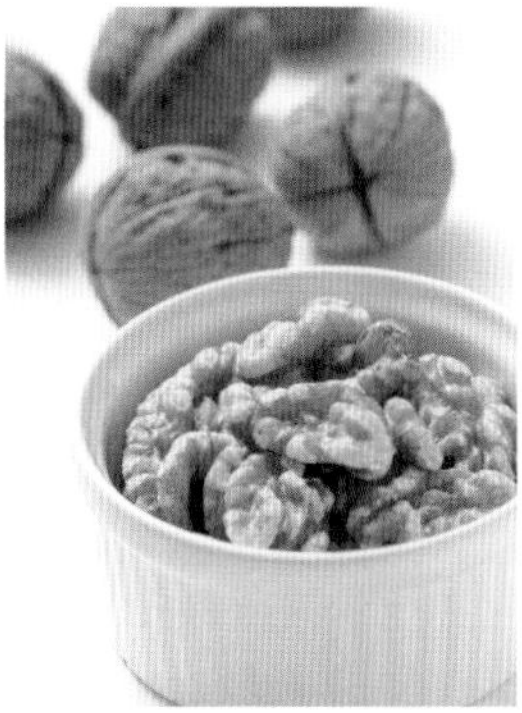

古くから健脳や老化防止に役立つ食材とされています。抗酸化作用のあるビタミンが多く、アンチエイジング効果が期待できます。

暮らしで改善

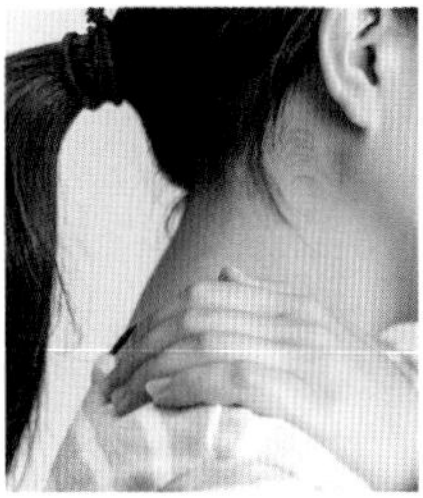

首のこりをほぐそう

首や肩がこっていると、頭への血流も悪くなります。ストレッチやマッサージをしてこりをほぐすようにしましょう。

下半身を冷やさない

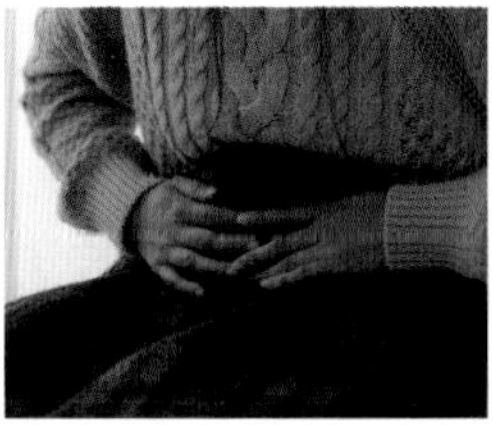

下半身が冷えると腎の弱りの原因に。腰まわりや足を冷やさないように、ひざ掛けなどを活用しましょう。

ツボ押しで改善

脳の血行改善には「百《ひゃく》会《え》」が効果的

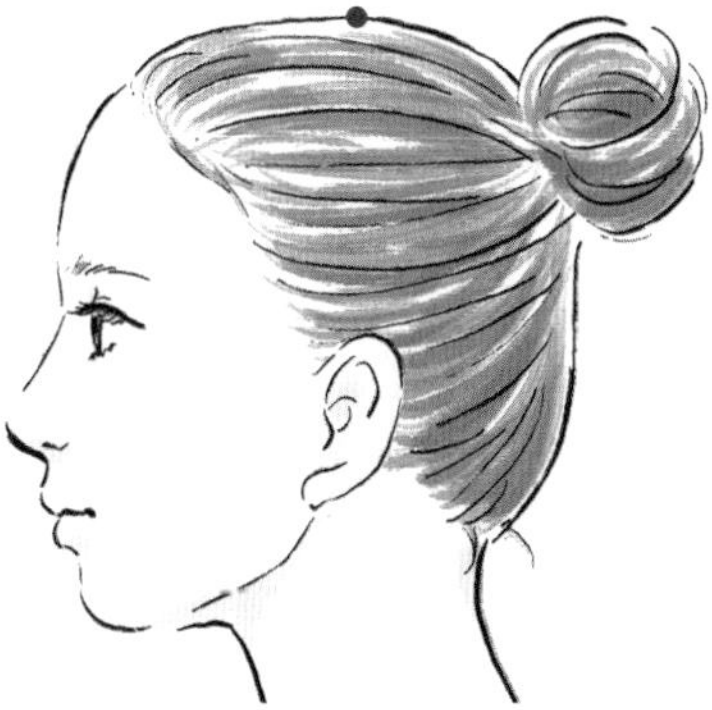

頭のてっぺんの、体の中心を縦に走る線と、両耳を結んだ線が交差する部分にあるツボ。脳の血行をよくするはたらきがあります。

二日酔い

二日酔いは吐き気や頭痛などの症状に応じて対策をとるのが基本。
飲酒後は脱水状態になりやすいので、水分補給も忘れずに。

関連症状 胃痛・胃もたれ➡P108　吐き気➡P110

胃にこもった熱をとり消化器系を整える

お酒を飲みすぎた日の翌日に起こる二日酔いは、肝臓でアルコールを分解しきれず、血液中に有毒成分が増えるのが原因です。吐き気や胃もたれ、頭痛、むくみ、のどの渇きなど、さまざまな症状が生じます。

漢方の養生では、吐き気や胃の不快感がある場合、消化器系を整える食材や漢方薬で症状の緩和を目指します。また、お酒は熱の性質をもち体に熱をこもらせるので、これを冷まし、水の巡りも整えましょう。

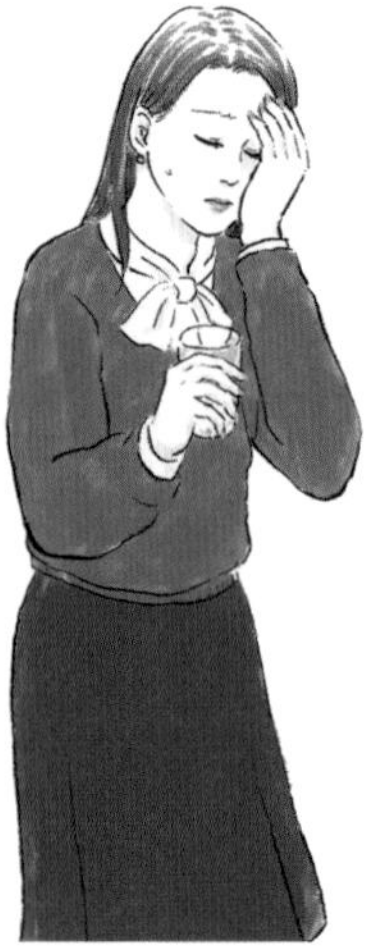

ツボ押しで改善

「内関《ないかん》」を押して吐き気を抑える

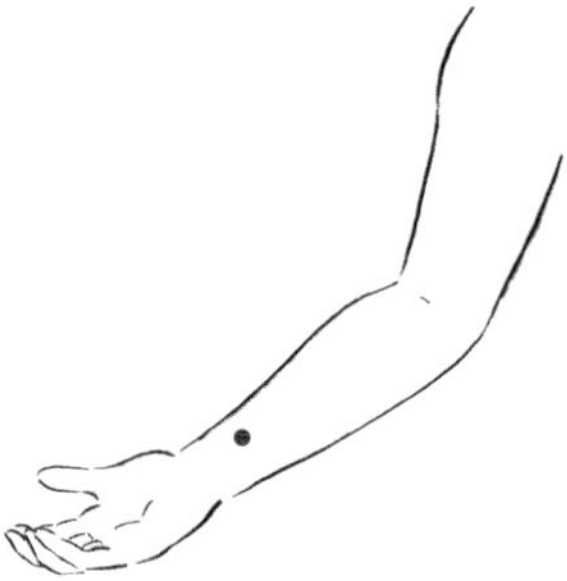

手首の内側のしわの中央から、ひじ側2寸のところにあるツボ。吐き気を抑える効果があり、二日酔いや乗り物酔いに最適です。

食べて改善

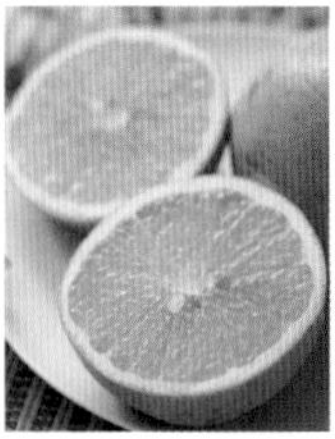

グレープフルーツで胃の熱をとる

グレープフルーツは胃の熱をとって酔いをさましてくれます。飲みすぎの翌朝にはグレープフルーツジュースがおすすめです。

野菜や果物で水分補給

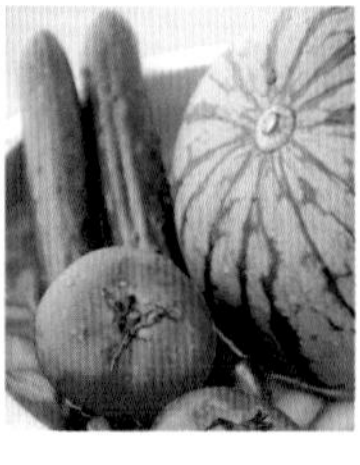

二日酔いのときにのどが渇くのは、体の水分が失われているから。水分の多いきゅうりやトマト、すいかで水分を補給しましょう。

【その他の不調】症状 3

体臭

体臭が強くなったり、いつもとは違ったりするときは、
スプレーなどでごまかすのではなく、根本原因を探りましょう。

関連症状 胃痛・胃もたれ➡P108　イライラ➡P136

ストレスや食生活の乱れによる汗の変化がにおいのもと

体臭が気になったら、体のどこかに変化がある証拠。もととなる不調を突き止めましょう。

においの原因として第一に考えられるのは汗です。緊張や不安などで多汗気味になると、においにつながることが。べっとりとした汗をかくときは、油分や糖分、アルコールのとりすぎなど、食生活の乱れが考えられます。また、口臭が気になる場合には、胃や口内の不調が考えられます。

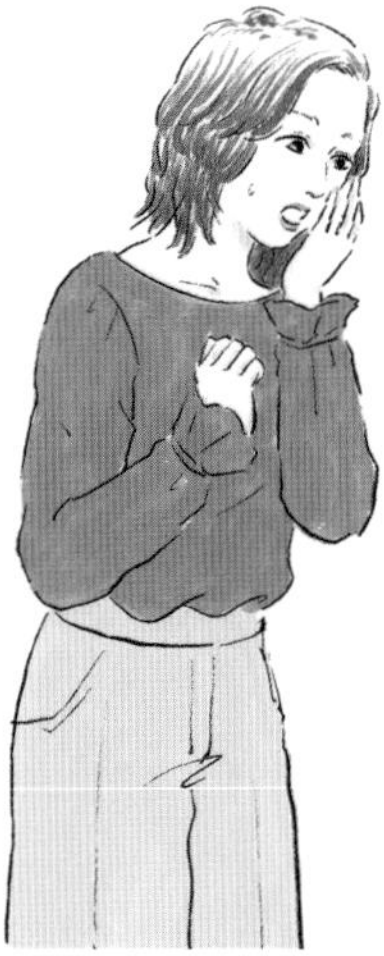

暮らしで改善

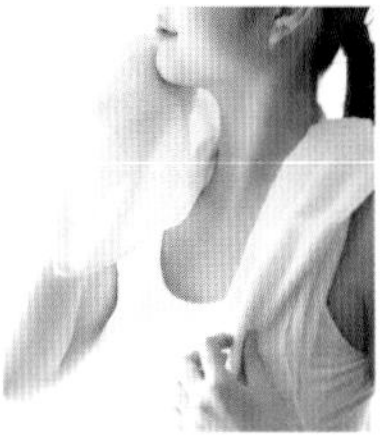

運動でいい汗をかく

普段から適度に汗をかいて汗腺をはたらかせることで、サラサラとしてにおいのもとになりにくい汗が出るようになります。

温かいお風呂に入る

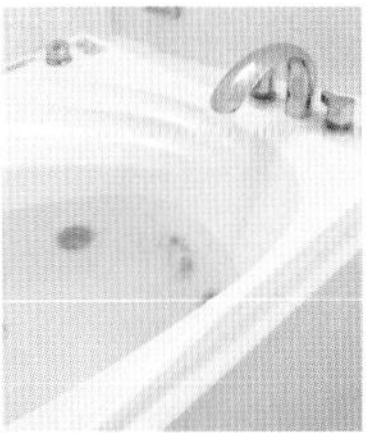

入浴はシャワーですませず、湯船につかって。体を芯から温めることで気や血の巡りがよくなり、老廃物の排出も促されます。

食べて改善

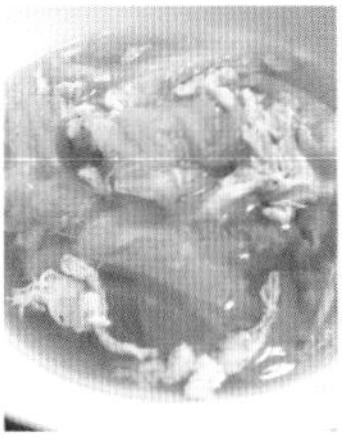

キャベツスープで胃を休ませる

食生活の乱れで胃が弱っているタイプは、キャベツのスープで胃を休めましょう。胃への負担が少ない食事でリセットします。

ジャスミンティーでストレス緩和

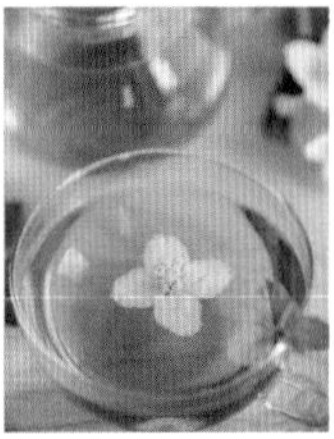

精神的なストレスによる多汗があるときは、香りのよいジャスミンティーでほっとひと息つきましょう。気分が落ち着きます。

Column

男性にも更年期がある

女性特有と思われている更年期障害ですが、男性にも更年期の症状は見られます。
男性ホルモンの減少や、加齢による気力や体力の低下が背景にあります。

精力の減退やメンタルの不調が出る

心身のメンテナンスが十分でないと、男性ホルモンが減少する40代以降にさまざまな不調が一気に起こります。意欲や集中力の低下、気分の落ち込み、精力の減退などが男性更年期の特徴的な症状です。年齢にともなう変化に気づき体をいたわるチャンスととらえて、セルフケアを始めましょう。

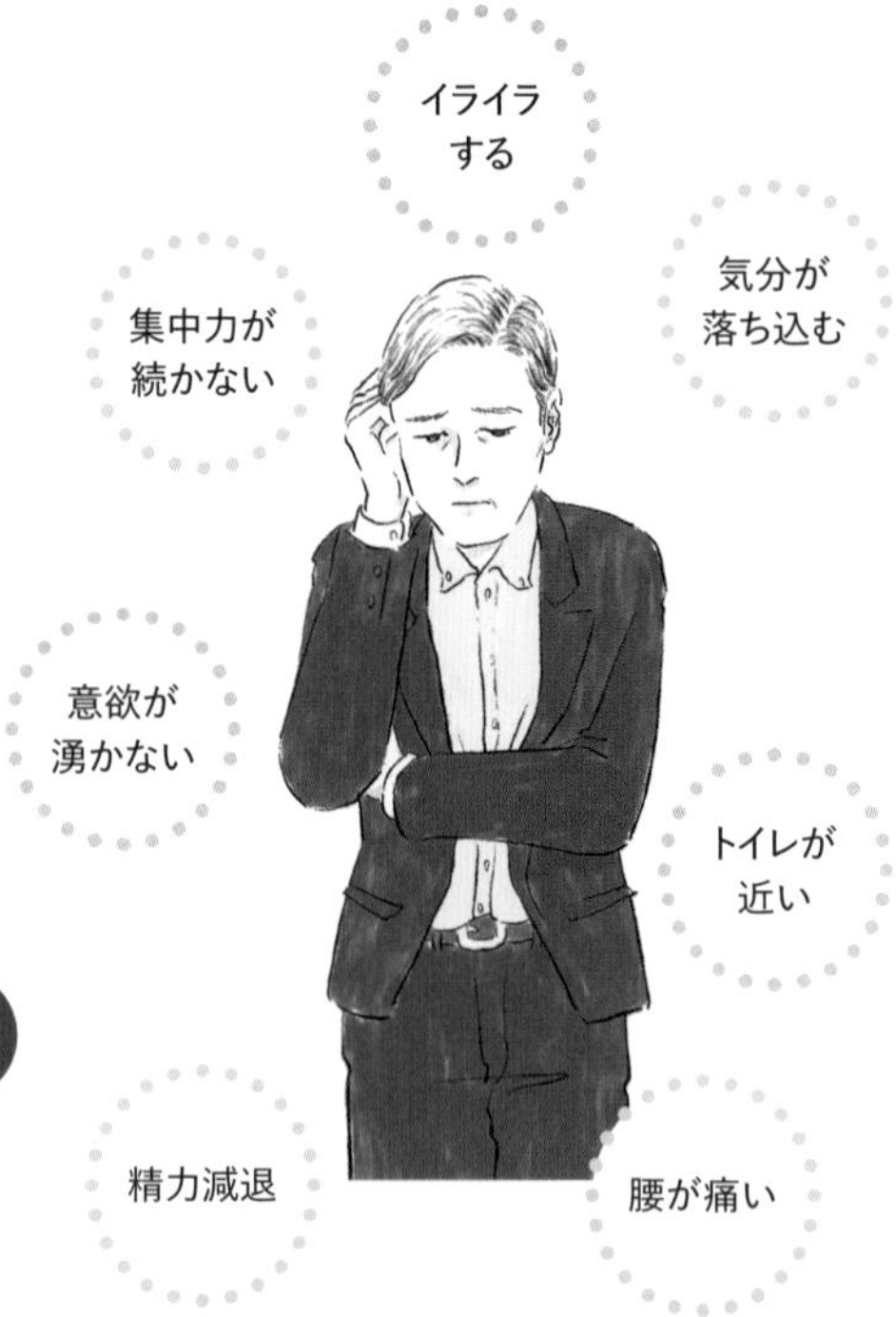

イライラする
気分が落ち込む
集中力が続かない
意欲が湧かない
トイレが近い
精力減退
腰が痛い

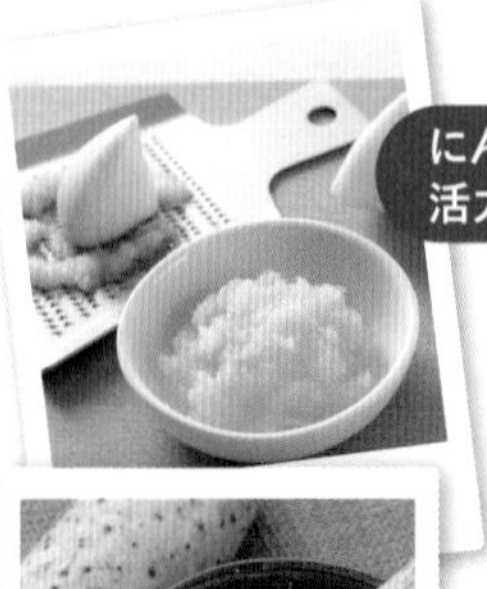

にんにくを食べて活力をアップ

全身の血の巡りをよくして体を温めるにんにくは、活力アップに効果を発揮。いつもの料理にプラスしましょう。

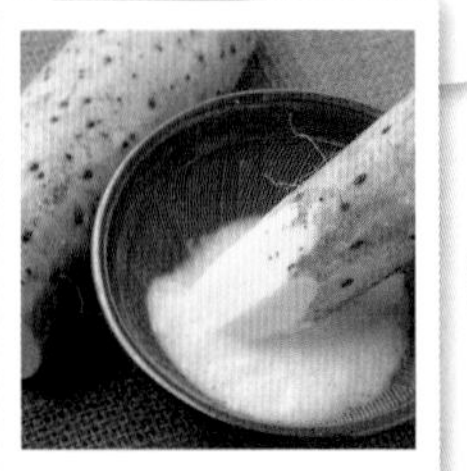

食べて改善

山いもを食べて精力減退対策を

滋養強壮に効果的な山いもには、生殖機能を司る腎のはたらきをよくする作用が。精力減退に効果的です。

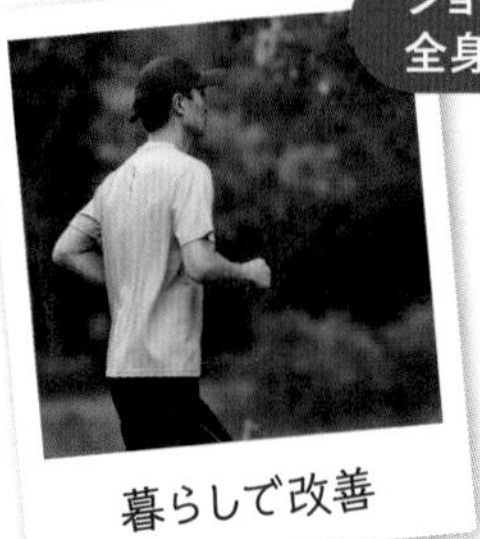

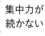

暮らしで改善

ジョギングで全身を動かす

適度な運動で全体を動かすと気・血・水の巡りがよくなります。ストレス発散にもなるので習慣にしましょう。

漢方薬を選ぶなら

八《はち》味《み》地《じ》黄《おう》丸《がん》

生殖機能を担う腎をサポートする漢方薬。男性の更年期に特徴的な精力の減退に効果が期待できます。頻尿、体の冷えなどがある場合にも向いています。ただし、胃腸の弱い人は注意が必要です。

おすすめ漢方食材大図鑑

手に入りやすい身近な食材の
効能をチェックして
食事に取り入れてみて。
五性、五味、五臓のどこに
はたらきかけるかを
紹介しています。

野菜

身近な野菜にもそれぞれ効能があります。
旬の時期は栄養価が高まるのでとくにおすすめです。

キャベツ

五性 平
五味 甘
五臓 肝　腎

【こんな不調に】
- 胃痛、胃もたれ
- 食欲不振
- 疲労
- かぜ

胃のはたらきを助ける

肝にはたらきかけて気の流れを正常にし、胃腸を整えます。胃酸の出すぎを抑えたり、胃もたれ、胃痛を軽減したりして胃を正常にするほか、気を高める作用もあるので、疲労回復やかぜの予防にも効果的です。

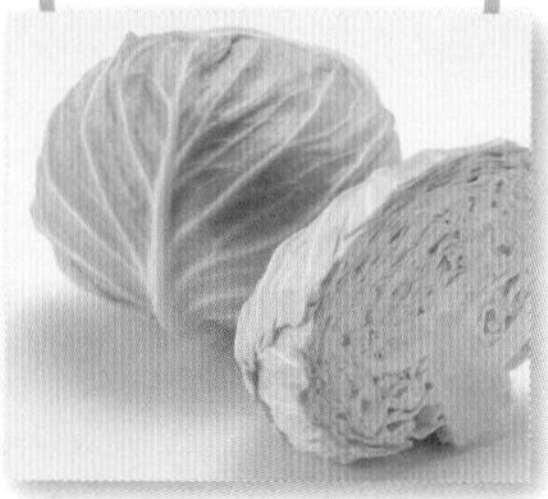

かぼちゃ

五性 温
五味 甘
五臓 脾

【こんな不調に】
- 疲労
- 冷え
- 肌荒れ
- 食欲不振

滋養強壮に効果的

脾と胃のはたらきを高め、食欲を増進させます。血行を促進して体を温める作用があるので、冷えや肌トラブルの改善などにも効果的。エネルギーになりやすいので、疲労感があるときにもおすすめの食材です。

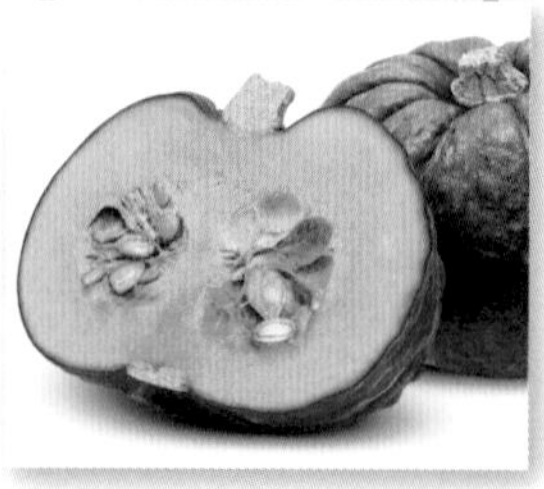

きゅうり

五性 寒
五味 甘
五臓 脾

【こんな不調に】
- のぼせ、ほてり
- むくみ
- 便秘
- 夏バテ

熱をとり体を潤す

夏野菜の代表格。脾の機能を高めて水分代謝を調整し、むくみを改善します。余分な熱を取り除いて体を冷やす涼性の食材なので、夏バテに最適です。暑さからくるのぼせやほてり、のどの渇きにもよいでしょう。

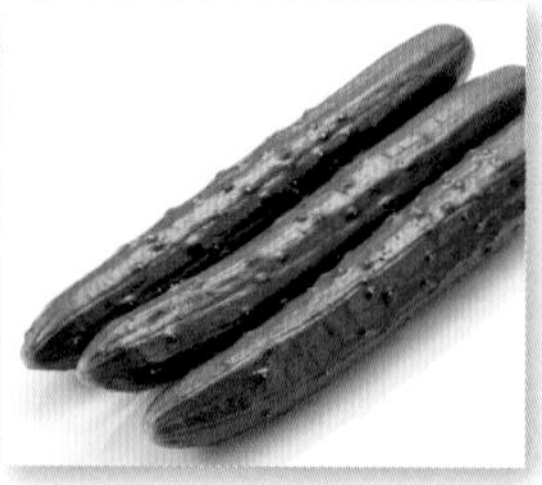

大根

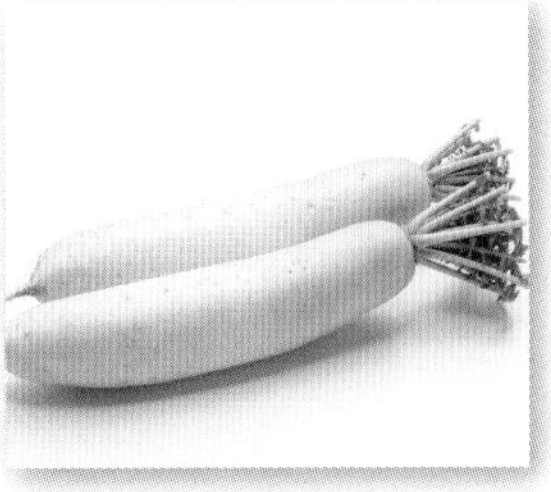

五性 涼

五味 甘　辛

五臓 肺

【こんな不調に】
- せき、痰
- 食欲不振
- 胃痛、胃もたれ
- 吐き気

肺を潤してのどの不調を改善

肺の機能を高めるので、せきや痰など、のどの不調改善が期待できます。消化を助ける性質があり、胃の不調にも効果的。涼性の食材で、生で食べると体を冷やしますが、温の性質の食材と組み合わせると中和されます。

たまねぎ

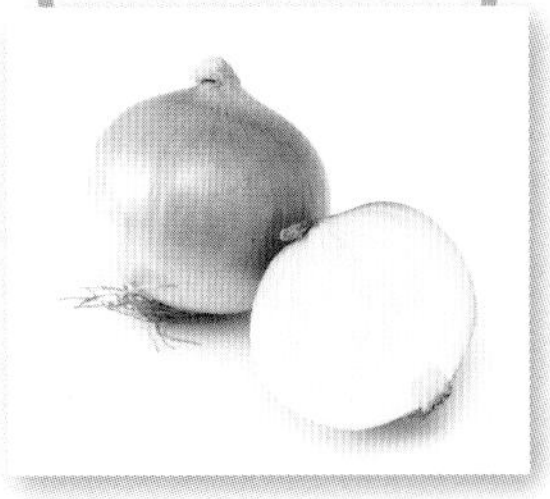

五性 温

五味 甘　辛

五臓 肺

【こんな不調に】
- せき、痰
- 胃もたれ
- イライラ

胸の不快感を解消

肺を元気にして呼吸器や消化器を整えるので、せきや痰、気管支炎などの症状に。気の上がりすぎを抑える効果もあるのでもやもやする胸の不快感を解消します。加熱すると甘みが増し、体力不足を補ってくれます。

トマト

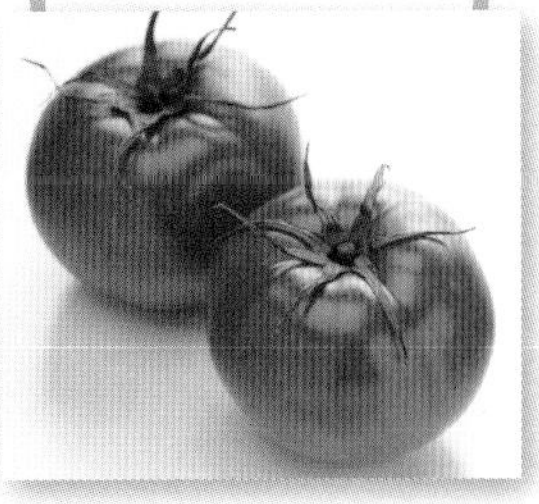

五性 寒

五味 酸　甘

五臓 肝　脾

【こんな不調に】
- 食欲不振
- のぼせ、ほてり
- 夏バテ

ほてった体を冷やす

肝と脾にはたらきかけ、消化不良を改善します。熱を冷ます作用があるので、熱のこもりによるほてりや夏バテ、のどの渇きなどにおすすめ。体を冷やしすぎるのが心配なら、加熱調理してスープなどにするとよいでしょう。

香菜

五性 温

五味 辛

五臓 脾　肺

【こんな不調に】

・食欲不振
・のぼせ
・イライラ
・皮膚のかゆみ

気を巡らせて消化促進

エスニック料理によく用いられる香味野菜。気や水を巡らせ、脾と肺の機能を改善させます。食欲増進や消化不良の改善に効果的です。高まりすぎた気をおろす作用もあるので、のぼせやイライラの解消にもおすすめの食材です。

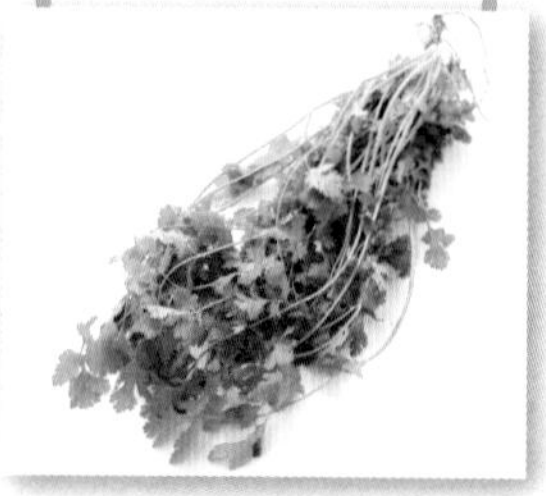

冬瓜

五性 涼

五味 甘

五臓 肺

【こんな不調に】

・むくみ
・のぼせ、ほてり
・二日酔い

潤い補給や二日酔いの改善に

夏が旬の食材。肺の機能を調整し、気や水の巡りを改善します。熱を冷ます作用もあり、のぼせやほてりの解消におすすめです。解毒作用もあるので、お酒の飲みすぎによる二日酔いなどの改善にも向いています。

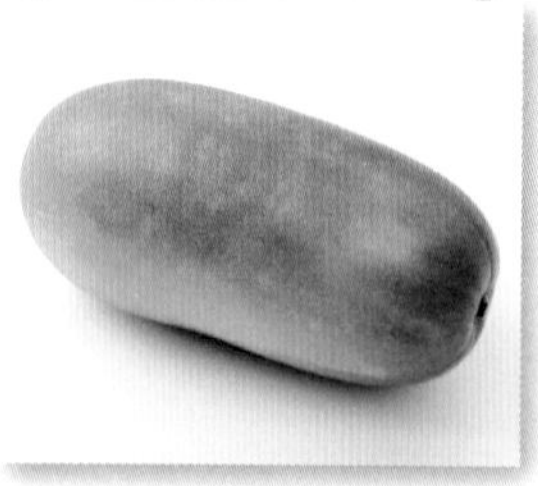

長ねぎ

五性 温

五味 辛

五臓 肺

【こんな不調に】

・冷え
・かぜ
・疲労

寒気からくるかぜの初期に

肺の機能を高め、気や水の巡りを改善します。体を温める効果があり、発汗を促すので悪寒や発熱などかぜの初期症状にとても適しています。疲労を軽減するので、日常的に薬味として取り入れるようにするとよいでしょう。

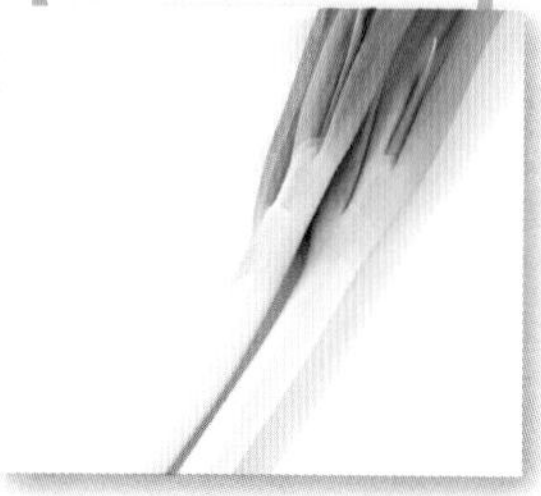

にんじん

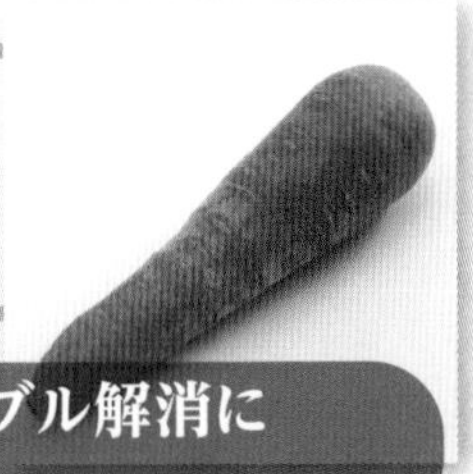

目のトラブル解消に効果的

肝の機能を調整する作用があり、目の疲れやかすみ目など、目のトラブルに最適です。気や水の巡りをよくして、体全体を潤すはたらきもあります。

【こんな不調に】
- 疲れ目
- 下痢
- 消化不良

五性 平
五味 甘
五臓 肝　脾　肺

春菊

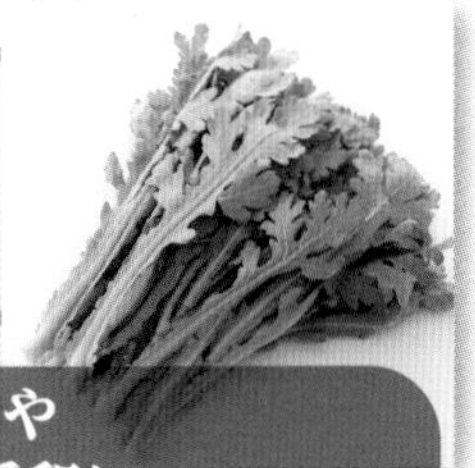

目の疲れやストレス緩和に

高まった肝の気をおろす作用があり、のぼせや疲れ目を改善するほか、イライラや頭痛も鎮めてくれます。肺の機能を調整する作用もあります。

【こんな不調に】
- イライラ
- 頭痛
- せき、痰
- 疲れ目

五性 平
五味 甘　辛
五臓 肝　肺

ピーマン

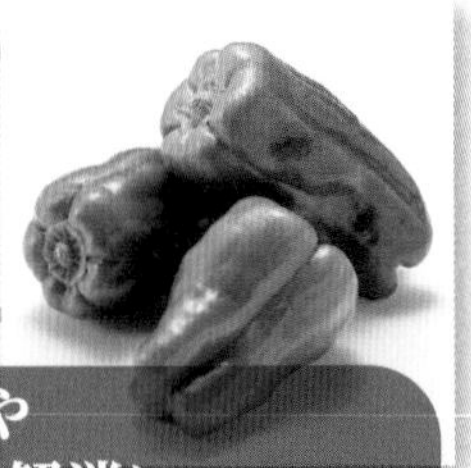

イライラや不安感の解消に

心にはたらきかけ、不安感を取り除いたり、イライラを解消したりと精神面の不調に効果的です。また、肝の機能を正常化し、めまいや耳鳴りを改善します。

【こんな不調に】
- イライラ
- めまい
- 耳鳴り
- 食欲不振

五性 平
五味 甘
五臓 肝　心

セロリ

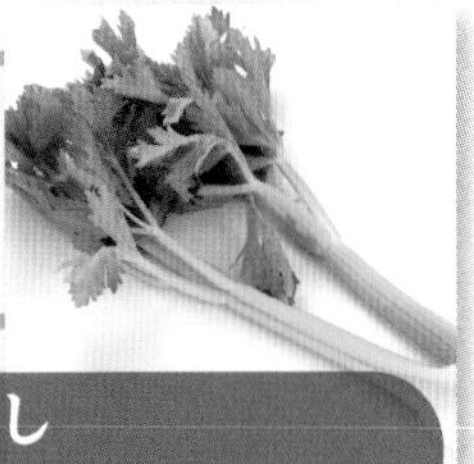

肝を調整し炎症を鎮める

肝のはたらきを整えて炎症を鎮めるので、イライラやめまい、耳鳴りの改善に。また膀胱の機能調整にも作用するので、尿トラブルの解消にもおすすめです。

【こんな不調に】
- イライラ
- めまい
- 耳鳴り
- 頻尿

五性 涼
五味 苦　甘
五臓 肝　肺

しょうが

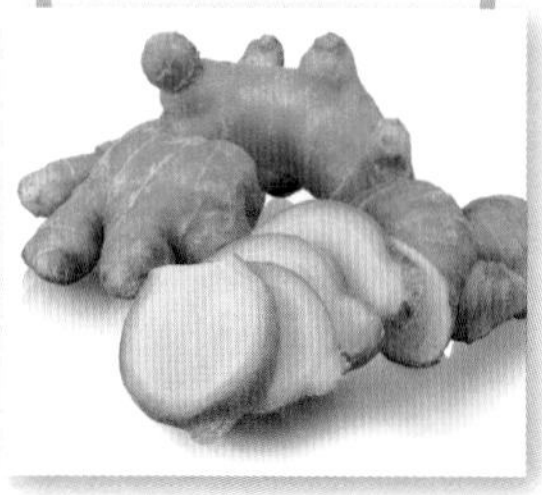

体を芯から ぽかぽかと温める

体を温める食材として有名なしょうがには発汗促進や解熱作用があり、冷えやかぜに対する漢方薬の生薬としても利用されています。胃腸の調子を整えて、食欲を増進させる効果も。加熱調理することで、より効果を高められます。

五性 温
五味 辛
五臓 脾　肺

【こんな不調に】
・冷え
・かぜ
・食欲不振

にら

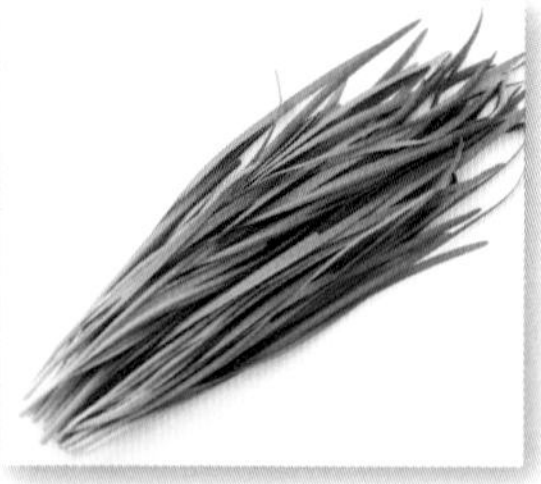

冷え解消や 疲労回復に

血の巡りをよくするので、冷えの改善や月経痛を緩和する効果が期待できます。冷えによる腎の弱りや瘀血の傾向がある人におすすめの食材です。腎の機能を整えるはたらきもあり、水の代謝を改善にも役立ちます。

五性 温
五味 辛
五臓 肝　腎

【こんな不調に】
・冷え
・疲労
・月経痛

にんにく

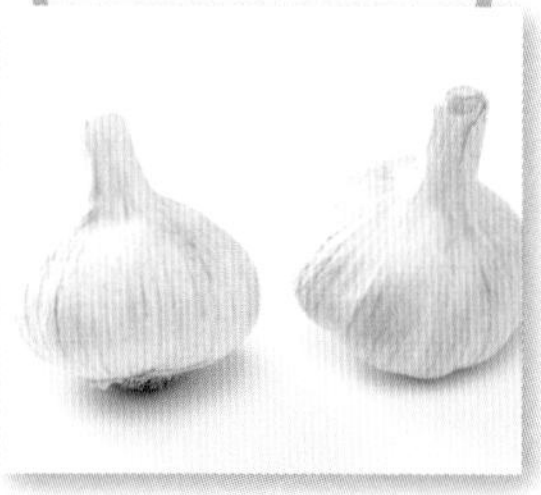

体を温め 滋養強壮に

「大蒜《たいさん》」という生薬としても知られます。気・血・水の巡りをスムーズにし、滋養強壮に。冷えによる胃もたれや腹痛、下痢などにも有効ですが、刺激が強いので胃腸が弱い人は食べすぎに注意。加熱すると甘の性質に変わります。

五性 温（加熱）
五味 辛　甘（加熱）
五臓 脾　肺

【こんな不調に】
・せき、痰
・かぜ
・食欲不振
・精力減退

いも類

消化によくエネルギーになりやすいいも類は
胃腸の調子が悪いときに向いています。

じゃがいも

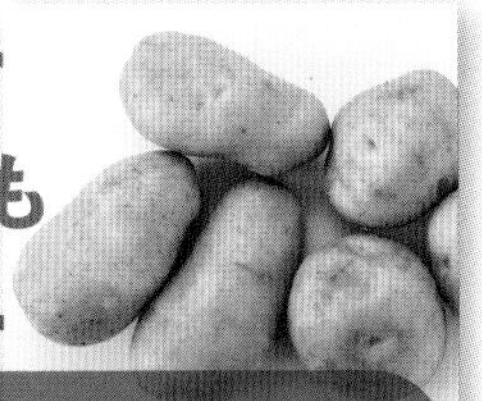

食欲不振を解消

消化器系を担う脾の機能を円滑にするので、食欲不振、おなかの張り、下痢、便秘の改善に。気を補うはたらきもあり、疲労やおなかの冷えを改善します。

【こんな不調に】
- 食欲不振
- 便秘、下痢
- 疲労
- 冷え

五性 平
五味 甘
五臓 脾

さつまいも

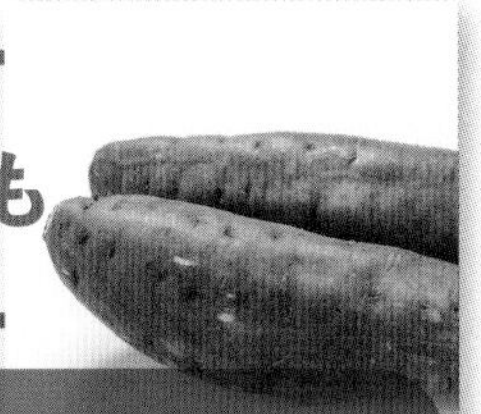

便秘や食欲不振に

脾の機能を改善して胃腸のはたらきをよくし、便通を促し、食欲不振を改善します。消化吸収がよくなれば水分代謝も改善されるので、むくみ解消にも。

【こんな不調に】
- 食欲不振
- 便秘
- むくみ
- 疲労

五性 平
五味 甘
五臓 脾

さといも

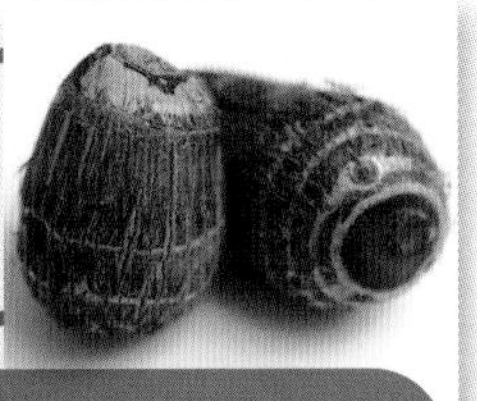

胃腸のトラブルに

脾にはたらき、消化機能を高めるのに役立つ食材です。弱った胃腸を整え、便秘や下痢などのトラブルを解消します。炎症を除く作用もあります。

【こんな不調に】
- 便秘、下痢
- 消化不良
- せき、痰

五性 平
五味 甘　辛
五臓 脾

山いも

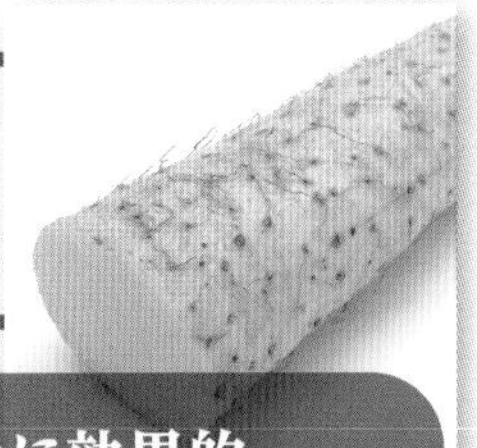

滋養強壮に効果的

脾を正常化して気を補うので弱った体力の回復に効果的。疲労や倦怠感がある人は積極的にとりましょう。腎に作用して水代謝を改善するはたらきもあります。

【こんな不調に】
- 疲労、倦怠感
- 頻尿
- 食欲不振
- 精力減退

五性 平
五味 甘
五臓 脾　肺　腎

きのこ類

きのこ類は気を補う効果の高い食材です。
食物繊維が豊富で腸の調子を整えたいときにも最適です。

黒きくらげ

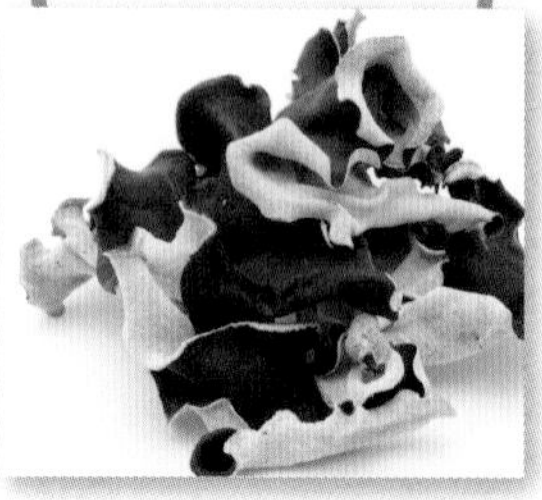

- 五性 平
- 五味 甘
- 五臓 肝 腎

【こんな不調に】
・貧血
・イライラ
・便秘、下痢

血に関する不調を改善

黒きくらげは気・血を補い、不正出血を止めて貧血を改善する効果があります。また、感情をコントロールする肝を調整するのでイライラ解消にも効果的。腎のはたらきを高めるとされる黒色食材のひとつでもあります。

しいたけ

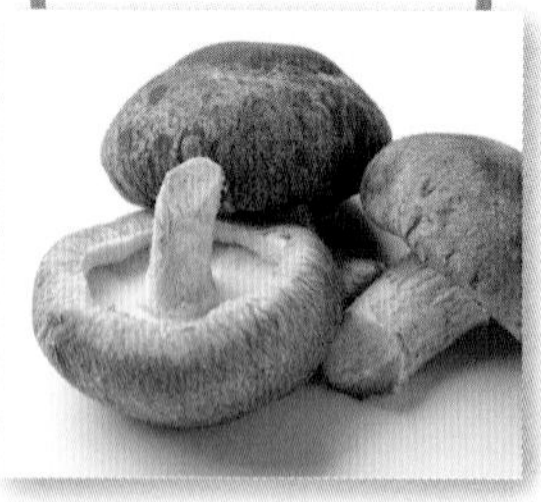

- 五性 平
- 五味 甘
- 五臓 肝

【こんな不調に】
・疲労
・便秘

動脈硬化などの血管病予防にも

気を補って疲労を回復したり、胃腸の調子を整える効果があります。また、肝に作用して血の巡りを整えるので、高血圧や動脈硬化などの血管病予防も期待できます。干ししいたけは生薬としても使われています。

しめじ

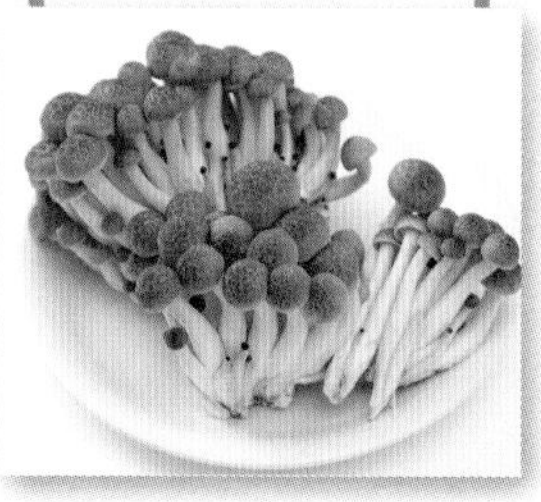

- 五性 涼
- 五味 甘
- 五臓 肺 腎

【こんな不調に】
・貧血
・疲労
・便秘
・肌荒れ

便秘や肌荒れに効果的

血を補うはたらきがあり、貧血解消や疲労回復効果が期待できます。また、気や水の巡りを正して体に潤いをあたえるので、水分不足で硬くなった便をやわらかくしたり、乾燥による肌荒れを防ぐのにも役立ちます。

果物

果物は体に潤いをあたえてくれる食材です。
体を冷やすものが多いので生での食べすぎには要注意。

梅

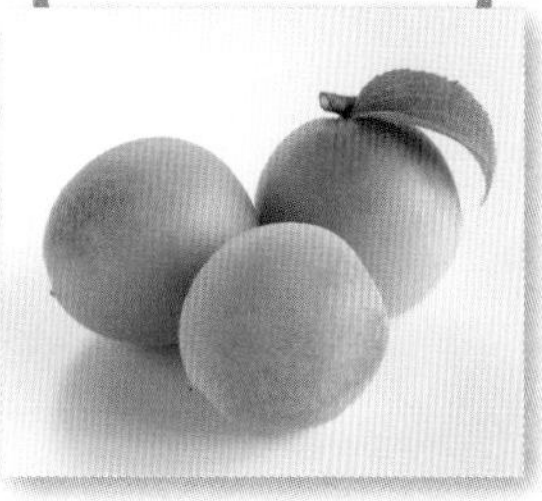

五性 平
五味 酸
五臓 肝　脾　肺

【こんな不調に】
・多汗
・頻尿
・せき、痰
・下痢

潤いをもたらし せきや痰を鎮める

気や水の巡りを改善するはたらきがあり、多汗や頻尿、せきや痰の改善に効果的です。また、脾の機能を調整してくれるので、下痢や腹痛など胃腸の不調改善も期待できます。青梅には毒があるため、加工して食べましょう。

柿

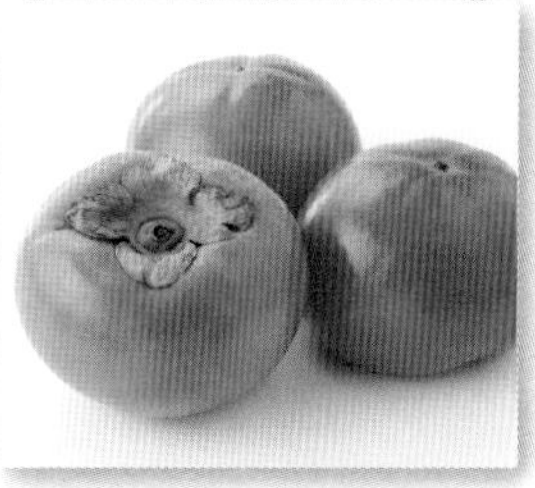

五性 寒
五味 甘
五臓 心　肺

【こんな不調に】
・せき
・のぼせ、ほてり
・二日酔い

体を潤して渇きの不調を改善

柿には肺を潤す作用があり、せきを改善する効果が期待できます。また、気や水の巡りを改善するはたらきもあるので、体にこもった熱を取り除いてくれます。また、二日酔いを改善する作用もあります。

キウイ

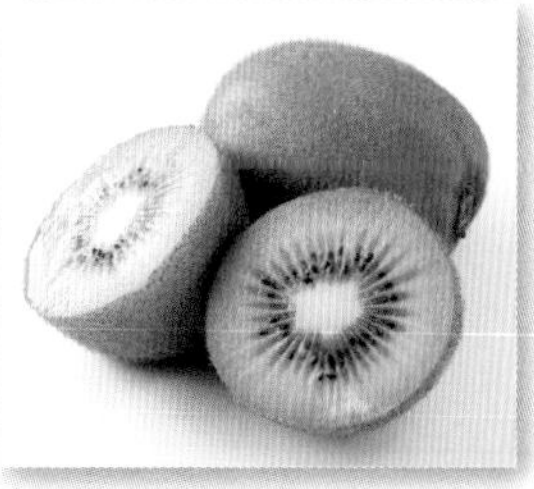

五性 寒
五味 酸　甘
五臓 脾

【こんな不調に】
・下痢
・頻尿
・イライラ
・更年期障害

更年期障害の予防に効果的

脾の機能を調整して下痢を改善し、気や水の巡りを正して頻尿を解消するはたらきがあります。また、体の熱をとる作用もあるので、イライラやのどの渇きなどの更年期障害に悩む人にもおすすめの食材です。

すいか

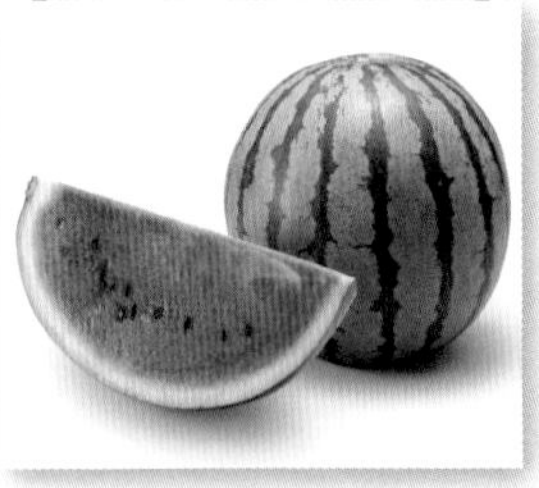

むくみ解消や水分補給に最適

　腎にはたらきかけて水の代謝をよくし、むくみを改善します。また、心の熱を取り除くのでストレス解消にも。ほかにも、血の巡りを改善することで高血圧や糖尿病などの生活習慣病の予防にも効果が期待できます。

- 五性　寒
- 五味　甘
- 五臓　心　腎

【こんな不調に】
- のどの乾き
- むくみ
- ストレス

梨

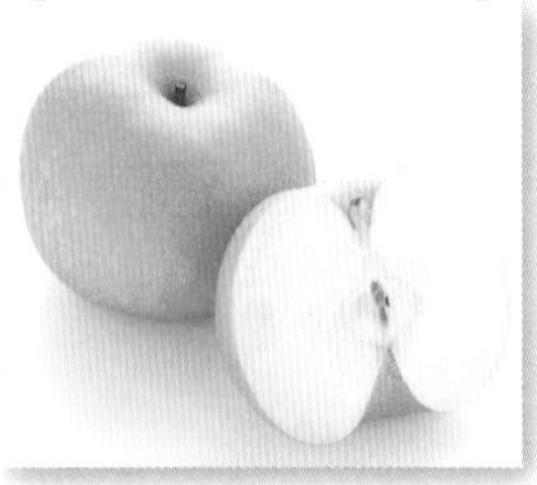

のどの痛みを緩和する

　乾燥し始める秋にぴったりの食材。肺を潤して呼吸器の炎症を抑え、せきや痰、声枯れ、のどの痛みなどを鎮める効果があります。また、気や水の巡りを正す作用もあり、二日酔いにも効果があると考えられています。

- 五性　涼
- 五味　酸　甘
- 五臓　肺

【こんな不調に】
- せき、痰
- のどの痛み
- 二日酔い

りんご

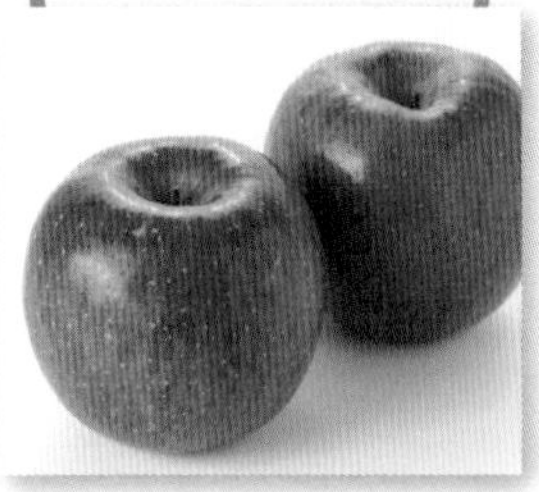

肝の弱りや便秘・下痢に

　りんごは平性の食材で、冷えやすい人にも熱のこもりやすい人にも向いています。潤いを補ってくれるので、胃腸を整えて便秘や下痢の改善にも。また、酸味があるため、肝が弱っているときにもおすすめです。

- 五性　平
- 五味　酸　甘
- 五臓　肝　脾　肺　腎

【こんな不調に】
- 便秘、下痢
- 疲労
- 食欲不振

みかん

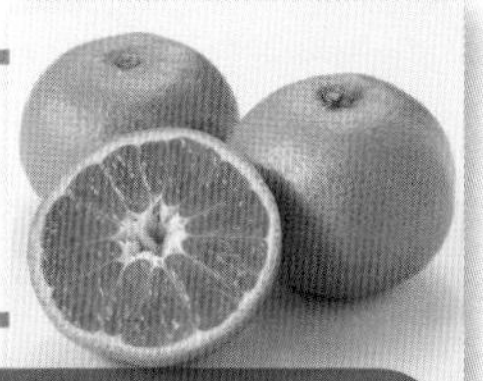

落ちた食欲を回復

気の巡りをよくする作用があり、せきや痰を取り除きます。また、胃腸にはたらきかけて食欲をアップさせる効果も。干した皮は生薬としても使われます。

【こんな不調に】
- せき、痰
- のどの乾き
- 食欲不振

五性 涼
五味 酸　甘
五臓 肺

いちご

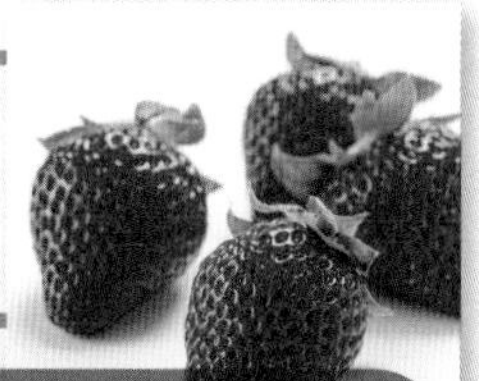

水を補い渇きをとる

水を補って体の余分な熱をとるはたらきがあり、発熱時やのどに痛みがあるときにおすすめ。血の巡りを改善することで、月経不順改善も期待できます。

【こんな不調に】
- 空せき、痰
- 月経不順
- 下痢

五性 涼
五味 甘　酸
五臓 肝　脾

バナナ

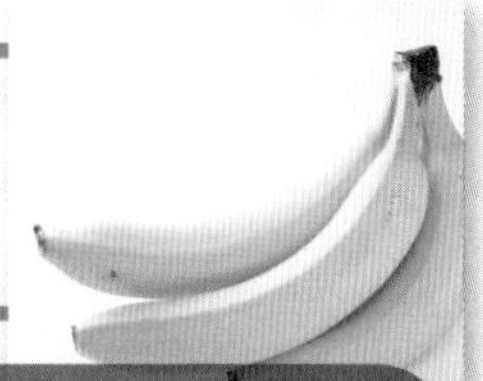

空せき解消に

肺を潤す作用があり空せきやのどの渇きに効果的です。また、血の巡りを改善させるので解毒作用も。体の余分な熱を出してのぼせを解消します。

【こんな不調に】
- 便秘
- 空せき
- 二日酔い
- のぼせ、ほてり

五性 寒
五味 甘
五臓 脾　肺

レモン

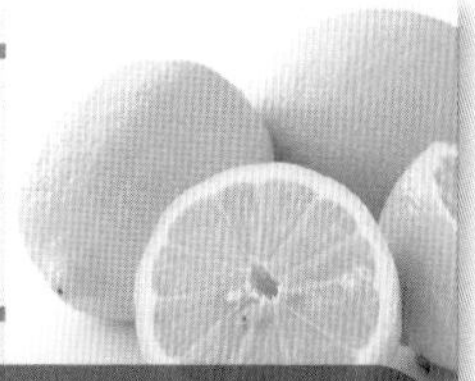

シミなどの肌トラブルに

爽やかな香りで気の巡りを改善します。体液を補う作用があり、肺を潤してせきや痰を改善するほか、肌の調子を整えてシミを予防するはたらきもあります。

【こんな不調に】
- シミ
- のどの渇き
- せき、痰

五性 平
五味 酸
五臓 肺

肉類

肉は体力アップに欠かせないエネルギー源。
体質や不調の傾向に合わせて選んでみて。

牛肉

五性 平
五味 甘
五臓 脾

【こんな不調に】
・貧血
・冷え
・腰痛
・食欲不振

体力アップをサポート

不足した気を補うのにぴったりで、体力アップに欠かせない食材です。血の巡りを整えるため、貧血や冷え、冷えによる腰痛の改善にも適しています。脾や胃の機能をサポートする作用もあり、食欲回復にも効果的です。

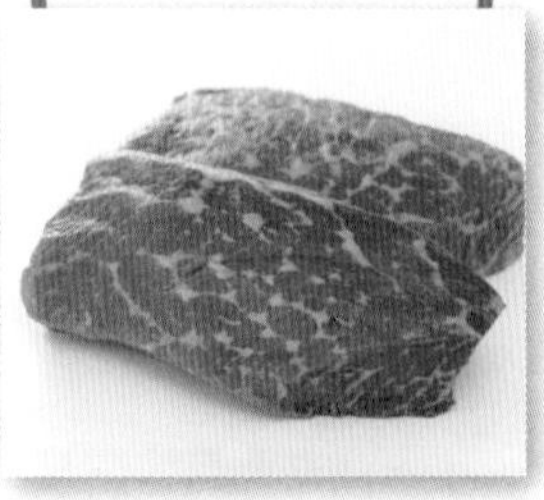

豚肉

五性 平
五味 甘 鹹
五臓 脾 腎

【こんな不調に】
・疲労、体力の低下
・不眠
・便秘
・冷え

不足した気と潤いを補う

気を補う作用があり、エネルギー不足による疲労や体力の低下、不眠などに効果があります。また、潤いの補給にも効果的で、胃腸の乾燥からくる便秘にもおすすめです。腎を元気にしてくれるので、冷えの改善にも役立ちます。

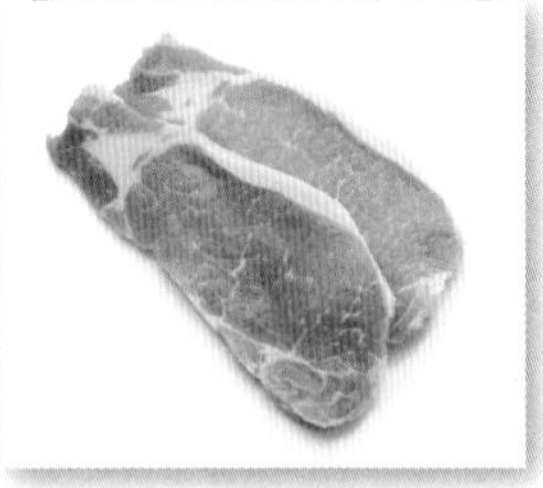

鶏肉

五性 平
五味 甘
五臓 脾

【こんな不調に】
・食欲不振
・疲労

気や精を補いパワーアップ

生命活動を維持するのに欠かせない精を補う力があり、体力回復や、病気になりにくい体をつくるのに役立ちます。気を補うはたらきもあり、脾や胃の機能向上、若々しさを維持するアンチエイジング効果も期待できます。

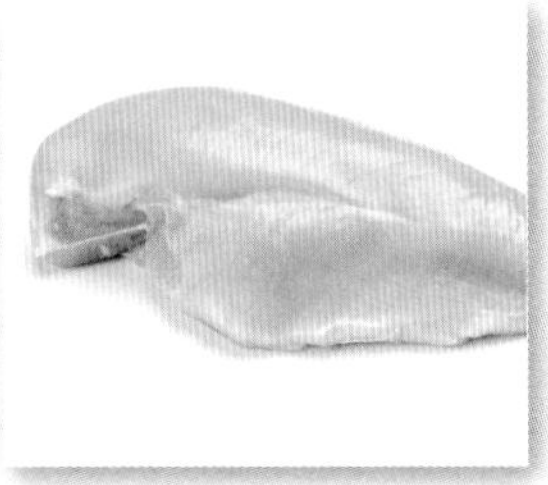

魚介類

魚は赤身、白身などの種類によって作用が異なります。
旬の海産物を上手く活用しましょう。

マグロ

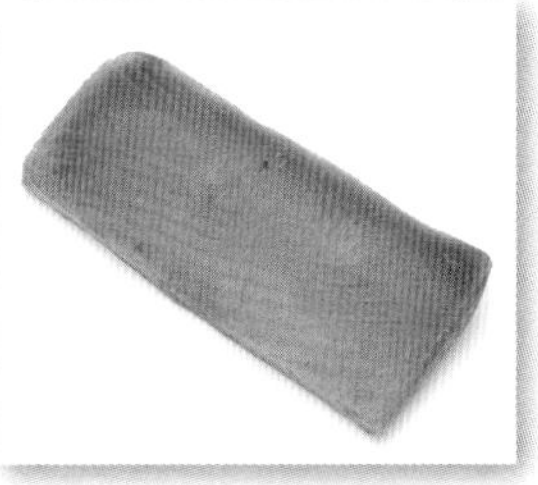

体を温め血の巡りを助ける

- 五性 温
- 五味 甘
- 五臓 肝　脾

【こんな不調に】
- 貧血
- 体力低下
- 髪のトラブル

気と血を補って体を温めるマグロは、体力回復に効果的。また、全身に血を巡らせるので、貧血はもちろん、血栓や動脈硬化などの血管の不調、抜け毛などの髪のトラブルにも作用します。

ブリ

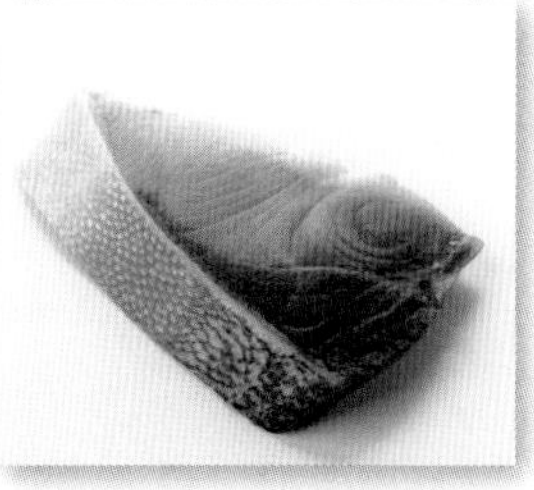

血の不足による貧血や冷えに

- 五性 温
- 五味 酸　甘
- 五臓 肝　脾　腎

【こんな不調に】
- 貧血
- 冷え
- むくみ
- 胃の不調

ブリは気や血を補い、体を温めてくれる食材です。貧血や冷えによる腎の弱り、むくみ、胃腸の不調の解消に効果が期待できます。良質な脂質を多く含み、血栓や動脈硬化など生活習慣病の予防にも役立ちます。

サケ

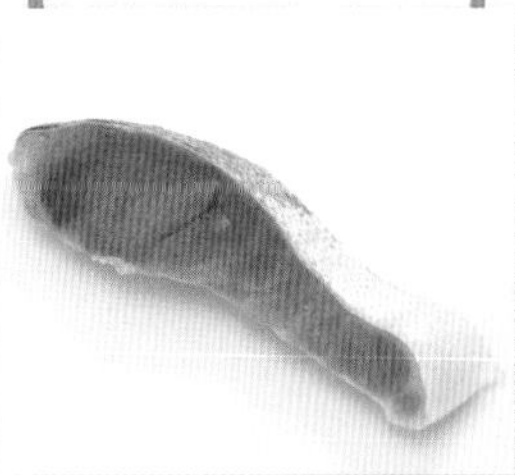

胃腸の機能をサポート

- 五性 温
- 五味 甘
- 五臓 脾

【こんな不調に】
- 胃痛
- 食欲不振
- 貧血
- 冷え

温性のサケは、脾を温めて胃腸のはたらきを高めてくれます。そのため、胃痛や食欲不振などの胃腸の不調に効果を発揮します。また、血の巡りを改善する作用もあるので、貧血、冷えに悩んでいる人におすすめの食材です。

魚介類

タイ

全身の巡りを整える

腎にはたらきかけて水の代謝をよくし、むくみや下痢を改善します。また、血の巡りを整えて貧血を改善したり、気や水の巡りをよくしてむくみをとったり肌の調子を整えるなど、全身へさまざまな効果をもたらします。

- 五性：温
- 五味：甘
- 五臓：脾　腎

【こんな不調に】
- むくみ
- 下痢
- 肌荒れ
- 貧血

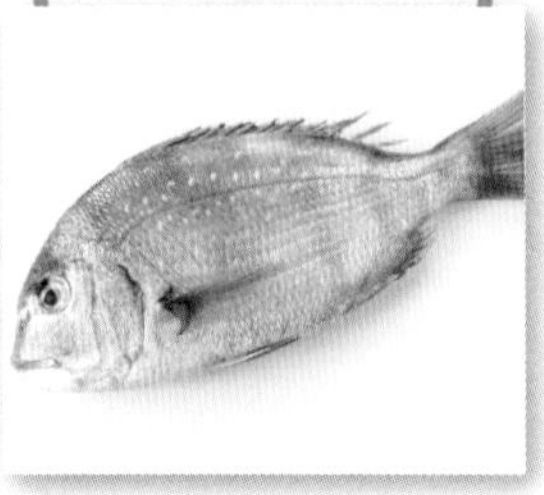

ウナギ

体力アップに効果的

ウナギは滋養強壮食材の代表。肝と腎にはたらいて気と血を補い、体力を回復させます。また、骨や筋肉を強化する作用もあり、関節痛やしびれなどを解消します。めまいや疲れ目の改善にも効果的です。

- 五性：平
- 五味：甘
- 五臓：肝　脾　腎

【こんな不調に】
- 疲労
- 関節痛
- めまい
- 疲れ目

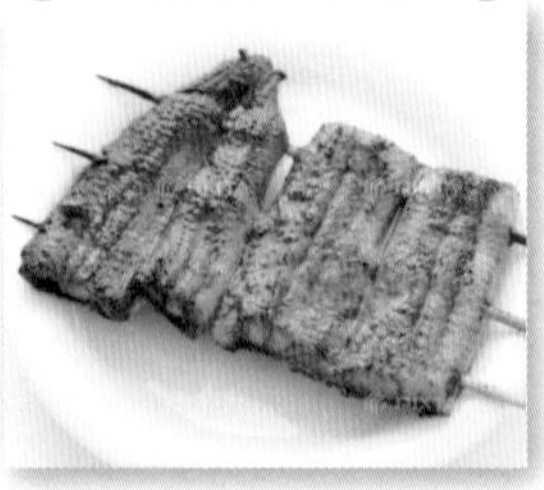

エビ

冷え対策や腎の補強に

エビは温性の食材で肝と腎に作用します。体を温めてくれるので冷えやすい人におすすめです。冷えの改善のほか、精力回復に効果的です。また、胃の機能を調整してくれるので、食欲を増進させる作用もあります。

- 五性：温
- 五味：甘　鹹
- 五臓：肝　腎

【こんな不調に】
- 冷え
- 体力低下
- 食欲不振

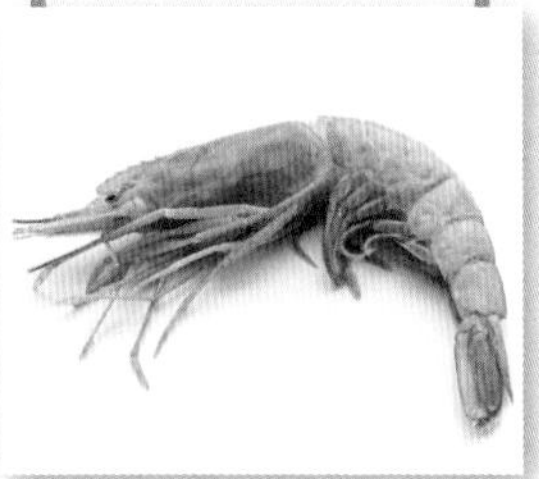

アサリ

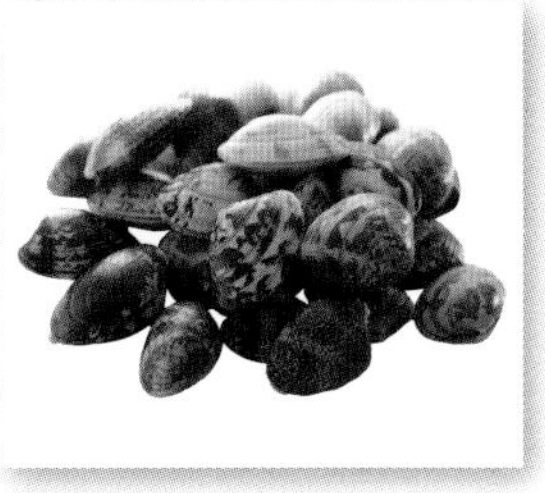

体のほてりや炎症を鎮める

アサリは、体の余分な熱を冷ましてほてりや炎症を鎮めるはたらきがあります。また、血を補って貧血を予防する効果も。アサリの鹹味には腎を養う力があるので、腰痛にも効果があります。寒性なので冷えやすい人は控えめに。

五性 寒

五味 甘　鹹

五臓 肝　脾　腎

【こんな不調に】

- 貧血
- のぼせ、ほてり
- 腰痛

牡蠣

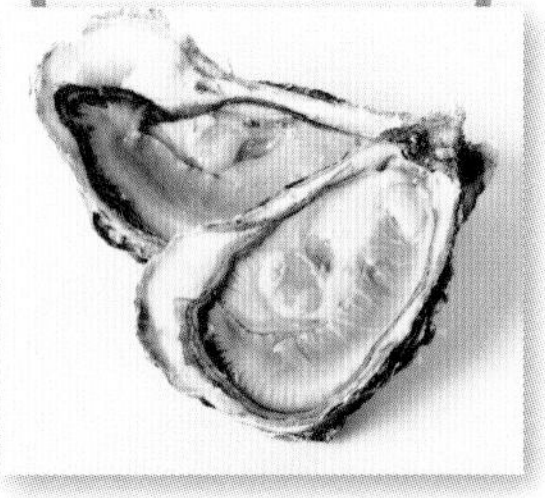

メンタルの安定を助ける

栄養満点で「海のミルク」ともいわれる牡蠣は、肝に作用して血を補い、貧血を改善する作用があります。また、体の渇きを潤して気分を安定させる作用もあるので、不安感やほてり、不眠や動悸の解消にも効果的です。

五性 平

五味 甘　鹹

五臓 心　肝　腎

【こんな不調に】

- 貧血
- のぼせ、ほてり
- 不眠
- 動悸

イカ

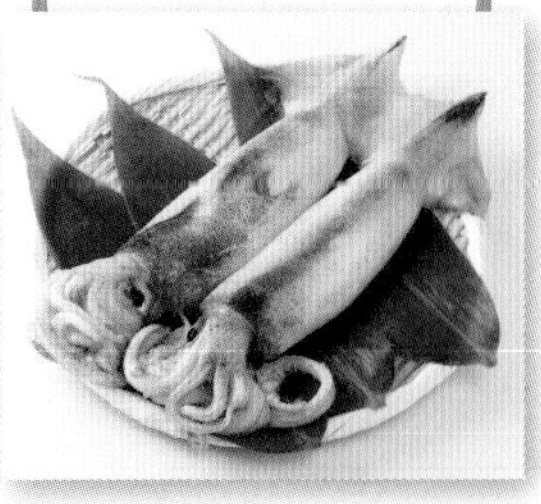

月経不順の予防にも

血を補って肝のはたらきを助ける作用があります。そのため、月経不順や貧血などの不調の改善に効果的です。また、生命力を司る腎にはたらきかけることで、体力回復やむくみを解消するなどの作用もあります。

五性 平

五味 鹹

五臓 肝　腎

【こんな不調に】

- 月経不順
- 貧血
- 体力低下
- むくみ

海藻類

海藻類は五味のうち鹹味に分類されます。
また、黒い食材なので腎の機能を高めます。

昆布

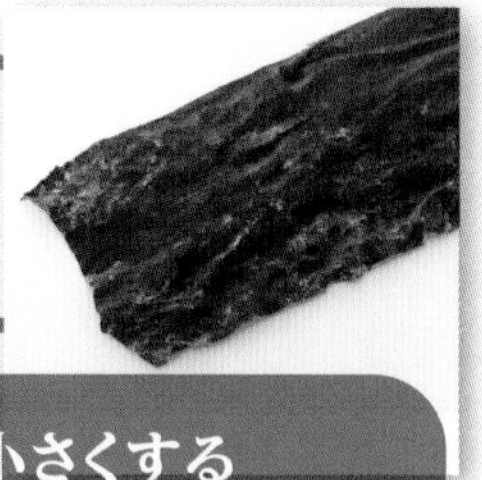

しこりを小さくする

腎に作用してむくみを解消してくれます。また、体の熱を冷ますのでほてりにも効果的です。鹹味の食材で、しこりや腫れを小さくする作用もあります。

【こんな不調に】
・むくみ
・のぼせ、ほてり

五性	寒
五味	鹹
五臓	脾　腎

のり

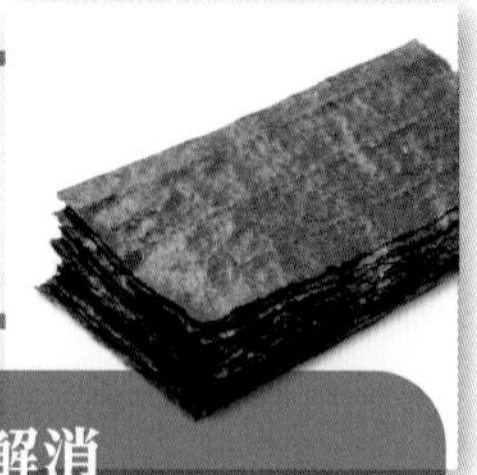

むくみを解消

生命力をつかさどる腎にはたらきかけます。水の代謝を改善し、余分な水分を排出してむくみを解消したり、肺を潤してせきや痰、炎症を鎮めます。

【こんな不調に】
・せき、痰
・むくみ
・吐き気

五性	寒
五味	甘　鹹
五臓	肺　腎

わかめ

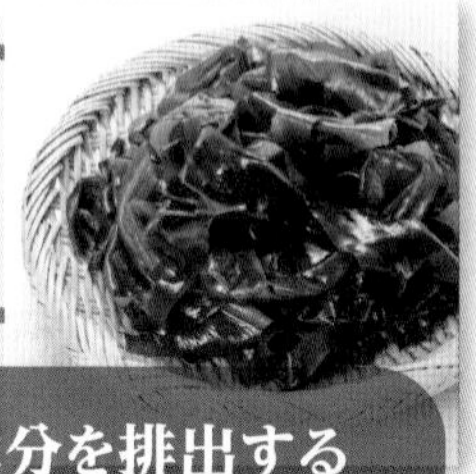

余分な水分を排出する

腎にはたらきかけて体にたまった熱や水分を体外に排出するため、ほてりやむくみの解消に効果的です。リンパ節などの腫れを緩和する作用も期待できます。

【こんな不調に】
・ほてり
・むくみ

五性	涼
五味	鹹
五臓	腎

ひじき

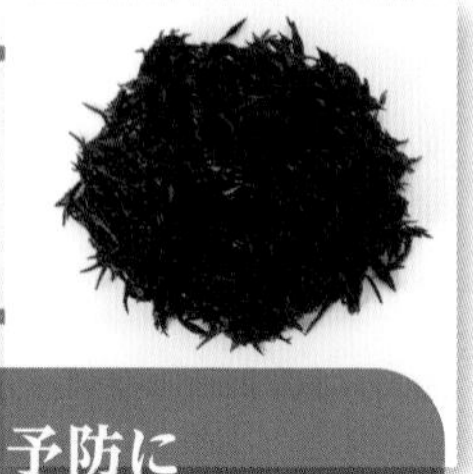

抜け毛の予防に

血を補って巡りを整えるひじきは、貧血や抜け毛の予防に効果的。感情をコントロールする肝の機能を調整することで、落ち着いた気分を保つ作用もあります。

【こんな不調に】
・貧血
・髪のトラブル
・イライラ

五性	寒
五味	苦　鹹
五臓	肝　腎

穀物類

米や麦など主食となる穀物類は
消化を司る脾にはたらきかけます。

小麦

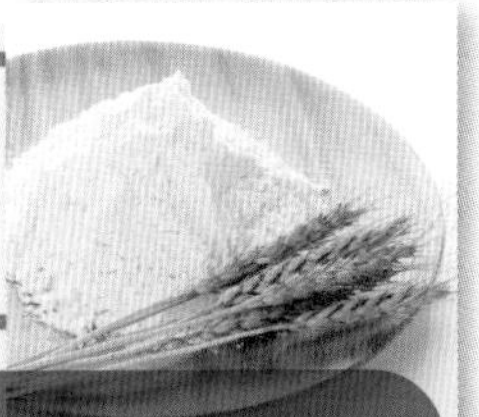

精神を安定させる

心にはたらき動悸や不眠を解消する作用があるとされます。脾を助けて食欲不振改善にも効果的。腎にはたらいて水の代謝を整えて頻尿改善にも役立ちます。

【こんな不調に】
- 動悸
- 不眠
- 頻尿

五性 涼
五味 甘
五臓 心　脾　腎

白米

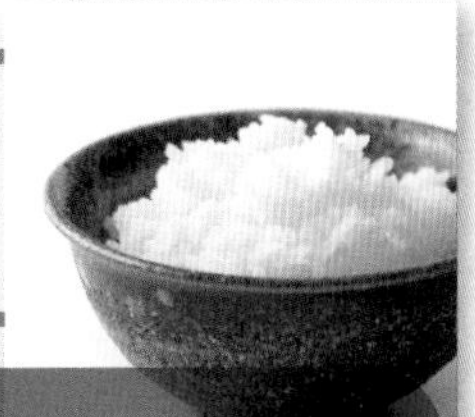

疲労回復効果がある

白米には気を補って疲労を解消する作用があります。また、胃腸のはたらきを整えるので、消化不良を改善し嘔吐や下痢、便秘なども改善します。

【こんな不調に】
- 疲労
- 消化不良
- 吐き気
- 下痢、便秘

五性 平
五味 甘
五臓 脾

ハトムギ

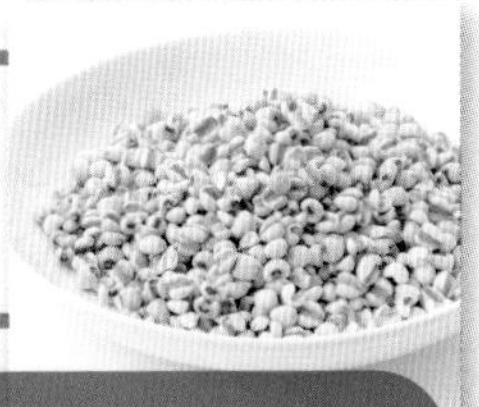

肌トラブルの改善に

肺の機能を高め、水分や老廃物の排出を促進します。肌トラブル、むくみの改善に効果的です。リウマチなどの関節痛にも効果が期待できます。

【こんな不調に】
- 肌のトラブル
- むくみ
- 関節痛

五性 涼
五味 甘
五臓 脾　肺　腎

そば

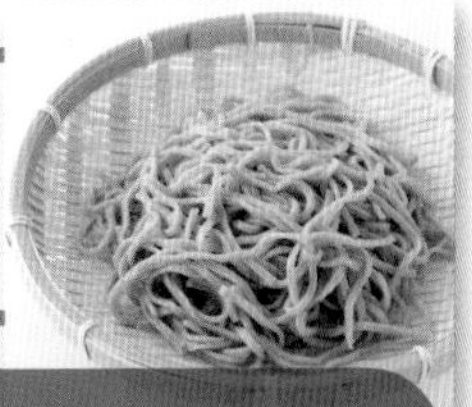

胃もたれを解消する

脾に作用して消化不良を改善し、食欲をアップさせます。気を巡らせてイライラを鎮める作用も。涼性なので冷えが気になるなら温そばにして食べましょう。

【こんな不調に】
- 消化不良
- 食欲不振
- イライラ

五性 涼
五味 甘
五臓 脾

豆・種実

大豆や黒豆などの豆類、ごまやぎんなんなどの種実は漢方の食養生には欠かせない食材です。

黒ごま

五性 平

五味 甘

五臓 肝　腎

【こんな不調に】
- 髪のトラブル
- 足腰の衰え
- めまい、耳鳴り
- 便秘

五臓と足腰を元気にする

黒ごまは肝と腎を養い、滋養強壮に役立ちます。血を補って五臓や足腰を強化する効果があるほか、耳鳴り、めまい、白髪にも効果があると考えられています。また、腸に潤いをあたえるので便秘に悩む人にもおすすめの食材です。

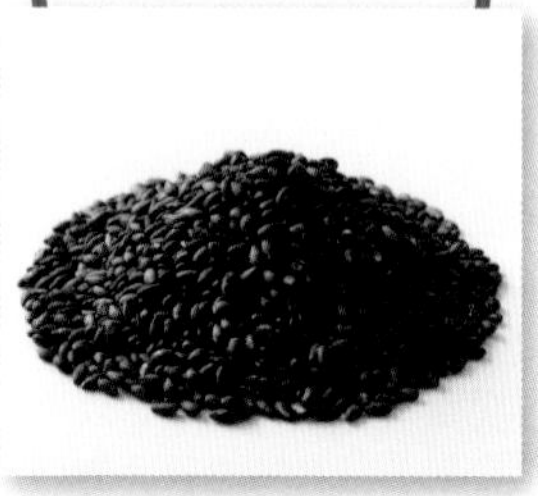

ぎんなん

五性 平

五味 苦　甘

五臓 肺　腎

【こんな不調に】
- せき、痰
- 頻尿

頻尿の回数を減らす

腎を補う作用や収斂《しゅうれん》作用があるため、頻尿を緩和してくれます。また、肺を潤すのでせきや痰などの呼吸器系の不調にも効果的。食べすぎるとまれに中毒が起こります。とくに小児は注意が必要です。

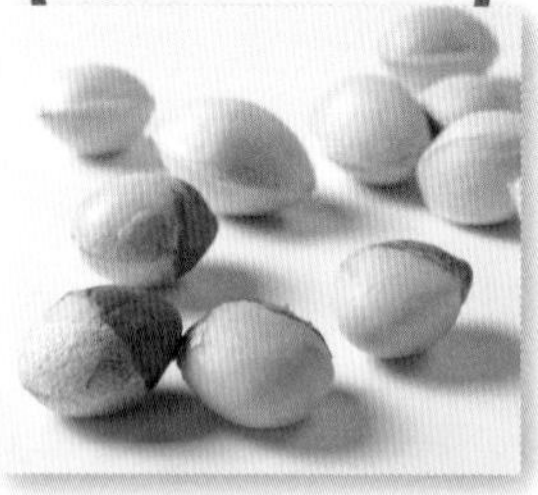

くるみ

五性 温

五味 甘

五臓 肺　腎

【こんな不調に】
- 頻尿
- 精力減退
- 足腰の弱り
- せき、ぜんそく

下半身の不調を改善

腎を養い水の代謝を改善するはたらきがあり、頻尿や尿路結石、精力減退や足腰の弱りなど、下半身の不調を改善します。また、肺を潤して温める作用もあるため、慢性のせきやぜんそくなどの不調にも効果的です。

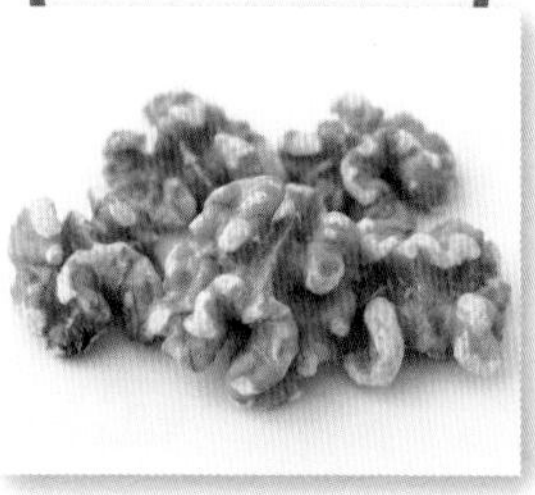

大豆

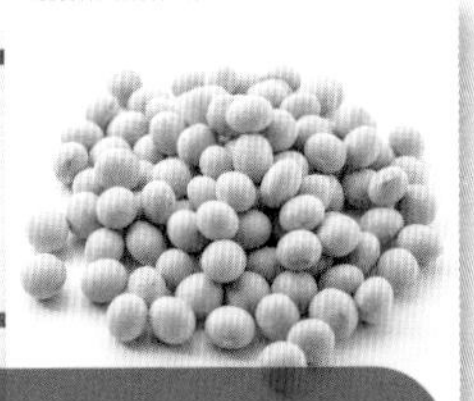

更年期の症状緩和にも

気を補って巡りを整えるので、疲労回復や更年期の不調に効果的です。脾を養う作用もあるため、胃腸の調子を整えて消化不良や便秘を改善します。

【こんな不調に】
・疲労
・更年期障害
・消化不良
・便秘

五性　平
五味　甘
五臓　脾

クコの実

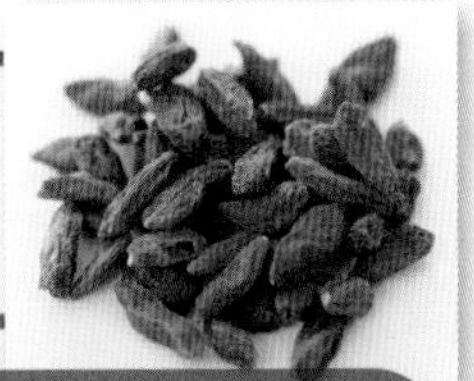

目のトラブルに効果的

肝、肺、腎を養い、眼精疲労など目の不調改善が期待できます。めまいや耳鳴り、足腰の弱りにも効果的です。中国では不老長寿の妙薬として知られています。

【こんな不調に】
・疲れ目
・めまい、耳鳴り
・足腰の弱り

五性　平
五味　甘
五臓　肝　肺　腎

黒豆

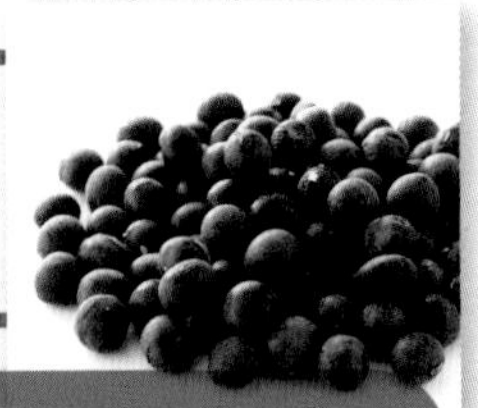

体中に血流を促す

腎を養って血の巡りを改善させるので、冷えや月経不順、疲労回復、腰痛などの解消が期待できます。また、脾も養うため、消化不良改善にも役立ちます。

【こんな不調に】
・冷え
・月経不順
・疲労
・腰痛

五性　平
五味　甘
五臓　脾　腎

小豆

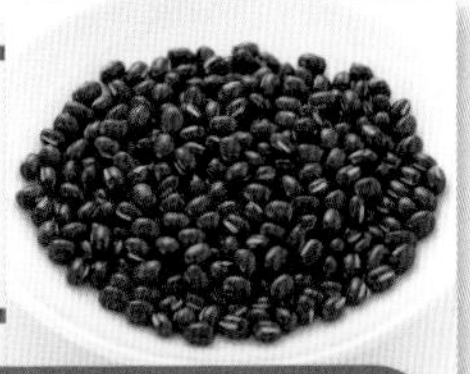

むくみにおすすめ

心を養う赤い食材。利尿作用が高く、体の余分な水分や老廃物を排出します。水の巡りを改善させるので、むくみや下痢、胃もたれにおすすめです。

【こんな不調に】
・むくみ
・下痢
・疲労
・胃もたれ

五性　平
五味　酸　甘
五臓　心

その他

卵や牛乳のような身近な食材に加えて、
食養生でよく使われる香辛料などを集めました。

卵

五性　平
五味　甘
五臓　肝 心 脾 肺 腎

【こんな不調に】
・疲労
・貧血
・不眠
・空せき
・口の渇き

体を潤し活性化させる

鶏卵、とくに卵黄は不足した血や体液を補って体を潤します。気・血・水すべてを活性化させるので虚弱体質の人におすすめ。栄養価が高く食べやすいので、エネルギー補給に最適です。空せきや口の渇きにも有効です。

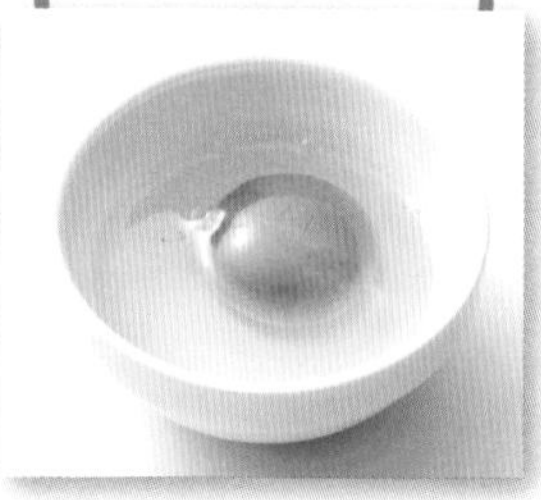

牛乳

五性　平
五味　甘
五臓　心 肺

【こんな不調に】
・体力低下
・便秘
・不眠

腸を潤滑にして便秘を改善

肺の機能を高めて精を蓄えるのに役立ち、虚弱体質の人の体力回復に効果的。腸を潤滑にし、便秘の解消にも最適です。また、心にもはたらくので、安眠をもたらす効果もあります。体が冷えているときは温めて飲みましょう。

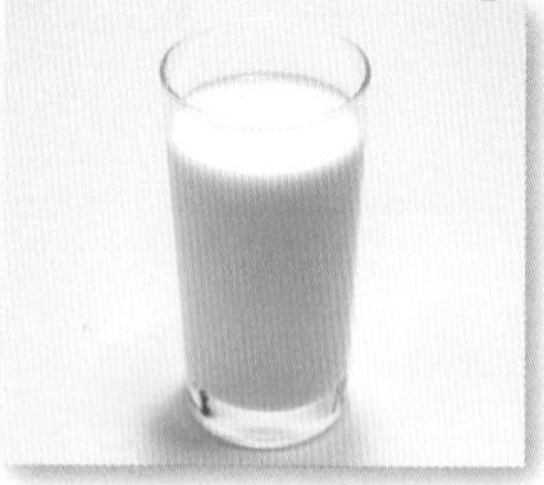

緑茶

五性　涼
五味　甘 苦
五臓　心 肺 肝

【こんな不調に】
・のぼせ、ほてり
・頭痛
・イライラ

熱をとり頭をクリアに

体を冷やす涼の性質で、体にこもった熱を外に出してくれます。頭をすっきりとさせ、頭痛の軽減にも適しています。心や肝にもはたらくので、精神を落ち着かせる効果も。イライラするときにおすすめです。

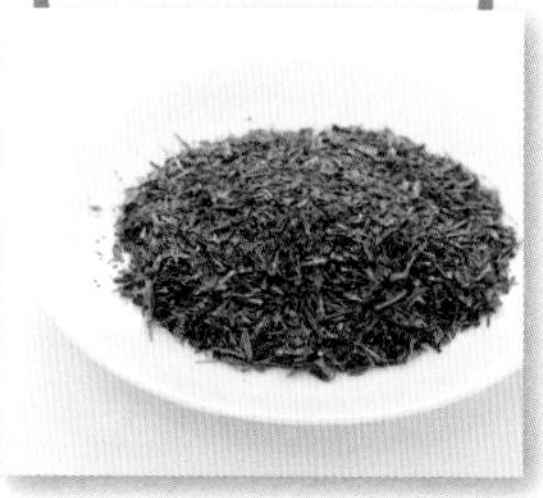

紅花

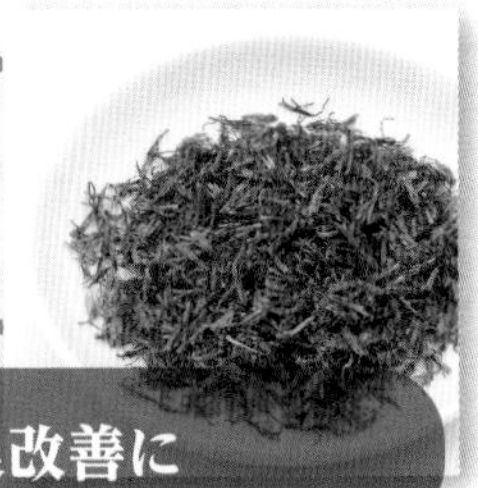

血行不良改善に

キク科の植物の花びらを乾燥させたもの。肝に作用し血の巡りをよくするので、瘀血による冷えやこりに有効です。紅花茶にして飲むのがおすすめ。

【こんな不調に】
・冷え
・肩こり、首こり
・月経トラブル

五性　温
五味　辛
五臓　心　肝

シナモン

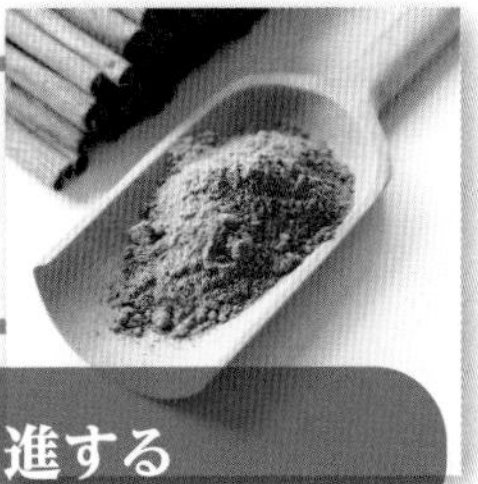

発汗を促進する

生薬の「桂《けい》皮《ひ》」として漢方薬に用いられます。熱の性質をもち、体を内側から温めて血行を促進させます。冷えや腹痛、月経痛などの痛みの緩和に役立ちます。

【こんな不調に】
・冷え
・おなかの痛み
・月経痛

五性　熱
五味　辛　甘
五臓　肝　心　脾　腎

黒糖

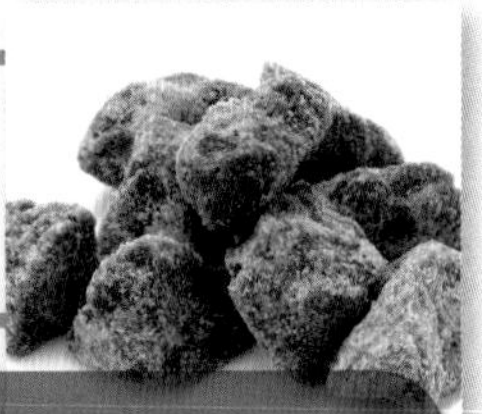

生理痛や冷えに

体を温める性質で、冷えによる食欲低下や胃腸の弱りにおすすめ。かぜの引き始めにも効果的です。肝を養い血の巡りをよくするので、産後の体力回復にも。

【こんな不調に】
・冷え
・食欲不振
・月経痛
・疲労

五性　温
五味　甘
五臓　肝　脾

唐辛子

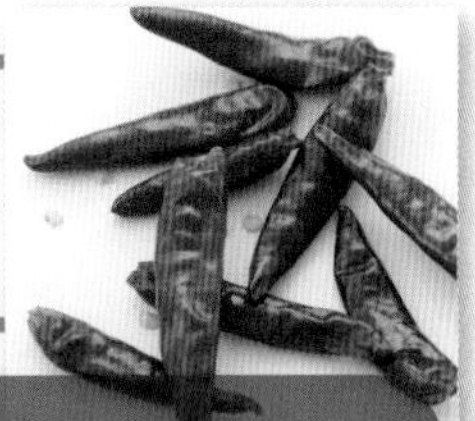

強い温め作用がある

刺激的な辛みが特徴的で、熱の性質があるので体を温めます。胃腸の調子を整える作用もあるので、食欲不振の人は料理に加えると食欲を取り戻せます。

【こんな不調に】
・冷え
・食欲不振

五性　熱
五味　辛
五臓　心　脾

こんなとき
どうする？
に**答えます**

漢方のQ&A

Q 体質の分類が合っているのかわかりません

A Part2で紹介しているセルフチェックや起こりやすい症状などから判断しましょう。複数のタイプにまたがる場合もあります。わからないときは東洋医学に詳しい医師に相談しましょう。

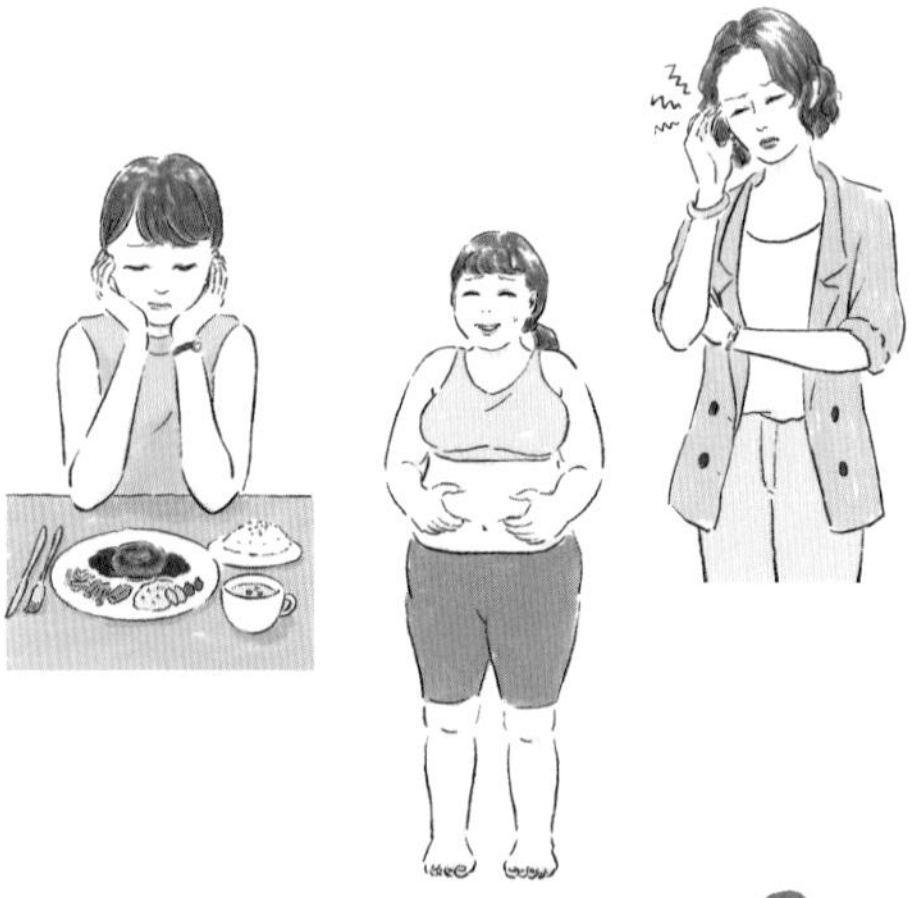

Q 日によって体質が変わっている気がします

A 日によってころころと体質が変わることはありません。ですが、ずっと変わらないというわけではなく、日々の食事や天候、季節などの影響を受け変化することはあります。症状に合わせて養生するとよいでしょう。

Q 特定の漢方薬を処方してもらうのは可能？

A 保険適用で漢方薬を処方してもらう場合は、医師の診断が必要です。希望を伝えて、該当すれば処方してもらえることもあるので相談してみましょう。ただし、予防や美容目的はNGです。

Q 漢方薬が苦くて苦手。どうすればいい？

A 「良薬口に苦し」の通り、漢方薬には苦味を感じるものもあります。飲みにくい場合は医師や薬剤師に相談し、錠剤を処方してもらうか、オブラートに包んで服用すると苦味を感じにくくなります。

Q ツボの位置が合っているのかわかりません

A ツボは目には見えないので、骨の位置や指の長さなどのはかり方を目安に位置を探します。圧迫したときに、痛気持ちいいという感覚があれば合っています。

Q 漢方薬は病院以外でも入手できますか？

A ドラックストアなどで「一般用漢方薬」が売られています。病院で処方されるものに比べて、市販品の多くは成分量が50 ～ 80%なので副作用が起こりにくくなっています。

Q 漢方薬の効果を高めるには？

A 症状改善には漢方薬だけではなく、養生が必要。食生活の見直し、規則正しい生活、体を冷やさない、適度な運動で血行をよくするなど、日々のすごし方を意識するようにしましょう。

Q 漢方薬に副作用はありますか？

A 副作用やアレルギー反応が起こることはあります。体質やほかの薬との飲み合わせなどに注意が必要です。異変を感じたらすぐに服用を中止して医師や薬剤師に相談してください。

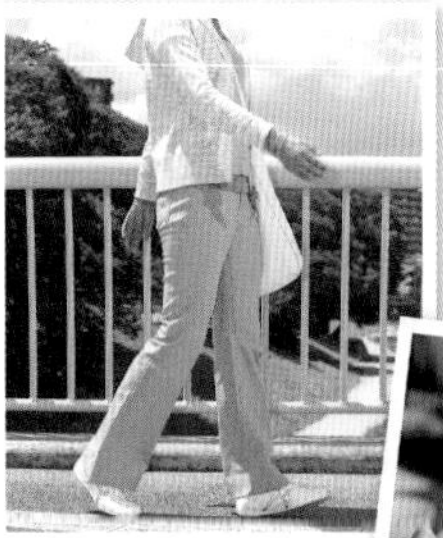

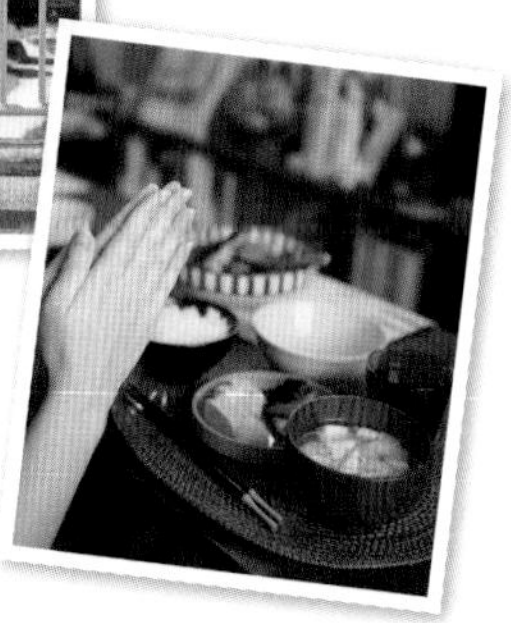

Q サプリメントを一緒にとってはダメですか？

A サプリメントは栄養成分を錠剤やカプセルなどにした栄養補助食品です。併用は基本的には問題ありませんが、サプリメントに生薬やハーブの成分が含まれている場合は、様子を見ながら飲みましょう。

監修　佐藤 弘

1947年秋田県生まれ。1974年東京大学医学部卒。1977年同大第三内科入局、肝臓病学を専攻。1985年東京女子医科大学附属第二病院内科助手。1992年同大東洋医学研究所助教授。2004年に教授、2005年に同所長。 2013年より新潟医療福祉大学教授、東京女子医科大学名誉教授。2022年に新潟医療福祉大学教授を退職。現在は東京・横浜・新潟で外来診療をしている。
著書に「いちばんわかりやすい東洋医学の基本講座」「いちばんわかりやすい漢方の基本講座」（ともに共著・成美堂出版）などがある。

STAFF

カバーデザイン	徳吉彩乃
本文デザイン	GRiD
写真協力	PIXTA
イラスト	佐伯 翼
企画・編集	成美堂出版編集部（尾形和華）
編集・制作	バブーン株式会社 （大坪美輝、矢作美和、古里文香、千葉琴莉）

身体と心の不調がなくなる かんたん漢方

監　修　佐《さ》藤《とう》 弘《ひろし》

発行者　深見公子

発行所　成美堂出版

〒162-8445　東京都新宿区新小川町1-7
電話(03)5206-8151　FAX(03)5206-8159

印　刷　株式会社フクイン

ISBN978-4-415-33241-3

落丁·乱丁などの不良本はお取り替えします
定価はカバーに表示してあります